全国医学院校高职高专护理学专业教材

康复护理学

Rehabilitation Nursing

主　　编　胥方元　郭声敏　鞠　梅

副主编　吴显和　郑思琳　干锦华

编　　委　（以姓氏拼音排序）

董文斌　段小东　傅　静　干锦华
郭声敏　蹇　睿　鞠　梅　李卫平
李文良　刘　曦　佘秋琼　王洁萍
吴显和　胥方元　杨　敏　杨昌美
郑思琳

秘　　书　张　驰　黄丽衡

北京大学医学出版社

KANGFU HULIXUE

图书在版编目（CIP）数据

康复护理学/胥方元，郭声敏，鞠梅主编. —北京：北京大学医学出版社，2014.1

全国医学院校高职高专护理学专业教材

ISBN 978-7-5659-0622-0

Ⅰ.①康… Ⅱ.①胥… ②郭… ③鞠… Ⅲ.①康复医学—护理学—医学院校—教材 Ⅳ.①R47

中国版本图书馆 CIP 数据核字（2013）第 174739 号

康复护理学

主　　编：胥方元　郭声敏　鞠　梅

出版发行：北京大学医学出版社（电话：010-82802230）

地　　址：（100191）北京市海淀区学院路 38 号　北京大学医学部院内

网　　址：http://www.pumpress.com.cn

E - mail：booksale@bjmu.edu.cn

印　　刷：北京瑞达方舟印务有限公司

经　　销：新华书店

责任编辑：高　瑾　　**责任校对**：金彤文　　**责任印制**：苗　旺

开　　本：787mm×1092mm　1/16　　**印张**：12　　**字数**：312 千字

版　　次：2014 年 1 月第 1 版　2014 年 1 月第 1 次印刷

书　　号：ISBN 978-7-5659-0622-0

定　　价：35.00 元

前　言

近年来，随着康复医学的飞速发展和康复护理教学在全国范围的蓬勃开展，康复护理在理念、内容和技术等方面也发生了明显的改变，表现在康复护理的定位更加清晰，康复护理的内容更加明确，与康复治疗师所从事的治疗分界更加明了。因此，对康复护理教材提出了很高的要求，并产生了迫切的需要。

本教材编者均为泸州医学院临床医学院康复医学系和泸州医学院护理学院长期从事康复医学或康复护理学的临床和教学一线人员，并按个人的专长安排编写相应的章节，力求使本教材概念清楚，科学性和实用性强，能反映最新进展。

本教材主要供全国医学院校五年一贯制护理学专业学生使用，同时也可作为三年制护理专科生、中专生的教学用书和广大临床护理工作者了解康复护理学的重要参考书。

由于编写时间比较仓促，我们的水平有限，编写中难免有不当之处，恳请各位教师和同学多提宝贵意见。

胥方元、郭声敏、鞠梅

2014 年 1 月

目　　录

第一章 绪 论

学习目标

掌握 康复、康复医学及康复护理学的概念。

熟悉 康复医学的工作内容，康复护理的内容、特点和原则。

了解 康复医学和康复护理的发展。

1948年世界卫生组织（World Health Organization，WHO）在《世界卫生组织章程》中确定的健康定义是：健康是指在身体上、精神上、社会生活上处于一种良好状态，而不仅是没有疾病或衰弱。该定义体现了医学观念的更新和模式转换，观念的更新是指完整的医学体系概念。医学体系是由预防、临床、康复和保健四个方面构成的完整体系。20世纪70年代以后生物医学模式向生物-心理-社会医学模式的转变，标志着以健康为中心的医学科学已迈进了一个崭新的发展时期，促进了社会医学、康复医学和整体医学的建立和发展。以健康的新概念和医学的新模式作为理念基础，提出指导康复治疗的四大原则，即功能训练、全面康复、融入社会和改善生活质量。

康复护理是伴随着康复医学而产生和发展的一门新兴学科，是护理学的一个重要分支。我国的现代康复医学事业从20世纪80年代开始起步，目前得到了长足的进步，人们除了应用医疗措施外，还通过康复、教育、社会、职业和心理等方面措施改善患者功能，提高生活质量，因此，作为一名护理工作者，了解康复医学的基本知识，掌握康复护理的基本技能，对提高整体护理质量、改善和恢复患者的功能障碍、减少和防止残疾（disability）对患者的影响、促进患者全面康复是非常必要的。

第一节 康 复

一、康复的概念

康复（rehabilitation）是达到下述目标的一个过程，旨在通过综合、协调地应用各种措施，消除或减轻病、伤、残者的身心、社会功能障碍，达到和保持生理、感官、智力精神和（或）社会功能上的最佳水平；使其借助某种手段，改变其生活，增强自立能力，使病、伤、残者能重返社会，提高生存质量。尽管有的病理变化无法消除，但经过康复，仍然可以达到个体最佳生存状态。

二、康复的内涵

康复使病、伤、残者所丧失或削弱的身心、社会功能尽快、尽可能地恢复、代偿或重建，以达到最佳状态，使病、伤、残者能重返社会。在这一过程中，不只是单纯依靠医学手段，而要综合地采取教育康复、职业康复、社会康复和医学康复四个方面的措施。遵循全面康复的原则，即采取各种有效的措施使残疾人得到整体的康复，获得重返社会的能力。

1. 医学康复（medical rehabilitation）是采用医学治疗方法（包括康复医学所特有的各种功能训练）促进康复。由临床医师、护士、康复医师和康复治疗师来实施。医学康复是康复的基础和出发点，是康复取得成效的关键。

2. 教育康复（educational rehabilitation）主要是指通过对残疾人的特殊教育，提高功能障碍者的素质和能力。如盲人学习盲文、聋哑人学习手语等。

3. 职业康复（vocational rehabilitation）是指对残疾人在就业时进行就业能力的评定，帮助他们选择合适的职业，并进行就业前的训练，使残疾人获得适合其能力的职业。主要由职业咨询师来实施。职业康复是使残疾人自立于社会的根本途径，对实现康复目标具有十分重要的作用。

4. 社会康复（social rehabilitation）是研究和协助解决残疾人经过医学康复、教育康复和职业康复后，重返社会时遇到的一切社会问题的工作。社会康复是康复工作的重要组成部分，其水平与社会制度、经济发展水平及地域文化等密切相关。社会康复的中心工作是维护残疾人的权利与尊严，帮助残疾人解决各种困难，改善生活条件，使之充分参与社会活动，实现自身价值。社会康复的中心内容主要有以下四个方面：①建立无障碍设施，②改善法律环境，③改善经济环境，④改善社会精神环境。

三、康复服务的方式

WHO 提出康复服务的方式有康复机构的康复（institution-based rehabilitation，IBR）、上门康复服务（out-reaching rehabilitation service，ORS）和社区康复（community-based rehabilitation，CBR）三种。

1. 康复机构的康复　包括综合医院中的康复医学科、康复门诊、专科康复门诊、专科康复医院（中心）以及特殊康复机构等。这些机构有较完善的康复设备，有经过正规训练的各类专业人员，有较高的专业技术水平，能解决病、伤、残各种康复问题，但收费较高，需要患者登门求医。

2. 上门康复服务　指有一定水平的康复人员，亲自到病、伤、残者家庭或社区进行康复服务。这种康复服务的范围受到制约，有一定的局限性。

3. 社区康复（基层康复）　是指在社区范围内，依靠社区资源（人、财、物、技术）为本社区病、伤、残者提供必要的以医疗康复为基础的全面康复服务。CBR 强调发动社区、家庭和伤残者参与，以医疗、护理、教育、社会、职业等全面康复为目标，建立固定的转（送）诊系统，以解决当地无法解决的一些康复问题。

以上三种康复服务是相辅相成的关系，并不相互排斥。WHO 十分重视社区康复的推广，认为这是解决广大康复问题的根本途径。如果没有社区康复，仅靠康复机构无法解决占人口 10%～15%的残疾人的康复问题。

（胥方元　鞠　梅）

第二节 康复医学

一、康复医学的概念

康复医学（rehabilitation medicine，RM）是具有基础理论、评定方法及治疗技术的独特医学学科；是研究有关功能障碍的预防、诊断、评定、治疗、训练和处理的一门医学学科；是促进病、伤、残者康复的医学。康复医学是卫生保健不可缺少的部分，现已和保健医学、预防医学、临床医学并列成为现代医学的四大分支之一。康复医学不等同于康复学，只是康复学的一个组成部分，两者不能混用。康复医学工作主要是恢复残疾者的功能，为其重返社会创造基本的条件，而康复学则包括了使残疾者重返社会的一切工作。

现代康复医学发源于美国，以及欧洲、南美等，以“物理医学与康复（physical medicine and rehabilitation，PM&R)”作为本学科名称。国际著名康复医学期刊都是以“物理医学与康复”作为其刊名。人们确定“康复医学”与“物理医学与康复”是同义语，可以互换。可见物理医学与康复的密切关系。

康复医学作为一门独立的学科，与临床医学有着显著的区别，临床医学主要是运用药物、手术等方法治愈疾病，而康复医学则主要是综合运用运动疗法、物理因子疗法、作业疗法以及康复工程等手段最大限度地恢复患者的功能。

二、康复医学的工作对象

康复医学的诊疗对象主要是损伤与急、慢性疾病和老龄带来的功能障碍者，先天发育障碍者。功能障碍是指身体、心理不能发挥正常的功能。功能障碍可以与伤病共存，也可以是伤后遗留的，还可以与伤病无关而独立存在，因此康复医学涉及临床相关专科，康复医学的主要病种如下：

1. 神经系统疾病和伤残　脑卒中、颅脑损伤、脊髓损伤、脑性瘫痪、脊髓灰质炎后遗症、周围神经疾病和损伤、帕金森病等。

2. 骨关节及肌肉疾病　截肢及断肢再植术后、手外伤、颈椎病、腰腿痛、肩周炎、关节炎、关节置换术后、骨折后及骨关节其他手术后、脊柱侧弯等。

3. 心肺疾病　冠心病、原发性高血压、慢性阻塞性肺疾病等。

4. 感官及智力残疾　儿童听力及语言障碍、弱智、大脑发育迟缓、视力残疾等。

5. 精神残疾　抑郁症、焦虑症等。

6. 其他　烧伤、慢性疼痛、糖尿病、恶性肿瘤等。

三、康复医学的组成和工作内容

康复医学的组成较广，包括康复医学理论基础、康复评定和康复治疗。

1. 康复医学理论基础　涵盖康复、康复医学的基本概念，康复医学基础（包括残疾学、人体运动学、人体发育学、物理学、功能重建的理论等）以及康复医学与其他临床医学的联系等。

2. 康复评定（rehabilitation evaluation and assessment）是指在临床检查的基础上，对病、伤、残者的功能状况及其水平进行客观、定性和（或）定量的描述，并对结果作出合理解释的过程，又称功能评定（functional assessment)。康复评定是康复治疗的基础，没有评定就无法规划治疗、评价治疗。评定不同于诊断，远比诊断细致而详尽。康复评定主要包括以下内容：

（1）运动功能评定：包括肌力、肌张力、关节活动范围、步态分析、平衡与协调功能等评定。

（2）感觉功能评定：包括浅感觉、深感觉和复合感觉。

（3）生物力学评定。

（4）日常生活活动能力与社会功能评定：包括日常生活活动能力评定和生活质量评定。

（5）脑高级功能评定：包括言语功能、吞咽功能、心理功能等评定。

（6）神经生理功能测定：包括肌电图、诱发电位、神经传导速度测定等。

（7）康复医学特殊问题的评定：包括褥疮、疼痛、大小便和性功能障碍等的评定。

（8）环境评定。

（9）就业前评定。

3. 康复治疗　是康复医学的主要内容。根据康复评定所明确的障碍部位和程度，从而制订出行之有效的康复治疗方案。常用的康复治疗技术主要包括以下几个方法：

（1）物理治疗（physical therapy，PT)：广义的物理治疗包括运动疗法和物理因子疗法，前者主要应用各种运动、有氧训练来增强肌力，改善关节活动度，增强耐力等；后者主要利用电、声、光、磁、冷和力等物理因子来减轻炎症，缓解疼痛，促进局部血液循环等。

（2）作业治疗（occupational therapy，OT)：是以有目的的、经过选择的作业活动，对于身体上、精神上、发育上有功能障碍或残疾，以致不同程度地丧失生活自理和职业能力的患者，进行治疗和训练，使其恢复、改善和增强生活、学习和劳动能力。作业疗法强调在完成作业活动时，要对患者进行心理教育、指导和训练；并强调应用辅助器具以提供帮助。作业疗法的适应证是十分广泛的。凡需要改善手的运动功能（特别是日常生活活动和劳动能力)、身体感知觉功能、认知功能和情绪心理状态，需要适应住宅、职业、社会生活条件，都适宜用作业疗法进行训练。

（3）言语治疗（speech therapy，ST)：是对于各种原因引起的交流能力障碍患者，矫治各种言语障碍，恢复其听、说、理解能力。

（4）心理治疗（psychotherapy)：是通过观察、谈话、实验和心理测验等对心理、精神、情绪和行为有异常的患者进行个别或集体的心理治疗。

（5）文体治疗（recreational therapy，RT)：是选择患者力所能及的文娱、体育活动对患者进行功能恢复训练。它既可以促进残疾人功能的恢复，又可以使患者得到娱乐，增加自信心及得到参加集体活动的机会。

（6）中国传统康复疗法：中医学中的按摩、针灸、气功，以及传统体育项目太极拳、五禽戏等都可以促进机体功能的恢复。

（7）康复工程学（rehabilitation engineering)：是工程技术人员在全面康复和相关工程理论的指导下，与各个康复领域的康复工作者、残疾人及其家属密切合作，以各种工艺技术为手段，帮助残疾人开发潜能，恢复其独立生活、学习、工作并重返社会、参与社会活动的能力的科学，是生物医学工程的分支。

（8）康复护理（rehabilitation care)：是早期康复的主要组成部分，也是决定患者康复成功与否的关键组成部分。如果患者的功能未能很好地发挥，不能正常生活和工作，这就意味着护理工作还没有结束。

(9) 职业康复：是对残疾者的身心功能状况、工作技能、职业专长及兴趣进行综合性评定，提出其适合工作的建议，并对其就业进行适应性训练。

(10) 社会服务：是一项为残疾人的社会需求提供服务的工作。社会服务人员负责在患者住院期间帮助患者尽快熟悉和适应环境，帮助患者正确对待现实和未来，帮助患者家属向有关部门求得帮助，在治疗期间协调患者与各专业人员之间的关系等。

4. 临床康复学 目前已形成多个临床康复亚专业，包括神经康复、骨科康复、儿科康复、心肺康复、疼痛康复等。临床各科都需与康复医学科密切配合，早期康复介入。

5. 社区康复 CBR 是 WHO 在 20 世纪 70 年代所倡导的一种行之有效的康复服务形式。

四、康复医学的工作方式

康复医学涉及多个学科，只有与相关学科配合和协作才能完成整体康复的目标。在患者康复的过程中，常采用多学科、多专业合作的团队合作方式（team work），该方式包括：①学科间团队：指与康复医学密切相关的学科组成治疗团队，这些相关学科包括神经内科、神经外科、骨科、风湿科、心血管内科和心血管外科、精神科、老年医学科等。②学科内团队：指康复医学机构内部的多种专业。比如以康复医师为组长，物理治疗师、作业治疗师、言语治疗师、心理治疗师以及康复护士等围绕患者目前功能障碍情况展开评定和治疗。在治疗前、治疗中和治疗结束时多次召开团队会议，分别进行评定、修改治疗计划或进行疗效总结，提出下一步的康复治疗意见。

五、康复医学的发展概况

康复医学经历了漫长的发展历程，从世界范围看其发展的过程主要有四个阶段：①萌芽期（公元前至 1910 年初），早在公元前，温泉、磁石、按摩以及健身运动等物理因素就已被应用于风湿病、慢性疼痛等疾患的治疗。到 1910 年初期，运动疗法、作业疗法、电疗法和光疗法已逐渐形成。②形成期（1910—1945 年）：第一次世界大战后，战伤及小儿麻痹流行使残疾人增多，刺激了物理医学的迅速发展，如电诊断、电疗等，不仅用于治疗还用于诊断及预防残疾，逐渐发展成为物理医学。③确立期（1946—1970 年）：第二次世界大战期间伤员较多，为使伤员尽快返回前线，康复工作人员在物理医学的基础上采用综合康复治疗，如物理治疗、作业治疗、言语治疗、心理治疗、假肢和矫形支具装配等，大大提高了康复效果。④发展期（1971 年以后）：20 世纪 70 年代以后，康复医学在医疗、科研、教育等方面都有了快速的发展。

（胥方元 董文斌 李文良）

第三节 康复护理学

一、概念

康复护理学（rehabilitation nursing）是促进病、伤、残者康复的护理学科，研究有关功能障碍的评定、护理、预防和处理（协助治疗、训练的护理措施），是康复医学的一个重要组成部分。

康复护理（rehabilitation care）是在康复医学理论的指导下，围绕全面康复（生理、心理和社会方面）的目标，运用护理学专业知识与康复技术技能，与其他康复专业人员共同协作，对致残性疾病或残疾人进行专门的护理和功能训练，预防继发性残疾，最大限度地恢复残疾人或患者的功能，以促进和提高其生活自理能力。

二、康复护理的特点

1. 自我护理　康复护理是通过指导患者进行各种康复训练，发挥患者潜能，并由被动地接受护理变为自我照顾的主动护理，减少对他人或对辅助器具的依赖性。

2. 康复治疗在病房的延续　功能障碍者常需要接受多种康复治疗，并经常需要在康复护理人员指导下在病房内继续进行康复治疗，有不少康复治疗还贯穿康复护理的始末。

3. 长期性和延伸性　功能障碍存在时间往往较长，有时甚至是终身的。患者不可能长期住在医院，因此，护士要指导和安排患者回归家庭和社会后的康复护理，包括帮助他们适应环境，维持和进一步提高日常生活活动能力，进行必要的生活基础护理和康复护理咨询等。

三、康复护理的内容和原则

（一）康复护理的内容

康复护理的工作内容是以减轻功能障碍为核心，帮助解决功能维持、重组、代偿、替代、适应和能力重建的有关问题，在伤、病、残的各个不同阶段，工作重点各有不同。

1. 急性期　包括观察残疾情况（性质、程度、范围及影响），发现和了解失去和残存的功能以及潜在的问题；预防感染、褥疮、关节畸形与挛缩、肌肉萎缩等。

2. 功能恢复期　包括潜在能力的激发，残余功能的保持和强化，日常生活活动能力的再训练，康复辅助用具的使用指导等。

（二）康复护理的原则

1. 早期同步　即早期预防、早期介入，与临床护理同步进行。应把康复护理的重点放在急性期和恢复早期，这是功能恢复的关键。

2. 主动参与　由替代护理变为自我护理、促进护理，激发患者独立活动的能力。

3. 功能重建　残疾发生后应按照复原、代偿、适应的原则重建功能。

4. 整体全面　把患者作为整体，从身心、职业及社会各方面，运用各种康复护理的措施，实现全面康复。

5. 注重实用　功能活动的引发应与日常生活活动相结合，与患者的家庭、社区环境相结合，以促进患者生活自理能力的提高。

四、康复护理与一般护理的关系

（一）康复护理与一般护理的相同点

1. 基础护理　康复护理前首先应完成生活上的护理和有关的基础医疗措施，即完成基础护理的内容。

2. 执行医嘱　准确执行康复医嘱是完成康复治疗计划的保证。

3. 观察病情　严密观察患者病情和残疾的动态变化以及康复治疗的效果，及时向康复医师反映。

（二）康复护理与一般护理的区别

1. 护理对象　康复护理的主要对象是残疾者和慢性病患者，他们均存在各种功能障碍，需要多方面康复服务，这给护理工作者提出了特殊的任务。

2. 护理目的　康复护理首先要达成与一般护理相同的目的，使患者减轻病痛和促进健康，此外，还要预防和减轻功能障碍的程度，最大限度地恢复其生活和活动能力，使患者早日回归社会。

3. 护理内容　康复护理除一般护理内容外还有：①观察患者的功能障碍，以及在康复训练过程中功能障碍程度的变化，并认真作好记录，向相关人员报告。②预防继发性残疾和并发症。③学习和掌握各种有关功能训练技术，配合康复医师及其他康复技术人员对患者进行功能评定和功能训练。④指导患者进行“自我护理”。⑤残疾人和慢性病患者有其特殊的、复杂的心理活动，甚至行为异常，康复医护人员应理解、同情患者，时刻掌握康复对象的心理动态，及时耐心地做好心理护理工作。

4. 病房管理　康复病房不仅是治疗疾病的地方，也是进行功能训练的场所，对设施和环境的要求与一般病房略有区别。比如环境及病区设施应进行无障碍改造，以适应残疾者的需要。应尽可能鼓励和指导患者多活动，减少卧床时间。

5. 护士在康复中的作用　随着人们健康观的改变，护士的作用也得到了扩展，护士的工作场所不再局限于医院，而是扩展到社区、家庭、学校、养老院等广泛区域。护士在康复治疗和训练中起着极其重要的作用，他们不仅是医嘱的执行者，还是功能训练的实施者、协调者、观察者、教育者和研究者。

五、社区康复护理

（一）概述

社区康复作为康复医学服务的一种形式，已经成为康复医学的重要组成部分。1976 年 WHO 建议，通过社区康复的形式为残疾人提供基本的康复服务，把社区康复作为初级卫生保健的重要内容。我国从 1986 年开始进行社区康复试点工作，1991 年《残疾人保障法》确立了社区康复的地位。社区康复护理是将现代整体护理融入社区，在康复护师（士）指导下，在社区的层次上，依靠残疾人家属、社区康复护理人员，对社区残疾人进行家庭康复护理。社区康复的优点是服务面广，实用易行，方便快捷，费用低，促进残疾人回归家庭和社会，应大力推广，以解决大部分残疾人的康复问题，社区康复护理是社区康复的重要内容，是实施康复治疗的一种重要形式。

（二）社区康复护士应具备的素质

社区康复护士工作在基层，需要利用有限的条件，独立地为患者服务，因此必须具备以下素质。

1. 具有较强的敬业精神　社区康复护士的服务对象是残疾者、慢性病患者和老年患者，必须具有良好的职业道德和敬业精神，对其服务对象充满爱心和耐心。

2. 具备全面的专科护理和康复护理技术　在社区康复护理工作中，一名护士常常同时负责多个专科患者的护理，同时也要采用多种康复手段对患者进行康复，如进行作业治疗、物理治疗等。

3. 具备相关的知识和技能　社区康复护理过程中，护士经常独立面对患者，熟悉相关的知识和技能才能令人满意地解答患者的问题。如了解心电图、动态心电图、家庭吸氧机、各种物理治疗仪的使用方法等。

4. 具备现代康复的思想和理念　护士在社区康复工作中应该以现代康复思想为指导，把医学康复、职业康复、心理康复和社会康复紧密结合起来，以达到帮助残疾人恢复功能、重返家庭和社会的目的。

5. 具备良好的沟通能力　在社区康复护理中，护士常常要直接与患者及其家属接触，想要取得他们的信任和合作，必须具有良好的人际沟通能力。

(三) 社区康复护理的工作内容

1. 残疾普查　在社区范围内调查残疾人的数量、残疾种类、致残原因、残疾人分布、残疾状况、社区概况等，为制订残疾预防和开展社区康复服务提供客观依据。

2. 残疾预防　依靠社区的力量，积极开展预防接种、环境卫生、优生优育和卫生宣传等工作，把“预防为主”的方针渗透到社区工作的各个方面，使之成为社区公众的意识和行为。

3. 康复训练　依靠社区的各种力量，在家庭和（或）社区康复站，对残疾人实施康复训练。

4. 就业咨询和指导　为残疾人提供就业咨询和指导，努力帮助他们解决就业问题，以提高残疾人的社会适应能力。

5. 帮助残疾儿童完成九年义务教育。

6. 组织残疾人开展文体活动和社会活动，并帮助残疾人改善家居环境及社区内的无障碍生活环境。

六、康复护理学的发展

随着人口老龄化、慢性病患者的增多及医学急救技术的不断提高，康复医学所面临的服务对象越来越多，康复医学也得到了迅速发展。康复护理学作为康复医学中不可缺少的重要部分和一门新兴的学科，得到了各国政府的重视和社会的公认。1997 年中华护理学会康复护理学分会成立，标志着我国对康复护理事业的重视。与此同时，康复护理理论、康复护理技术和康复护理科研也取得了十分显著的成绩，在我国康复专科护士的培训也初具规模。

人类对健康的需求提高，对康复护理的需求亦越来越迫切，为康复护理学的发展提供了更广阔的空间。具体体现在：①康复护理工作范围扩大，不仅在医院、康复中心、康复机构进行，还在养老院、疗养院、社区、家庭广泛开展，而社区亦将成为实施康复的重要场所之一。②康复护理学与各学科相互渗透，已广泛应用于神经、精神、肿瘤、骨折、内分泌等领域以及伤病的各个阶段，成为现代护理工作的重要组成部分。③传统康复护理与现代康复护理相结合，创建具有中国特色的康复护理，亦是促进我国康复护理事业发展的重要措施。④康复护理人员不仅要有临床护理人员的基础理论和实践经验，还要有康复医学及康复护理学的理论知识和专业技能，这就要求培养较高层次的康复护理人员，需要对其进行专业的规范化培训，并与各种形式的继续教育相结合。⑤康复技术的提高和康复设备的更新等，必将为培养较高层次的康复护理人才、加强康复护理学科的建设，以及开展康复护理的研究提供更为广阔的空间。

（郭声敏　吴显和　郑思琳　干锦华）

思考题

1. 康复、康复医学、社区康复、康复护理的定义。
2. 康复医学的对象、范围包括哪些？
3. 康复医学的内容包括哪些？
4. 常用康复治疗技术包括哪些？
5. 康复护理的对象和目的是什么？
6. 康复护理的内容和原则有哪些？

第二章 康复护理评定

学习目标

掌握 肌力、肌张力和关节活动范围的评定以及日常生活活动能力的评定方法。

熟悉 言语、认知功能及心理的评定方法。

了解 步态分析、感觉、平衡与协调功能评定。

康复护理评定是康复护理工作的重要内容，是康复护理的基础，一切康复护理工作都从评定开始，至评定结束，评定贯穿于康复护理的整个过程。康复护理人员只有掌握了正确的评定方法，才能根据专业特点和患者自身情况拟定康复护理目标，制订康复护理计划，确定康复护理的效果。

康复评定（rehabilitation evaluation and assessment）是对病、伤、残患者的功能状况及其水平进行定性和（或）定量描述，并对其结果作出合理解释的过程。康复评定是康复医学的重要组成部分，康复评定不同于临床医学的疾病诊断，不是寻找疾病的病因或进行疾病的诊断，而是客观地评定功能障碍的种类、性质、部位、范围、严重程度、发展趋势、预后和转归。康复护理评定也称康复护理评价或评估，是护理人员收集患者的相关资料，对其功能状况进行描述，并对其结果进行比较、分析、解释，对功能障碍进行诊断的过程。

康复护理评定的作用具体表现在以下几个方面：明确护理诊断，制订护理目标，判定护理效果，反馈调整，估计预后，有利于护理研究，为回归社会作准备。康复护理评定的方法有：访谈法，观察法，量表检查法，问卷调查法，器械检查等。

康复护理评定的过程一般分为收集资料、分析研究资料及确立康复护理目标、制订康复护理计划三个阶段。在每个阶段中都需要根据不同的目的采取不同的方法。

康复护理评定是康复护理工作科学、有序地进行的基本依据和保证，是康复护理工作的重要内容。为了做好康复护理评估工作，有以下几点要求：

1. 明确评定的目的　根据目的选择适宜的评定内容、方式和方法等。

2. 选择适宜的评定方法　任何康复护理评定方法必须满足可信性、有效性、灵敏性和统一性的基本要求。

3. 避免误差　评定的仪器必须处于良好的功能状态，尽可能减小误差。

4. 取得合作　评定前向患者解释说明评定的目的、需采用的方法，以消除其顾虑。检查时动作熟练、快捷、准确，时间应尽量短，避免引起患者疲劳和厌烦情绪。

5. 评定环境　光线明亮，环境舒适、幽雅；另外为减少外界干扰，减轻患者的心理负担，并从维护患者隐私的角度出发，评定环境应安静、隐蔽，必要时用屏风遮挡。

6. 确保结果客观可靠　一般检查与测量需做 3 次，取其平均值，并做健、患侧对照检查，以求结果客观可靠。

第一节　运动功能评定

一、肌力评定

肌力（muscle strength）是指肌肉收缩产生的最大力量。肌力评定是测定受试者在主动运动时某块肌肉或肌群收缩的力量，以评定该肌肉的功能状态。神经系统的病变和损伤常常引起肌力的改变，骨关节系统疾病和失用性肌萎缩也可造成肌力的减退。肌力测定对肌肉骨骼系统及神经系统病损，尤其对周围神经系统病损的功能评估十分重要。肌力评定方法有徒手肌力检查和器械检查两种方法。

（一）徒手肌力检查

徒手肌力检查（manual muscle test，MMT）是目前临床常用的检查肌力的方法。检查时要求受试者在特定的体位下，分别在减重力、抗重力和抗阻力的条件下完成标准动作。检查者通过触摸肌腹、观察肌肉运动情况和关节的活动范围以及克服阻力的能力，来确定肌力的大小。其分级标准见表 2-1。

（二）器械检查

在肌力超过 3 级时，为了进一步较细致地定量评定，可以用专门器械和设备作肌力测试。根据肌肉不同的收缩方式可选用不同的测试方式，包括等长肌力检查、等张肌力检查及等速肌力检查。

1. 等长肌力检查　在标准姿势下用特制测力器测定一块肌肉或一组肌群的等长收缩肌力称为等长肌力检查。常用检查项目包括以下几项：

（1）握力：用大型握力计测定。测试时上肢在体侧下垂，握力计表面向外，将把手调节到适宜的宽度。测试 2～3 次，取最大值。正常值一般为体重的 50%。

表 2-1　徒手肌力测试分级标准

级别	名称	标准	相当于正常肌力的
0	零（zero，O）	无可测知的肌肉收缩	0
1	微缩（trace，T）	有轻微收缩，但不能引起关节活动	10%
2	差（poor，P）	在减重状态下能进行关节全范围运动	25%
3	尚可（fair，F）	能抗重力进行关节全范围运动，但不能抗阻力	50%
4	良好（good，G）	能抗重力、抗一定阻力运动	75%
5	正常（normal，N）	能抗重力、抗充分阻力运动	100%

（2）捏力：测定拇指和其他手指指腹的捏力，可用捏力计测定。正常值约为握力的 30%。

（3）背肌力：即背拉力，用拉力计测定。测定时两膝伸直，将把手调节到膝盖高度，然后做伸腰动作时拉把手。此法易引起腰痛患者症状加重或复发，因此一般不用于腰痛患者，而用俯卧位法检查代替。正常值男性为体重的1.5～2倍，女性为体重的1～1.5倍。

(4) 四肢各组肌力测定：在标准姿势下通过钢丝绳及滑轮拉动固定的测力计（弹簧秤），可对四肢关节各组肌肉的等长肌力进行个别测定。

2. 等张肌力检查　即测定肌肉进行等张收缩使关节进行全幅度运动时所能克服的最大阻力。做1次关节全幅度运动所能对抗的最大阻力称此关节屈或伸的1次最大阻力（1 repetition maximum，1 RM），测出完成10次规范的关节全幅度运动所能对抗的最大阻力称10 RM，测定时对适宜负荷及每次测试负荷的增加量应有所估计，避免多次反复测试引起肌肉疲劳，影响测试结果。运动负荷可用哑铃、沙袋、砝码等可定量的负重练习器进行。

3. 等速肌力检查　等速运动是整个运动过程中运动速度（角速度）保持不变的一种收缩方式。用带计算机的Cybex、kin-com等等速测力器进行肌力测试。测试时肢体带动仪器的杠杆进行大幅度往复运动。运动速度用仪器预先设定，肌肉用力不能使运动加速，只能使肌张力增高，力矩输出增加。此力矩的变化由仪器记录，并同步记录关节角度的改变，绘成双导曲线，并自动进行数据记录。这种等速测试法精确合理，能提供多方面的数据，已成为肌肉功能评价及其力学特性研究的良好手段。但等速肌力测试仪价格昂贵，操作较复杂，不同型号仪器测试结果有显著差异，无可比性。

（三）肌力检查的注意事项

为使检查结果准确、稳定、具有较好的可重复性与可比性，应使操作过程严格规范化。要特别注意以下几个方面：

1. 采用正确的测试体位，等长测试时要特别注意使关节处于正确的角度。
2. 测试动作应标准化、方向正确，近端肢体应固定于适当体位，防止替代动作。
3. 进行适当的动员，使受试者积极合作，并处于适当的兴奋状态。
4. 规定适当的检查时机，一般锻炼后、疲劳时或饱餐后不可作肌力测试。
5. 每次测试都要作左右两侧对比，因正常肢体的肌力也有生理性改变。一般认为两侧差异大于10%有临床意义。
6. 避免引起不良反应，如持续的等长收缩可使血压明显升高，心脏负荷增加，有高血压或心脏疾病患者慎用，明显的心血管疾病患者忌用。
7. 注意肌力测试不适用于上运动神经元损害的运动功能评估，如脑卒中后偏瘫肢体出现痉挛后的偏瘫侧运动功能评估不宜采用肌力检查。

二、肌张力评定

肌张力是指肌肉在放松的状态下，被动活动肢体或按压肌肉时所感觉到的阻力。肌张力是维持身体各种姿势以及正常活动的基础。

（一）肌张力分类

1. 正常肌张力　被动活动肢体时，没有阻力突然增高或降低的感觉。
2. 肌张力增高　肌肉张力增加，高于正常休息状态下的肌肉张力，分为痉挛和强直。
3. 肌张力减低　低于正常休息状态下的肌肉张力。
4. 肌张力障碍　肌肉张力紊乱，或高或低，无规律地交替出现。

（二）肌张力分级

临床上常用手法检查，根据肢体进行被动运动时所感受的阻力来进行分级评定。

1. 肌张力临床分级法，见表2-2。

2. 痉挛分级 国际上一般采用改良的 Ashworth 量表（表 2-3）来评定痉挛。检查时，患者处于舒适体位，一般采用仰卧体位，分别对上、下肢关节进行被动活动，按所感受的阻力来分级评定。

表 2-2 肌张力临床分级

级别	肌张力	标准
0	软瘫	被动活动肢体无反应
1	低张力	被动活动肢体反应减弱
2	正常张力	被动活动肢体反应正常
3	轻、中度高张力	被动活动肢体有阻力反应
4	重度高张力	被动活动肢体有持续性阻力反应

表 2-3 改良的 Ashworth 量表

级别	评定标准
0	无肌张力的增加
1	肌张力略增加，受累部分被动屈伸时，在关节活动范围之末出现突然卡住，然后呈现最小的阻力或释放
1^+	肌张力轻度增加，表现为被动屈伸时，在关节活动范围的后 50%范围内出现突然卡住，然后呈现最小的阻力
2	肌张力明显增加，通过关节活动范围的大部分时肌张力均较明显增加，但受累部分仍能较容易地被移动
3	肌张力严重增高，被动活动困难
4	僵直，受累部分被动屈伸时呈现僵直状态，不能活动

三、关节活动范围评定

关节活动范围（range of motion，ROM）是指关节运动时所通过的运动弧，通常以度数表示，亦称关节活动度。关节活动可以分为主动活动和被动活动，因此关节活动度也可以分为主动关节活动度和被动关节活动度。关节活动度的评定是对于一些能引起关节活动受限的身体功能障碍性疾病，如关节炎、骨折、烧伤以及手外伤等的首要评定过程。关节活动度受限的因素主要有关节骨性解剖结构异常、关节周围软组织病变、运动关节的肌肉软弱无力和拮抗肌张力过高等。

（一）关节活动度检查的目的

1. 判定关节活动障碍的程度。

2. 通过检查发现影响关节活动度异常的原因。

3. 为选择治疗方案提供依据。

4. 作为治疗效果的评价手段。

（二）测量工具与测量方法

1. 测量工具

包括量角器、电子角度计、皮尺、两脚规等，根据测量部位和测量需要的不同，选择不同的测量工具。两脚规可用于测量拇指外展的活动度，但更多的是使用量角器，测量关节远端骨所移动的度数。

(1) 通用量角器：由圆形的刻度盘、固定臂和移动臂构成。固定臂与刻度盘相连，不能移动；移动臂的一端与刻度盘的中心相连，可移动。通用量角器主要用于四肢关节活动范围的测量（图 2-1）。

(2) 电子角度计：固定臂和移动臂为 2 个电子压力传感器，刻度盘为液晶显示器。电子量角器测量准确程度优于通用量角器，且重复性好，使用方便。

(3) 指关节量角器：为小型半圆形量角器，半圆形的刻度盘和固定臂相连为一体，不能移动；移动臂与半圆形的刻度盘相连，可以移动。指关节量角器适用于手指关节活动范围的测量（图 2-2）。

(4) 脊柱活动量角器：用于测量脊柱的屈、伸活动度，也可用于脊柱侧弯的测定。

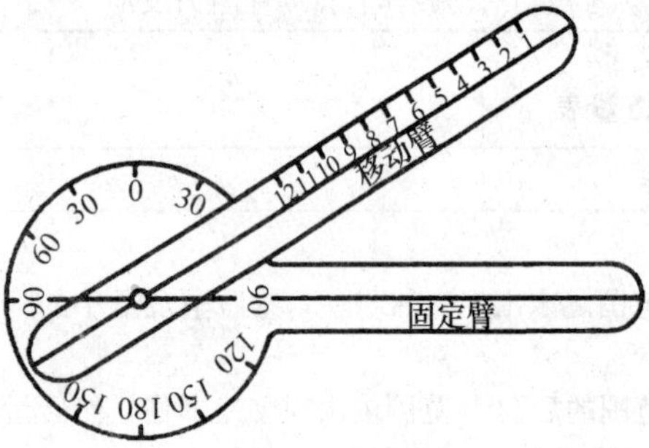

图 2-1 量角器

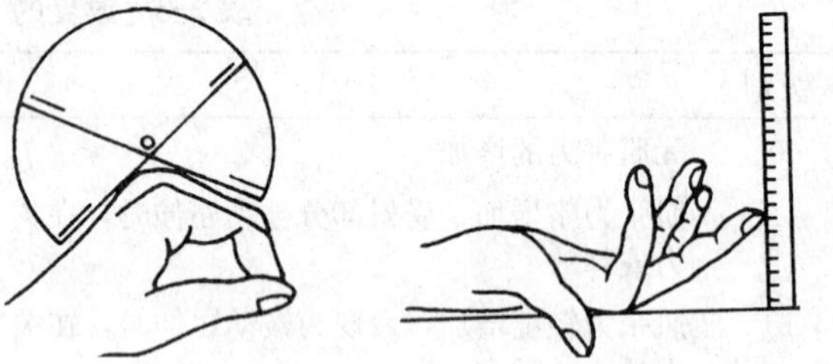

图 2-2 指关节量角器

2. 测量方法 关节活动度的测量是一项非常严格的评价技术，有较高的信度、效度要求，必须严格按照以下要求进行测量。主要关节活动范围见表 2-4。

表 2-4 主要关节活动度

上肢			下肢		
关节	运动	正常值	关节	运动	正常值
肩	屈、伸	屈：0°～180° 伸：0°～50°	髋	屈、伸	屈：0°～125° 伸：0°～15°
	外展	0°～180°		内收、外展	各 0°～45°
	内旋、外旋	各 0°～90°		内旋、外旋	各 0°～45°
肘	屈、伸	各 0°～50°	膝	屈、伸	屈：0°～150° 伸：0°
前臂	旋前、旋后	各 0°～90°			
腕	屈、伸	屈：0°～90° 伸：0°～70°	踝	背屈、跖屈	背屈：0°～20° 跖屈：0°～45°

(1) 体位：全身所有的关节按解剖中立位放置为 0°。前臂的运动手掌面在矢状面上状态为 0°。

(2) 测量：将量角器的中心点准确对到关节活动轴中心（参照一定的骨性标志），固定臂与构成关节的近端骨长轴平行，移动臂与构成关节的远端骨长轴平行，并随着关节远端肢体的移动，在量角器刻度盘上读出关节活动度。使用方盘量角器时采取适当体位使关节两端肢体处于同一个垂直面上，并使一端肢体处于水平位或垂直位，以方盘的一边紧贴另一肢体，使其刻度面与肢体处于同一垂直面上，即可读得关节所处的角度。

（3）固定：检查时应帮助被检查者保持体位的固定，防止被测关节运动时其他关节参与运动。

（三）注意事项

1. 检查前应向患者耐心说明检查的方法和目的，以取得患者的配合，防止出现错误的姿势和代偿运动，必要时可以给患者作示范。

2. 充分暴露要测量的关节及肢体，以便寻找相应的骨性标志。

3. 测量应该在正确的体位下进行，注意两侧肢体对比。

4. 量角器的轴心应与关节活动的轴心保持一致，并应选择在适当的骨性标志上，固定臂和移动臂保持与关节两侧的肢体平行。

5. 通常先测量关节的主动活动范围，再查被动活动范围。

6. 被动运动关节时手法要柔和，速度要缓慢，特别是对有疼痛或痉挛的患者更不能进行快速运动。

7. 如果主动运动和被动运动的关节活动范围不一致，则提示有肌肉瘫痪、肌腱挛缩或粘连等问题，此时应以被动活动范围为准，而把主动运动的检查结果记录在括号内。

8. 在检测过程中如果发现关节变形、肿胀、疼痛、痉挛、挛缩等应予以记录。

四、平衡与协调功能评定

人体要正常进行随意运动和完成日常生活活动，必须要有一定姿势和体位的控制能力，也就是要有保持身体平衡的能力。与此同时，要使活动平稳、准确、协调，身体还必须有良好的协调能力。平衡和协调能力相互配合，共同发挥作用，才能完成人体的正常活动。因此，平衡和协调功能的评定是运动功能评定中不可缺少的组成部分。

（一）平衡功能评定

平衡（balance）是指身体重心偏离稳定位置时，通过自发的、无意识的或反射性的活动，以恢复重心稳定的能力。正常的平衡功能可以使人体在各种情况下，如静止、运动或受到外力等时能够保持正常的体位，在随意运动中随时调整姿势以及安全有效地对外来的干扰作出反应。

平衡的控制是一种复杂的运动技巧。人体平衡的实现，有赖于在中枢神经系统控制下的感觉和运动系统的共同参与和合作。许多疾病或损伤可以引起平衡功能障碍，了解平衡障碍的性质、程度及原因是进行康复治疗的基础，因此对平衡功能障碍的患者应进行全面系统的评定。

1. 平衡的种类

（1）静态平衡：又称一级平衡，指人体在无外力作用下，在睁眼和闭眼时维持某种姿势稳定的过程。

（2）自动态平衡：又称二级平衡，指人体在无外力作用下从一种姿势调整到另外一种姿势的过程，在整个过程中保持平衡状态。

（3）他动态平衡：又称三级平衡，指人体在外力的作用下，当身体重心发生改变时，迅速调整重心和姿势，保持身体平衡的过程。

2. 适用疾病及人群　①各种中枢神经系统损害：如脑外伤、脑卒中、帕金森病、脑性瘫痪、脊髓损伤等。②各种眩晕症。③各种骨科疾病或损伤：如骨折、截肢、关节置换、运动损伤及外周神经损伤等。④老年人、运动员及飞行员等。

3. 评定方法　常用方法有观察法、量表法和平衡测试仪三种，前两者属于主观评定，简单、方便，但准确性较差，后者属于客观评定，较为精确，是近十年来国际上发展较快的一种测试方法，但设备较为复杂。

（1）观察法：通过观察评定对象在静止状态和运动状态下的平衡表现，作出评定。

1）静止状态：分别让评定对象睁、闭眼坐，睁、闭眼站，双脚并立站，脚跟碰脚尖站，单脚交替站，观察能否保持平衡。

2）运动状态：分别让评定对象坐、站时移动身体，脚跟碰脚尖行走，足跟行走，足尖行走，走直线，侧方行走，倒退走，绕圈走，绕过障碍物行走等，观察能否保持平衡。

（2）量表法：按照量表的内容进行主观评定，然后记录并评分，较观察法更为客观一些。目前信度和效度较好的量表主要有 Berg 平衡量表（Berg Balance Scale）、Tinnetti 量表等。Berg 平衡量表包括站起、坐下、独立站立、闭眼站立、上臂前伸、转身一周、双足交替踏台阶、单腿站立等 14 个项目。

（3）平衡测试仪评定：平衡测试仪评定包括静态平衡测试和动态平衡测试。设备由受力平台即压力传感器、显示器、电子计算机及专用软件组成，它可以通过高精度的压力传感器和计算机技术系统控制和分离各种感觉信息的输入，评定躯体感觉、视觉、前庭系统对于平衡及姿势控制的作用与影响。测试结果可以以数据和图的形式显示出来。此系统既可以评定平衡功能障碍的程度及病变部位，评价康复治疗的结果，又可以用做平衡训练。

（二）协调功能评定

协调（coordination）是指人体产生平滑、准确、有控制的运动的能力。协调是完成精细运动和技能动作（如弹钢琴）的必要条件，也是姿势控制（如站、走、跑、跳）和完成日常生活活动（如做饭、打扫房间）等必须具备的基本条件。协调功能障碍又称为共济失调，患者在运动时表现为笨拙、不平衡和不准确。与平衡控制相似，保持人体协调也需要三个环节的参与：感觉输入、中枢整合、运动控制，但与平衡有所不同。

临床上主要通过观察患者在完成指定动作中有无异常来进行协调功能的评定，常用的检查方法有：

1. 指鼻试验　嘱被测试者一侧上肢外展，然后用示指指尖触自己的鼻尖，分别在睁眼、闭眼、不同方向及不同速度下反复进行。

2. 指指试验　测试者与被测试者相对而坐，嘱其用示指触测试者的示指，先后在睁眼和闭眼时完成。小脑或迷路病损者，手指总是偏向患侧。

3. 轮替动作　让被测试者两手向前平伸，反复做快速的旋前、旋后动作，或双手反复同时（或交替）做握拳、伸开动作，速度逐渐增快。

4. 跟-膝-胫试验　嘱被测试者处于仰卧位，抬起一侧下肢，先将足跟放在对侧的膝关节上，再沿胫骨前缘向下推移。如小脑损害时，足跟不易放到膝关节上（辨距不良）或出现震颤，向下推移时左右摇晃。感觉性共济失调时闭目足跟难以放到膝关节上。

5. 龙贝格征（Romberg sign）　又称闭目难立征，让被测试者两脚并拢，两手向前平伸，闭目站立。出现身体摇晃或倾斜为阳性。小脑共济失调者闭目和睁目时均为阳性，感觉性共济失调者仅在闭目时出现阳性。

（三）注意事项

1. 测评时主要观察动作的完成是否直接、精确，时间是否正常，在动作的完成过程中有无辨距不良、震颤或僵硬、增加速度等。

2. 记录共济失调是一侧性或双侧性，什么部位最明显。

3. 准确记录睁眼、闭眼有无差别。

五、步态分析

步态（gait）是一个人行走时表现出的姿态，即行走的模式，它是人体结构与运动调节系统、行为及心理活动在行走时的外在表现。正常的步态有赖于中枢神经系统和运动系统正常协调的工作，其中任何部位出现病变和损害都会使步态出现异常。步态分析（gait analysis）是研究不同规律的检查方法，旨在通过生物力学和运动学的手段，来分析患者是否存在行走功能异常，并揭示步态异常的原因，从而协助康复医师制订有针对性的步态矫正方案。

（一）步态周期

步态周期：人在正常步行时，从一侧的足跟着地起，到此侧足跟再次着地为止，称为一个步行周期。在每个步行周期中，该侧下肢要经历支撑期和摆动期两个阶段，其中支撑期指足接触地面和承受重力的时期，占整个步行周期的 60%；摆动期是指足在空中向前摆动的时期，占步行周期的 40%。支撑期包括了足跟着地、足放平、支撑中期、足跟离地、足趾离地 5 个阶段。摆动期包括了加速期、摆动中期、减速期 3 个阶段。

（二）步态分析的常用参数

1. 步宽：两侧足中线之间的距离，正常值：8 cm±3.5 cm。

2. 步长：行走时左右足跟或足尖先后着地两点间的距离，即一步移动的距离，正常值：男性 78 cm±6 cm；女性 62 cm±5 cm。

3. 跨步长：同侧足跟（或足尖）前后两次着地间的距离。正常值：男性 160 cm±5 cm；女性 130 cm±5 cm。

4. 足角：是足的长轴和纵轴线形成的夹角，正常值约为 6.75°。

5. 步频：指每分钟的行走步数，正常值为 95～125 步/分。

6. 步速：单位时间内行走的距离，正常值为 65～100 m/min。

（三）步态分析的方法

分为临床分析和实验室分析两个方面。临床分析多用观察法和测量法，实验室分析需借助步态分析仪。

1. 观察法　是一种定性分析的步态分析方法，采用目测观察的方法发现患者行走时的步态有无改变和异常，以及异常的部位、性质，并找出原因，作为制订康复治疗方案的依据。这种方法不需特殊仪器和设备，简便易行，是临床常用的步态评定方法之一，但这种方法的准确性与评定者的经验密切相关，主观性较强。具体检查方法：检查时让患者充分暴露下肢，以其习惯的姿态及速度来回步行数次，观察全身姿势是否协调，下肢各关节在各时期的角度是否正常，速度及步幅是否匀称，上肢摆动是否自然等；让患者快速及慢速步行，必要时做随意放松的步行及集中注意力的步行，分别进行观察；穿戴支具或矫形器后再进行观察，并进行前后对比。

2. 测量法　是一种简单定量的方法。可以测定时间参数，即让病人在规定距离的道路上行走，用秒表计时，实测行走距离不少于 10 m，起点与终点两端应至少再加 2 m 的距离以便受试者加速起步和减速停下。也可测定距离参数，常用足印法，即用滑石粉或墨水使病人行走时能在规定的走道上或地面铺的白纸上留下足印。测试距离至少 6 m，每侧足部多于 3 个连续足印，以利于分析左右两侧步态参数。

3. 步行能力评定　是一种相对精细的和半定量的评定，常用 Hoffer 步行能力分级（见表 2-5）、Holden 步行功能分类等进行评价。

表 2-5　Hoffer 步行能力分级

分级	评定标准
Ⅰ级不能步行	完全不能步行
Ⅱ级非功能性步行	借助于膝踝足矫形器（KAFO）、手杖等能在室内行走，又称治疗性步行
Ⅲ级家庭性步行	借助于踝足矫形器（AFO）、手杖等能在室内行走自如，但在室外不能长时间行走
Ⅳ级社区性步行	借助于踝足矫形器（AFO）、手杖或独立可在室外和社区内行走、散步、去公园、去诊所、购物等，但时间不能持久，如离开社区长时间步行仍需要轮椅

4. 实验室步态分析

实验室步态分析是一种定量的步态分析，包括运动学分析和动力学分析。①运动学分析：主要观察步态的距离和时间参数，如步长、跨步长、步频、站立相和摆动相在步态周期中分别所占时间及其比例以及步行速度等参数。②动力学分析：主要通过观察某种步态特征进行成因学分析，如人体的重力、地面反作用力、关节力矩、肌肉的拉力等力的分析及人体代谢能量与机械能的转换与守恒等的分析。动力学研究需要科技含量高的设备，价格昂贵，分析过程复杂，多用于步态的科学研究工作。

目前国际上较先进的步态分析系统由以下部分组成：①摄像机：一般需配备 4～6 台，带红外线发射源，固定于步态实验室的位置；②反光标记点：小球状，粘贴在关节部位；③测力台：用于测量行走时地面的支撑反作用力；④表面肌电图：将表面肌电图的电极放在检测肌肉的表面，动态观察步行过程中的肌电变化；⑤计算机分析系统：将摄像机、测力台和表面肌电图所收集到的数据进行三维分析，提供各种参数和图形。

（四）临床常见异常步态

1. 短腿步态：如一腿缩短超过 3 cm 时，患腿支撑时可见同侧骨盆及肩下沉，故又称斜肩步，摆动时则出现代偿性足下垂。

2. 关节强直步态：下肢各关节挛缩强直时步态随之改变，关节挛缩于畸形姿势和位置时改变更明显。如髋关节屈曲挛缩可以引起代偿性骨盆前倾，腰椎过伸，步幅缩短，膝屈曲挛缩 30°以上时可出现短腿步态。膝伸直挛缩、摆动时可见下肢外展或同侧骨盆向上提起，以防止足趾拖地。踝跖屈挛缩时足跟不能着地，摆动时以增加髋及膝屈曲度来代偿，状如跨栏，故称跨栏步，此时患肢支撑期常有膝过度伸直，可引起膝反屈。

3. 关节不稳步态：如先天性髋关节脱位步行时左右摇晃如鸭步。

4. 疼痛步态：当各种原因引起患肢负重疼痛时，患者会尽量缩短患肢的支撑期，使对侧摆动腿呈跳跃式快速前进，步幅缩短，又称短促步。

5. 肌肉无力步态：①胫前肌无力步态：胫前肌无力时足下垂，摆动期增加髋及膝屈曲度以防足趾拖地，形成跨栏步。②股四头肌无力步态：在患腿支撑期不能主动维持稳定的伸膝，故患者使身体前倾，以便膝被动伸直，髋微屈以加强臀肌及下肢后肌群的张力，帮助被动伸膝。在支撑早期利用膝的持续过伸作为一种代偿性稳定机制常导致膝反屈。如同时有伸髋肌无力，则患者常俯身按压大腿使膝伸直。③臀大肌无力步态：伸髋肌软弱时，患者常使躯干用力后仰，使重力线通过髋关节后方以维持被动伸髋，并控制躯干的惯性向前运动，形成仰胸凸肚的姿态。④臀中肌无力步态：常见于脊髓灰质炎后遗症。一侧臀中肌软弱时不能维持髋的侧向稳定，故患者在支撑期躯干偏向患侧，防止对侧髋部下沉并带动对侧下肢提起及摆动。两侧髋外展肌损害时，步行时上身左右摇摆，状如鸭子，又称鸭步。

6. 肌痉挛步态：因肌张力过高引起。①偏瘫步态：常有患足下垂、内翻，下肢外旋或内旋，膝不能放松屈曲，为了避免足部拖地，摆动时常使患肢沿弧线经外侧回旋向前，故又称回旋步。上臂常屈曲内收，摆动停止。临床所见的偏瘫步态可有较多的变异。②剪刀步：又称交叉步，多见于脑瘫或高位截瘫患者。因内收肌痉挛，步行时两髋内收，两膝互相摩擦，步态雀跃不稳。

7. 其他中枢神经损害：①小脑性共济失调时，步行摇晃不稳，状如醉汉，故称酩酊步态。②帕金森病或其他基底节病变时，步态短而快，有阵发性加速，不能随意立刻停止或转向，手臂摆动缩小或停止，称前冲步态或慌张步态。

（五）注意事项

1. 采用观察法评定步态时，要按照一定的顺序观察，比如踝关节、膝关节、髋关节、骨盆、躯干等。

2. 为了防止长时间评定造成患者疲劳，可以采用录像的方法，反复观看。

3. 定量分析时，嘱患者放松行走，双下肢分别踩在两块测力台上。

第二节　感觉功能评定

一、概述

感觉是人脑对直接作用于感受器的客观事物的个别属性的反映，如大小、形状、颜色、湿度、气味、味道等都是物体的个别属性。正常的感觉是人体进行有效的功能活动的基本保证，因此感觉检查是康复过程中非常重要的评定内容。感觉评定的目的就在于发现被检查者有无感觉障碍及感觉障碍的分布、性质及程度，从而为确定引起感觉障碍的病变部位，寻找病因提供依据，同时还可以为制订作业治疗方案、确定开始感觉再教育的时间以及如何在作业治疗中预防受伤提供指导。

（一）感觉的分类

通常将感觉分为一般感觉和特殊感觉两大类。

1. 一般感觉　包括浅感觉、深感觉和复合感觉（皮质感觉）。

（1）浅感觉：包括痛觉、触觉和温度觉，是皮肤和黏膜的感觉。

（2）深感觉：包括运动觉、位置觉、振动觉，是肌腱、肌肉、骨膜和关节的感觉。

（3）复合感觉：包括形体觉、两点辨别觉、定位觉、图形觉、重量觉等，是皮质感觉。它是大脑顶叶皮质对各种感觉进行分析、比较和综合而形成的。

2. 特殊感觉　包括视觉、听觉、嗅觉、味觉等，具体检查方法同神经科检查。

（二）感觉障碍的性质

1. 感觉异常　在无外界刺激的情况下，患者身体的某部分自发地出现异常感觉，如麻木、蚁走感、针刺感、寒冷感、温热感等。

2. 感觉倒错　如对触觉刺激感到疼痛，对温热刺激感到寒冷。

3. 感觉迟钝　程度较强的刺激才能被感受到，或给予刺激后经过一定的潜伏期才能感知到，随后感觉向周围扩散，刺激停止后一段时间仍能被感觉到。

4. 感觉过敏　指患者对刺激的反应超过正常，轻微刺激就可引起剧痛。

5. 感觉减退　给予强烈刺激才能引起一般感觉。

6. 感觉缺失　在清醒状态下，对刺激全无感觉。

二、评定方法

康复感觉的评定主要是指对一般感觉的评定。具体方法如下。

（一）浅感觉检查

1. 痛觉　用大头针以均匀的力量刺激受试者的皮肤，同时让受试者指出受刺激的部位以及描述具体的感觉。

2. 触觉　检查者用棉絮或软毛笔轻触受试者的皮肤，让受试者指出有无轻痒的感觉以及受刺激的部位。

3. 温度觉　用盛有热水（40～45℃）及冷水（5～10℃）的试管接触受试者皮肤，询问有无热或冷的感觉。检查时冷热试管交替进行检查，并注意于双侧对称部位进行对比。

（二）深感觉检查

1. 位置觉　受试者闭目，检查者将其任一肢体放置在某一位置上，让受试者说出肢体所处的位置，或用另一肢体模仿出相同的位置。

2. 运动觉　受试者闭目，测试者轻握其足趾或手指进行被动屈或伸的活动（5°左右），让其说出运动方向。检查活动幅度应由小到大，以了解减退程度。

3. 振动觉　用振动的音叉（每秒振动 128 次）柄置于受试者骨隆起处，询问受试者有无振动感，并注意振动感持续的时间。

（三）复合感觉检查

复合感觉的检查只适合对深、浅感觉均正常的受试者进行。

1. 两点辨别觉　用分规的两脚分别刺激皮肤的两点，如果受试者感觉为两点，逐渐缩小两点的距离，直到受试者感觉为一点位置，测量其距离。身体不同部位两点辨别觉的灵敏度不同，以舌尖、鼻尖、手指最灵敏，四肢近端和躯干最差。触觉正常而两点辨别觉障碍见于额叶疾患。

2. 图形觉　让受试者闭目，用火柴棒或铅笔在其皮肤上写数字或画图形，看受试者能否辨别清楚。出现障碍常见于大脑皮质的病变。

3. 实体辨别觉　受试者闭目，让其用单手触摸熟悉的日常生活用品，如小刀、钢笔、手表等，然后说出物品名称、大小及形状等。注意两侧对照，一般先检查患侧。出现障碍提示丘脑以上的病变。

三、注意事项

1. 接受感觉检查的患者必须意识清晰，检查前向患者充分说明检查的目的和检查的方法，以取得患者的充分合作。

2. 检查时要耐心、细致，检查应从感觉障碍的部位向正常部位进行，也可从肢体的远端向近端进行，注意双侧对比、远近对比。

3. 检查时患者应闭目防止视觉干扰，检查过程中切忌带有暗示性的提问。

4. 如有感觉障碍，应注意感觉障碍的类型、部位、范围、程度以及患者的主观感觉。

第三节　日常生活活动能力评定

日常生活活动（activities of daily living，ADL）是指人们为了维持生存以及适应生存环境而每天必须反复进行的、最基本的、最具有共性的活动，即进行衣、食、住、行、保持个人卫生和进行独立的社区活动所必需的一系列基本活动。要对患者进行 ADL 训练，必须首先了解患者的功能状况，即进行日常生活活动能力的评定。

一、日常生活活动能力的评定方法

（一）日常生活活动分类

ADL 可以分为基础性日常生活活动（basic activity of daily living，BADL）和工具性日常生活活动（instrumental activity of daily living，IADL）。

1. 基础性日常生活活动　是指维持最基本的生存及生活需要所必须每天反复进行的活动，包括自理活动如进食、梳妆、如厕、穿衣等，及功能性移动，如翻身、转移、行走、上下楼梯。

2. 工具性日常生活活动　是指人们在社区中独立生活所需要的关键性的较高级的技能，如使用电话、购物、做饭、洗衣、使用交通工具等。这些活动常需要使用一些工具，因此被称为工具性日常生活活动。

（二）日常生活活动能力评定的范围

日常生活活动能力测定是从实用的角度出发，对患者的综合能力进行测试，需要评定的内容较多，主要包括以下几大方面：

1. 运动方面　包括床上运动、更衣、进食、如厕、洗漱、修饰（梳头、刮胡子、化妆)、转移、使用轮椅等。

2. 交流方面　打电话、阅读、书写、使用计算机、识别环境标志等。

3. 家务劳动方面　购物、做饭、洗衣、使用家具及环境控制器（电源开关、水龙头、钥匙等)。

4. 娱乐活动方面　打扑克、下棋、摄影、旅游等。

（三）日常生活活动能力评定的基本方法

日常生活活动能力评定的基本方法包括提问（问卷)、观察以及量表三种。

1. 提问法　此种方法是通过提问的方法来收集资料并进行评价。提问可以采用口头提问和问卷提问两种方式。在就某项活动进行提问时，内容应该从笼统到具体，例如询问“你能够自己洗澡吗?”这个笼统的问题之后，可以再询问“你能够自己进出浴缸吗?”，“你能够自己洗全身吗?”等具体的问题，这样可以发现患者具体的障碍点。检查时应尽量让患者本人回答问题，检查者在听取患者回答时要注意甄别患者的回答是否真实。

提问法可以在较短的时间内比较全面地了解患者 ADL 的完成情况，因此较适合用于对患者的残疾状况进行筛查。如果进行 ADL 评价是为了制订治疗计划，则不宜使用提问法。

2. 观察法　观察法是指检查者亲自观察患者进行日常生活活动的具体情况，评估其实际活动能力。具体方法是由检查者向患者发出动作指令，让患者实际去做。譬如对患者说“请你坐起来”，“请你洗洗脸”，“让我看看你是怎样梳头的”等，要逐项观察患者进行各动作的能力，进行评估及记录。检查过程中要仔细观察患者的动作，了解其能做哪些动作及完成的程度。评定要尽量做到客观，避免主观，以防止夸大或缩小患者的能力。

用观察法进行检查可以在实际环境中进行，也可以在实验室中进行。实际环境不仅包括地点（如在家中），也包括所使用的物品（如家中的浴缸、肥皂等）及适当的时间，社区康复常采用此种方法。住院患者的 ADL 评定常在实验室中进行，也就是模拟的生活或工作环境。在实际环境和实验室中 ADL 评定的结果可能会有不同，在评定过程中应充分考虑到这一点。

3. 量表法　量表法是采用经过标准化设计、具有统一的内容及评价标准的检查表评定 ADL。这些方法都经过了信度、效度及灵敏度检验。评定的内容及评分方法统一，使评定结果可以在不同的患者之间、治疗的前后以及不同的医疗机构之间进行比较。因此，量表法是目前临床和科研中观察康复治疗效果、研究新疗法的常用手段。

（四）常用评价工具

临床常用的 ADL 评定量表主要有 Barthel 指数、PULSES 评定及功能独立性评定等。用这些量表进行评定既能够可靠地表明不同的功能水平及残损程度，又可以敏感地反映功能的改善或恶化。

1. Barthel 指数（Barthel index）评定　该评定方法主要通过对进食、洗澡、修饰、穿衣、控制大便、控制小便、如厕、床椅转移、平地行走及上下楼梯十项日常活动的独立程度打分的方法来评定 ADL 能力（表 2-6）。每项内容按照是否需要帮助及需要帮助的程度记分，满分 100 分。得分越高生活独立性越强，依赖性越小。

Barthel 指数分级是进行日常生活能力测定的有效方法，其内容比较全面，记分简便、明确，可以敏感地反映出病情的变化或功能的进展，可用做疗效观察及预后判断的手段。

表 2-6　Barthel 指数

日常活动项目	独立	需部分帮助	需极大帮助	完全不能独立
进食	10	5	0	0
洗澡	5	0	0	0
修饰（洗脸、刷牙、刮胡子、梳头）	5	0	0	0
穿衣（包括系鞋带等）	10	5	0	0
控制大便	10	5（偶尔失控）	0（失禁）	0
控制小便	10	5（偶尔失控）	0（失禁）	0
如厕（包括拭净、整理衣裤、冲水）	10	5	0	0
床椅转移	15	10	5	0
平地行走 45 m	15	10	5（需轮椅）	0
上下楼梯	10	5	0	0

Barthel 指数评分结果：正常总分 100 分，100 分表明患者的 BADL 不需要照顾，可以完全自理，但 IADL 不一定完全独立。60 分以上提示患者的 BADL 基本可以自理；60～40 分者为中度功能障碍，生活需要帮助；40～20 分者为重度功能障碍，生活依赖明显；20 分以下者生活完全依赖，需要完全帮助。Barthel 指数 40 分以上者康复治疗效益最大。

2. 功能独立性评定　功能独立性评定（functional independence measure，FIM）是近年来提出的一种能更为全面、客观地反映患者 ADL 能力的评定方法。包括 6 个方面，共 18 项内容，其中运动性 ADL 为 13 项，认知性 ADL 为 5 项，具体评分标准见表 2-7。按照患者在完成各项活动时的独立程度、对辅助器具或设备的需要以及他人给予帮助的量分为 7 级，每项最高得分为 7 分，最低得分为 1 分，具体评分标准见表 2-8。

表 2-7　FIM 评价内容

方面	项目
自理活动	①进食 ②梳洗修饰 ③洗澡 ④穿上身衣服 ⑤穿下身衣服 ⑥如厕
括约肌控制	⑦排尿管理 ⑧排便管理
转移	⑨床椅间转移 ⑩转移至厕所 ⑪转移至浴盆或浴室
行进	⑫步行、轮椅 ⑬上下楼梯
交流	⑭理解 ⑮表达
社会认知	⑯社会交往 ⑰解决问题 ⑱记忆

表 2-8　FIM 评分标准

能力	得分	评分标准
完全独立	7	安全规范完成活动，不用辅助设备，在规定时间内完成
有条件独立	6	需要辅助设备才能完成活动，或超过规定时间，或需考虑安全问题
监护	5	需要他人给予提示，或示范就可以完成活动，不需要接触身体的帮助
最小量帮助	4	患者需要接触身体的帮助，但自己在活动中付出的力量＞75％
中度帮助	3	患者需要接触身体的帮助，但自己在活动中付出的力量为 50％～75％
最大帮助	2	患者需要接触身体的帮助，但自己在活动中付出的力量为 25％～50％
完全依赖	1	患者需要接触身体的帮助，但自己在活动中付出的力量要＜25％

FIM 评分总分最高 126 分，最低 18 分。按照 FIM 评分可以对患者的自理能力进行分级。126 分：完全独立；108～125 分：基本独立；90～107 分：极轻度依赖或有条件独立；72～89 分：轻度依赖；54～71 分：中度依赖；36～53 分；重度依赖；19～35 分：极重度依赖；18 分：完全依赖。

FIM 评定在反映残疾水平及需要帮助的量方面比 Barthel 指数更详细、精确和敏感，因此是评价康复治疗效果的有力指标。由于增加了认知和社交两方面的内容，使此评定方法不仅可以用于运动功能损伤所致的 ADL 能力障碍，而且也可以用于评价认知功能障碍对 ADL 的影响。

（五）注意事项

1. 评定前应与患者交谈，让患者明确评定的目的，以取得患者的理解与合作。

2. 评定前必须对患者的基本情况有所了解，如肌力、关节活动范围、平衡能力等，还应考虑到患者生活的社会环境、反应性、依赖性等。

3. 重复进行评定时应尽量在同一条件或环境下进行。

4. 在分析评定结果时应考虑有关的影响因素，如患者的生活习惯、文化素养、职业、社会环境、评定时的心理状态和合作程度等。

二、生存质量的评定方法

（一）概述

1. 定义　生存质量（quality of life，QOL）又称生活质量、生命质量，是一个内涵十分丰富而复杂的概念。生存质量原本是一个社会学概念，作为宏观评估不同国家社会发展水平的重要指标。广义被理解为人类生存的自然、社会条件的优劣状态，其内容包括：国民收入、健康、教育、营养、环境、社会服务与社会秩序等方面。而医学领域是相对于生命数量（寿命）而言的概念，即个体生理、心理、社会功能三个方面的状态评估，即健康相关的生存质量（health-related quality of life）。世界卫生组织（WHO）对生存质量的定义是“不同文化和价值体系中的个体对与他们的目标、期望、标准以及所关心的事情有关的生存状况的体验”，是一种个体的主观评价。康复医学中主要是指个体生存的水平和体验，这种水平和体验反映了病、伤、残患者在不同程度的伤残情况下，维持自身躯体、精神以及社会活动处于一种良好状态的能力和素质。

2. 评定内容

WHO提出的与生存质量有关的因素包括：①躯体功能；②心理功能；③自理能力；④社会关系；⑤生活环境；⑥宗教信仰与精神寄托。

（二）生存质量评定

标准化的量表评价法是目前评定生存质量时被广为采用的方法，通过使用具有较好信度和效度的标准化量表对病、伤、残患者的生存质量进行多方面综合评价。目前医学领域已经开发了多种生存质量评定量表，概括而言可分为三类：①普适性量表，适用于不同健康状态下和不同疾病类型病人的评定；②疾病专用量表：专门用于某一种疾病病人的评定；③领域专用量表：用于测量生存质量构成各种领域的量表。临床科室根据具体情况选用，以下为临床常用的生存质量评定量表。

1. 世界卫生组织生存质量评定量表（WHOQOL-100量表）　WHOQOL-100量表是WHO于1993年组织15个不同文化背景下中心共同合作经多年协作研制而成的一套测量个体与健康相关的普适性生存质量量表，内容涉及生存质量6个领域（即生理，心理，独立，社会关系，环境，精神支柱、宗教和个人信仰）24个方面，共计100个问题。得分越高，生存质量越好。

2. 简明调查问卷-36（SF-36）

由美国医疗结局研究组开发的普适性量表，共36个条目，内容包括8个领域：躯体功能、躯体角色、躯体疼痛、总的健康状况、活力、情绪角色、心理卫生和社会功能。是目前公认的较高信度和效度的普适性生存质量量表之一。

3. 生活满意度量表（satisfaction with life scale，SWLS）有5个项目的回答，从7个判断中选取一个。对生活的满意程度分为7级，分别从完全不同意到完全同意，用来评价生活的满意程度。

4. 疾病影响程度量表（sickness impact profile，SIP）共12个方面136个问题，内容包括活动能力、独立能力、情绪行为、警觉行为、饮食、睡眠、休息、家务、文娱活动等，判断伤病对患者躯体、心理、社会健康造成的影响。

5. 脑卒中专用生存质量量表（stroke-specific quality of life scale，SS-QOL）是专门用于脑卒中患者的生存质量量表，包括体能、家庭角色、语言、移动能力、情绪、个性、自理、社会角色、思维、上肢功能、视力和工作能力等12个方面，49个条目。此表的针对性较强，覆盖面较广。

第四节 言语功能评定

一、概述

语言（language）是人类独有的复杂认知和心理活动。语言是运用符号进行交流的能力，符号不仅包括口头符号（口语）和书面符号（文字），还包括姿势语言、手势表情等，而言语（speech）则仅指口语交流能力。虽然“言语”和“语言”严格来讲存在区别，但这两个词在汉语里经常混用。

言语评定主要是通过交流，让患者阅读、书写，观察或使用通用的量表，必要时通过仪器检查发音器官，评定其有无言语功能障碍。根据言语行为的解剖生理学基础，以及言语行为的心理学结构来划分，言语障碍主要包括：失语症、构音障碍、言语失用症。

二、评定方法

（一）失语症

失语症（aphasia）是指由于脑部损伤，使原来已获得的语言功能受损或缺失的一种语言障碍综合征。患者表现为听、说、读、写和手势表达等能力的减弱或丧失，同时还表现出其他高级信号活动如计算等的障碍。即出现听觉理解障碍、口语表达障碍、阅读障碍、书写障碍。临床常表现为语言流畅度和韵律障碍、找词错误、复述困难、命名不能、造句困难、语言行为异常、失写及失读等。失语的评定方法很多，常用的有以下几种：

1. 波士顿诊断性失语症测验（Boston diagnostic aphasia examination，BDAE） 由Goodglass和Kaplan发表（1972年），1983年修订出版，是目前英语国家普遍采用的一种失语症诊断测验方法。该方法设计全面，使用广泛，包括语言功能和非语言功能的测验；可对患者交流水平进行定量分析，并可对语言特征进行分析，确定失语程度和作出失语症分类。许多国家都据此修改实际操作方式或作为蓝本制订本国的诊断试验。缺点是检查时间较长（2～3小时）。

2. 西方失语成套试验（western aphasia battery，WAB） 从BDAE衍变而来，1982年发表，包括了BDAE的大部分测验项目，最后提供一个总分，称失语症指数（aphasia quotient，AQ），AQ＜93.8诊断为失语症。此方法保留了BDAE的优点，减少了评分的主观性，检查时间约1小时。

3. 我国的汉语语言功能检测法 我国使用的汉语与西方语言迥然不同，而且我国幅员辽阔，民族众多，生活内容差异较大，人群的文化程度参差不齐。目前国内尚无统一的语言功能评测法。较常用的有：

（1）河北省人民医院张清丽等编制的失语症汉语评测法：此法设计的条目框架是以国外通用的波士顿诊断性失语症测验法为依据，结合汉语和我国文化特点对该测验进行了修改，基本上能客观、准确地反映出患者语言的功能状态。

（2）中国康复中心失语症检查（Chinese rehabilitation research centre aphasia examination，CRRCAE）：此种方法主要参考了日本标准失语检查和国内成人测验制成，适用于成年失语症患者。

(3) 北京大学第一医院神经科简短语言检查表：此种检查时间短，可以用于失语症筛查。

(4) 汉语失语检查法（aphasia battery of Chinese，ABC）：是由北京高素荣等参考 BDAE 和 WAB，结合汉语的特点编制的，已经实现规范化和标准化。

(5) 双语和多语失语检查：对有双语或多语能力的人出现失语后的评定和治疗与单语失语不同。国内目前已有普通话-英语双语检测法和粤语-英语双语检测法。

(二) 构音障碍

构音障碍（dysarthria）是由于发音构音器官结构异常、神经肌肉的器质性病变或功能性因素所引起的言语运动控制障碍。患者通常听觉理解正常并能正确选择词汇和按语法排列，但要精确地控制重音、音量、音调则感到困难，常表现为发音、发声、构音、共鸣、韵律等多种言语基本过程障碍。其原因复杂，评定较烦琐。目前国内常用的方法有以下两种。

1. 构音器官功能检查

(1) 中国康复中心评定法：此方法是中国康复中心与日本专家共同制定的一种检查方法。目的主要是判定患者是否有构音障碍，及其种类和程度，并且推定疾病或损伤的部位，为制订治疗计划提供依据。

(2) Frenchay 构音障碍评定法：此方法主要是通过对构音器官的解剖、生理和感觉检查，多方面描述构音的状况。张清丽等在此评定法基础上，根据汉语特点进行了修改，内容包括 8 个项目 26 个分测验，每项检查的结果可以分成 9 级，并把结果画在总结图上，可以清晰地看出哪些功能受损以及受损的程度。

2. 实验室检查　可以采用频谱分析、肌电图、喉镜、电视荧光放射照相术及气体动力学检查等，其中电视荧光放射照相术应用逐渐受到重视。

(三) 言语失用症

言语失用症（apraxia of speech，AOS）是一种言语运动性疾患，构音器官本身没有肌肉麻痹、肌张力异常、失调、不随意运动等症状，但患者在言语表达时，随意说话的能力由于言语运动器官位置的摆放及按顺序进行发音出现障碍而受到影响。

言语失用症的言语障碍包括语音的省略、替代、遗漏、变音、增加和重复，患者常常自己很清楚要说什么，但说出的话却音义全错，不是自己要表达的意思，自己也知道错误，试图改正。例如想说“樱桃树上结樱桃”，但说出的却是“西花树上结雪桃”。在检查时有以下特点：言语的错误常常音义全错；重复念同一个句子时，每次念错的部位都不同，反复练习后可改善；复述单个音比连续音的错误少；复述他人所说的话比自己说话的错误多；词汇越长、意思越复杂越容易出错。

对于言语失用症的评定，国外采用标准化失语试验，其结果通常为听觉及阅读理解能力相对完整，书写技能与说话技能较好。目前在国内尚无公认的评定标准，一般从以下三个方面进行评定：

1. 言语可理解程度　常常选择一定数量的单词和句子进行评分。

2. 说话速率　可以采用节拍器或录音带。

3. 韵律　即说话的自然程度，可以从对重音、音调、速率等的主观判断和声学分析的客观判断两方面进行评定。

三、注意事项

1. 选择正确的评定方法，要全面、有针对性，同时保证患者的安全。

2. 评定前向患者和家属讲明检测的目的、要求和具体方法，以取得配合。

3. 评定时最好录音，为患者提供判断其程度和性质的机会。

4. 评定过程中，患者不能明显进一步得分时，应停止评定，以免患者窘迫、紧张，以致拒绝评定。

5. 患者如答错而不知错或连续失败时，可将评定拆散，先易后难，以提高兴趣和动力使评定能顺利通过。

6. 评定需要较长时间时，最好分几次完成，并选择患者头脑较为清醒时进行。

第五节　认知功能评定

一、概述

认知（cognition）属于大脑皮质的高级活动范畴。认知是大脑对外界信息感知、识别、记忆、概念形成、思维、推理及形成表象的过程。引起认知障碍的常见原因有脑卒中、脑外伤、脑性瘫痪、痴呆、药物或酒精中毒、原发情感障碍等。认知功能障碍表现为：注意力障碍、记忆力障碍、推理或判断问题障碍、执行功能障碍以及其他（如情感淡漠不愿与人交流、空间与距离判断有困难等）。认知评定主要是对患者的记忆、注意力、智力及综合思维等方面进行测评。

二、评定方法

1. 认知功能测量

（1）认知功能测量表：根据我国背景和残疾患者的认知缺陷设计修订，适用于临床。

（2）Loewenstein 作业治疗认知量表：可以用于作业治疗的认知测验，内容分为四类：定向检查、知觉检查、运动组织检查和思维运作检查。该量表操作简便实用，在康复中适用于中枢神经系统疾病导致的认知障碍检测，现于国内逐渐推广使用。

2. 智力测验

（1）简明精神状态检查法（mini-mental state examination，MMSE）：Olstein 等（1975 年）编制，目前使用广泛，不仅可以检查患者的智商水平，还可以简便地进行痴呆筛查。该检查法共有 30 个项目，正确回答或完成 1 项记 1 分。30 项得分相加即为总分（表 2-9）。

（2）韦克斯勒（Wechsler）智力测验：韦克斯勒智力量表（简称韦氏智力量表）是目前世界上最为通用的智力量表，包括三种不同的量表：韦氏成人智力量表（WAIS-RC）适用于 16 岁以上成人（见表 2-10）；韦氏儿童智力量表（C-WISC）适用于 6～16 岁儿童，韦氏幼儿智力量表（C-WYCSD）适用于 4～6 岁幼儿。韦氏成人智力量表包括语言测验和操作测验两部分，可以分别评价患者的言语智商和行为智商。儿童智力量表的项目与成人量表相同，但内容浅显，范围也较狭窄。韦氏量表的优点是内容全面，能够为临床诊断提供依据。但此量表对患者的要求较高，患者必须首先理解各项检查内容，才能完成检查，因此严重智力障碍患者难以完成检查，只适用于轻度智力障碍者。

表 2-9　简明精神状态检查表（MMSE）

项目	分数	
（1）今年是哪个年份？	1	0
（2）现在是什么季节？	1	0
（3）今天是几号？	1	0
（4）今天是星期几？	1	0
（5）现在是几月份？	1	0
（6）你现在在哪一省（市）？	1	0
（7）你现在在哪一县（区）？	1	0
（8）你现在在哪一乡（镇、街道）？	1	0
（9）你现在在哪一层楼上？		
（10）这里是什么地方？	1	0
（11）复述：皮球	1	0
（12）复述：国旗	1	0
（13）复述：树木	1	0
（14）计算：100-7	1	0
（15）辨认：铅笔	1	0
（16）计算：9-7	1	0
（17）计算：86-7	1	0
（18）计算：79-7	1	0
（19）计算：72-7	1	0
（20）复述：四十四只石狮子	1	0
（21）闭眼睛（按卡片上的指令动作）	1	0
（22）用右手拿纸	1	0
（23）将纸对折	1	0
（24）将手放在大腿上	1	0
（25）说一句完整的句子	1	0
（26）回忆：皮球	1	0
（27）回忆：树木	1	0
（28）回忆：国旗	1	0
（29）辨认：手表	1	0
（30）按样作图◇◇	1	0

注：正常总分：文盲≥17 分，教育年限≤6 年者为≥20 分，教育年限>6 年者为≥24 分

3. 记忆测验

（1）韦氏记忆量表（Wechsler memory scale，WMS）：本测验方法共有 10 项测验，已标准化，且得到全世界公认。

（2）临床记忆量表：由中国科学心理研究所等单位编制。适用于成年人，年龄范围在 20～90 岁。

（3）Rivermead 行为记忆试验（Rivermead behavioural memory test，RBMT）：是英国 Rivermead 康复中心设计的成组试验，可用于测验每日生活中的记忆能力。

表 2-10 韦氏成人智力量表

测验方法和名称	测验题目和评分	所测能力
Ⅰ. 言语测验		
(1) 知识	29 个题目，包括历史、地理、天文、文学、自然等知识。答对 1 题得 1 分，最高分为 29 分。	常识的广度，长时记忆
(2) 领悟	14 个题目，涉及社会风俗、价值观、成语等。根据回答的概括水平和质量每题记 2、1 或 0 分，最高分为 28 分。	事物的观察、理解和判断
(3) 算术	14 个，心算题，要计时，时限内答对 1 题记 1 分，后面 4 题提前完成且正确者另加分，最高分为 18 分。	数的概念和应用，问题解决，注意力集中和记忆
(4) 相似性	有 13 对词，念给受试者听，要求说出每对词的相似性，根据回答的概括水平每题记 2、1 或 0 分，最高分为 26 分。	理解、联想、综合和概括
(5) 数字广度	念给受试者听一组组的数字，要求顺背 3～12 位数、倒背 2～10 位数。以背出的最高位数为记分数。最高顺背为 12 分，倒背为 10 分。	瞬时记忆，注意力集中
(6) 词汇	40 个词汇如“疲劳”、“丰收”、“准绳”、“笑柄”等，念给受试者听，要求在词汇表上指出并说明其含义。在时限内回答的，根据质量每词记 2、1 或 0 分，最高分为 80 分。	词汇的理解和表达，早年的文化环境和教育
Ⅱ. 操作测验		
(7) 数字符号	阿拉伯数字 1～9 各配一符号，要求受试者给测验表上 90 个无顺序的阿拉伯数字配上相应的符号，限时 90 秒。每 1 个正确符号记 1 分，符号倒转记半分，最高分为 90 分。	学习的联想，视觉运动
(8) 图画填充	21 个图画，都缺失一个重要部分，要求说出缺失什么并指出缺失部位。限时，正确回答 1 题记 1 分，最高分为 21 分。	视觉组织，立体视觉
(9) 木块图案	要求受试者用 9 块红白两色的立方体木块，按照木块测验图卡组合成图案。共 7 个图案，限时内完成 1 个记 4 分，提前完成另加分，最高分为 48 分。	空间知觉，抽象思维
(10) 图片排列	把说明一个故事的一组图片打乱顺序后给受试者看，要求摆成应有的顺序。共 8 组图片，限时内完成一组记 2 分，后面 3 组提前完成另加分，最高分为 38 分。	逻辑联想，思维的灵活性
(11) 图形拼凑	把人体、头像等图形的碎片呈现给受试者，要求拼成完整的图形。共 4 个图形，限时内完成按各图形标准记分，提前完成另加分，最高分为 44 分。	寻找线索和形成假说，坚韧性和灵活性

三、注意事项

1. 在评定认知功能时，应先询问病史和进行临床观察，再选择评定量表。

2. 患者必须首先理解各项检查内容，才能进行测验。

第六节　心 理 评 定

一、概述

在现代医学模式中，康复不仅要使患者残疾躯体的功能改善，还应重视其心理及行为的康复。康复心理评定是应用各种心理测量手段对康复患者的心理障碍进行各种科学的检测，从而评定其心理行为变化和心理特征。

在患者康复的整个过程中，心理评定是不可缺少的手段。心理评定不仅能对临床诊断、治疗和康复技能训练提供科学的依据，判断心理障碍的程度和性质，还可以对康复的效果予以客观的评估，另外在患者康复后，心理学家可以从心理学的角度，对其职业选择提出恰当的建议。

二、评定方法

心理评定的方法可以分为两大类，即观察法和心理测验法。观察法是指对患者残疾发生之后心理变化过程进行观察，主要适用于以肢体残疾为主，而无脑损伤的患者。这类患者一般无智力、记忆力和神经心理问题。心理测验是运用标准化的工具，由专业人员严格按照测试规范，对患者进行评定，一般多用于脑损伤的患者，常用的测验方法有智力测验、神经心理测验、人格测验及情绪测验等。心理评定可以使用的心理测验方法很多，所以评定时要结合患者的具体情况，灵活选择适宜的测验方法。心理测验只能反映患者当时的心理状态。

（一）智力测验

参见本章第五节认知功能评定。

（二）神经心理测验

通过心理或行为的测验，包括感觉、知觉、言语、运动、记忆、注意、思维、情绪和人格等关于脑功能的各个方面的测验来对脑部病变进行早期的定性和定位诊断。神经心理测验可以分为单项测验和成套测验。单项测验有韦氏记忆量表（Wechsler memory scale，WMS）和临床记忆量表，单项测验重点突出、简捷方便。成套测验有 Halstead-Reitan 成套神经心理测验（H. R. B）、LOTCA 成套检验法（Loeweistein occupational therapy cognitive assessment，LOTCA）。成套测验检查范围较广、形式多样，能全面反映脑功能状况，其中 H. R. B 对大脑的定位诊断较敏感。

（三）人格测验

人格又称个性，是人在适应活动时显示出来的独特的心理特征，是人对现实稳定的态度和与之相应的习惯化的行为方式。

目前采用的人格测验方法有多种，如投射测验［罗夏墨迹测验（Rorschach inkblot test）、主题统觉测验等］，主题测验（会谈法、自我概念测量），自陈量表（明尼苏达多相人格问卷、艾森克人格问卷等）及行为观察。

1. 明尼苏达多相人格问卷（Minnesota multiphasic personality inventory，MMPI）　最初主要用于鉴别精神病患者与正常人，现在已广泛用于人类学、心理学及医学检查中。共有566个题目，内容范围非常广，一般只需做前面399题。该问卷适合小学文化水平以上、没有影响测验结果的生理缺陷、年龄超过16岁的测试者。

2. 艾森克人格问卷（Eysenck personality questionnaire，EPQ）　艾森克人格问卷分成

人问卷和儿童问卷两种。此问卷问题少，容易测验，信度和效度都比较高且适合我国国情，是康复医学中最常用的个性测定方法。此问卷分 N（内向-外向）、E（神经质）、P（精神质）、L（测谎）四个量表，并分别记分。

3. A、B 型性格评定　此表中给出了 35 个问题，检查时根据检查者与患者交谈的结果评分，总分≥26 分为 A 型性格；<26 分为 B 型性格。A 型性格者常常表现为：为取得成就而努力奋斗；有竞争性；很容易不耐烦；有时间紧迫感；言语和举止粗鲁；对工作和职务过度地提出保证；有旺盛的精力和过度的敌意。B 型性格的人与此相反，他们心境平静，随遇而安，不争强好胜，做事不慌不忙。有些人是介于这两者之间的类型。

（四）情绪测验

情绪是人们对客观事物是否满足自己的需要而表现出来的态度，它反映客观事物与人的需要之间的关系。残疾和疾病可使人的情绪发生很大变化，容易出现焦虑、抑郁，甚至悲观失望。

1. 焦虑　焦虑是对刺激产生不适当的严重的长时间的恐惧、焦急和忧虑反应的情绪和情感异常。焦虑的评定可以用他评量表和自评量表进行。

（1）他评量表：以汉密尔顿焦虑量表（Hamilton anxiety scale，HAS）最为常用。量表的内容包括焦虑心境、紧张、恐怖、睡眠障碍、认知障碍、抑郁心境、躯体系统、自主神经功能障碍、交谈、行为等 14 项内容，每项根据轻重程度分 0～4 五级。

（2）自评量表：焦虑自评量表（self-rating anxiety scale，SAS）是较为简单实用的量表，一般适用于有焦虑症状或可疑焦虑的成年患者。评定的内容如表 2-11，对焦虑相关表现按四级评分：没有或很少时间有（1 天/周）为 1 分；少部分时间有（1～2 天/周）为 2 分；相当多时间有（3～4 天/周）为 3 分；绝大部分或全部时间均有（5～7 天/周）为 4 分。反向评分项目的评分与此相反。各项分数相加得到粗分，用粗分乘以 1.25，取整数为标准分。标准分小于 46 分为正常，标准分越高焦虑越明显。

表 2-11　SAS 评定项目

序号	项目	序号	项目
1	我觉得比平常容易紧张和着急	11	我因为一阵阵头昏而苦恼
2	我无缘无故地感到害怕	12	我有晕倒发作或感觉要晕倒似的
3	我容易心里烦乱或觉得惊恐	13*	我呼气、吸气都感到很容易
4	我觉得我可能要发疯	14	我手脚麻木和刺痛
5*	我觉得一切都很好，也不会发生什么不幸	15	我因为胃痛和消化不良而苦恼
6	我手脚发抖打颤	16	我常常要小便
7	我因为头痛、头颈痛和背痛而苦恼	17*	我的手常常是干燥而温暖的
8	我感觉容易衰弱和疲乏	18	我脸红发热
9*	我觉得心平气和，并且容易安静坐着	19*	我容易入睡并且一夜睡得很好
10	我觉得心跳得很快	20	我做噩梦

*反向评分。

2. 抑郁　是一种对外界不良刺激出现长时间的沮丧感受反应的情绪改变。国内外广泛采用汉密尔顿抑郁量表（Hamilton rating scale for depression，HRSD）。该量表主要包括抑郁心境、罪恶感、自杀、睡眠障碍、工作和活动、迟钝、焦虑、躯体症状、疑病、体重减轻、自知力、人格解体、妄想、强迫、孤立无援、失望、无价值等 24 个项目。每项根据轻重程度分 0～4 五级。

三、注意事项

1. 心理评定者需要通晓基础心理学的基本知识，并且经过心理评定的专门培训。

2. 心理评定者需要遵守道德规范，客观评定，不能因自己的好恶主观下结论，不能任意修改结论，并要注意保护被测者的个人隐私。

3. 测验前必须慎重考虑选择什么样的测验问题。心理测量的结果是否有效，首先必须考查测验本身的信度和效度，另外测验实施者必须明确所选测验的适用范围及其测验目的。

4. 在进行心理评定前，实施者都要向被测者说明如何完成心理测量。测试前应约定好，作好充分准备，测验时正确使用指导语，不可随意提示或加以暗示。

5. 测量中要最大限度地减少环境中无关因素对测量效度的影响。对测量中心理环境的控制就是要求测验实施者与被试者之间建立起和谐的人际关系，营造出良好的心理氛围，以消除被测者对测量的非适度焦虑。

6. 测量中要注意时间的限制。

（杨　敏　胥方元）

思考题

1. 请简述徒手肌力评定如何分级？
2. 徒手肌力评定时应注意些什么？
3. 日常生活活动能力评定的范围是什么？有哪些评定方法？
4. 应用 Barthel 指数量表评定患者的日常生活能力时，不同的分值代表什么结果？

实训一　徒手肌力评定

【目的】

学会常用的徒手肌力评定的方法。

【用物】

治疗床

【步骤】

一、上肢肩、肘关节运动肌肌力检查

1. 肩关节屈曲肌肌力检查

主要动作肌：三角肌和喙肱肌。

关节活动度：0°～90°

检查方法：被检者取坐位，上肢自然下垂，前臂呈旋前位（掌心向下），完成肩关节屈曲动作。检查者一手固定被检查者肩胛骨，另一手在其肘关节处施加阻力（图 2-3A）。

肌力评级：①无可测之的肌肉收缩为 0 级，②仅触到三角肌及喙肱肌收缩，不能引起关节活动者为 1 级，③达不到关节全范围运动者为 2 级，④能抗重力，不能抗阻力完成关节全范围运动者为 3 级，⑤能抗一定阻力完成以上动作者为 4 级，⑥能抗充分阻力完成关节全范围运动者为 5 级。

2. 肩关节后伸肌肌力检查

主要动作肌：背阔肌、大圆肌、三角肌后部

关节活动度：0°～50°

检查方法：被检者躺在治疗床上，取俯卧位，前臂呈旋前位（掌心向上），完成肩关节后伸动作。检查者一手固定被检查者肩胛骨，另一手在其肘关节处施加阻力（图 2-3B）。

肌力评级：①无可测之的肌肉收缩为 0 级，②仅触到大圆肌、背阔肌、三角肌收缩，不能引起关节活动者为 1 级，③达不到关节全范围运动者为 2 级，④能抗重力，不能抗阻力完成关节全范围运动者为 3 级，⑤能抗一定阻力完成以上动作者为 4 级，⑥能抗充分阻力完成关节全范围运动者为 5 级。

3. 肩关节外展肌肌力检查

主要动作肌：三角肌和前锯肌

关节活动度：0°～90°

检查方法：被检查者取坐位，上肢自然下垂，掌心向下，完成肩关节外展动作。检查者一手固定被检查者肩胛骨，另一手在其肘关节处施加阻力（图 2-3C）。

肌力评级：①无可测之的肌肉收缩为 0 级，②仅触到三角肌及前锯肌收缩，不能引起关节活动者为 1 级，③被检查者取仰卧位，肘关节轻度屈曲，尽力做肩关节外展动作，能完成关节全范围运动者为 2 级，④能抗重力，不能抗阻力完成关节全范围运动者为 3 级，⑤能抗一定阻力完成以上动作者为 4 级，⑥能抗充分阻力完成关节全范围运动者为 5 级。

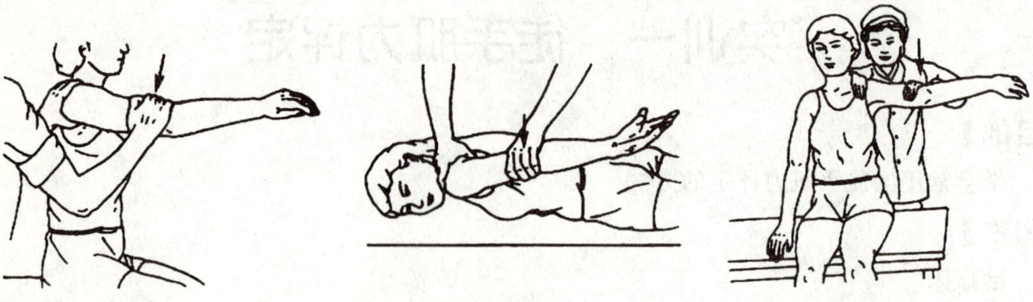

A B C

图 2-3 肩关节运动肌肌力检查

A. 肩关节屈曲肌肌力检查；B. 肩关节后伸肌肌力检查；C. 肩关节外展肌肌力检查。

4. 肘关节屈曲肌肌力检查

主要动作肌：肱肌、肱二头肌和肱桡肌

关节活动度：0°～150°

检查方法：被检查者取坐位，上肢自然下垂，检查肱肌时需前臂旋前，检查肱二头肌时前臂旋后，检查肱桡肌时前臂放于中间位。检查者一手固定上臂，另一手在腕关节处施加阻力（图 2-4A）。

肌力评级：①无可测之的肌肉收缩为 0 级，②仅触到肱桡肌收缩，不能引起关节活动者为 1 级，③被检查者取仰卧位，上臂外展 90°，外旋，检查者一手固定被检查者上臂，让其尽力做屈肘动作，能完成关节全范围运动者为 2 级，④能抗重力，不能抗阻力完成关节全范围运动者为 3 级，⑤能抗一定阻力完成以上动作者为 4 级，⑥能抗充分阻力完成关节全范围运动者为 5 级。

5. 肘关节伸展肌肌力检查

主要动作肌：肱三头肌

关节活动度：0°～150°

检查方法：被检查者取仰卧位，肩关节屈曲 90°，检查者一手固定被检查者上臂，令其尽力伸肘，另一手在腕关节近端施加阻力（图 2-4B）。

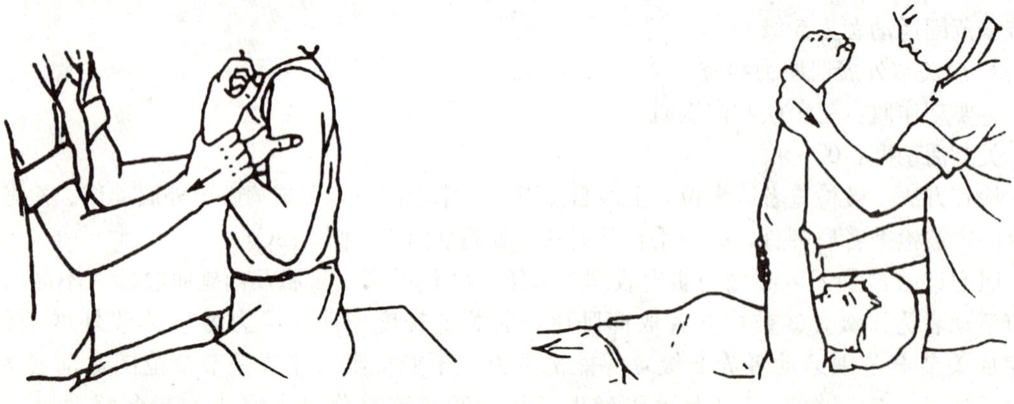

A B

图 2-4 肘关节运动肌肌力检查

A. 肘关节屈曲肌肌力检查；B. 肘关节伸展肌肌力检查。

肌力评级：①无可测之的肌肉收缩为 0 级，②仅触到肱三头肌收缩，不能引起关节活动者为 1 级，③被检查者取仰卧位，上臂外展 90°，外旋，肘关节屈曲，让其尽力做伸肘动作，能完成关节全范围运动者为 2 级，④能抗重力，不能抗阻力完成关节全范围运动者为 3 级，⑤能抗一定阻力完成以上动作者为 4 级，⑥能抗充分阻力完成关节全范围运动者为 5 级。

二、下肢髋、膝关节运动肌肌力检查

1. 髋关节屈曲肌肌力检查

主要动作肌：腰大肌、髂肌

关节活动度：0°～115°

检查方法：被检查者取坐位，双小腿自然下垂，两手把持床面以固定躯干。检查者一手固定被检查者骨盆，令患者尽力屈曲髋关节，另一手在其膝关节上方施加阻力（图 2-5A）。

肌力评级：①无可测之的肌肉收缩为 0 级，②仅触到腰大肌收缩，不能引起关节活动者为 1 级，③被检查者取侧卧位，被检测下肢在下方，检查者托起其另一下肢，令被检测下肢完成屈髋、屈膝动作，能完成关节全范围运动者为 2 级，④能抗重力，不能抗阻力完成关节全范围运动者肌力为 3 级，⑤能抗一定阻力完成以上动作者肌力为 4 级，⑥能抗充分阻力完成关节全范围运动者肌力为 5 级。

2. 髋关节伸展肌肌力检查

主要动作肌：臀大肌、半腱肌、半膜肌、股二头肌长头

关节活动度：0°～15°

检查方法：被检查者取俯卧位，检查者一手固定被检查者骨盆，令其尽力伸展髋关节，另一手在其膝关节处施加阻力（图 2-5B）。

肌力评级：①无可测之的肌肉收缩为 0 级，②仅触到臀大肌收缩，不能引起关节活动者为 1 级，③被检查者取侧卧位，被检测下肢在下方，检查者托起其另一下肢，令被检下肢完成伸展动作，能完成关节全范围运动者为 2 级，④能抗重力，不能抗阻力完成关节全范围运动者为 3 级，⑤能抗一定阻力完成以上动作者为 4 级，⑥能抗充分阻力完成关节全范围运动者为 5 级。

3. 髋关节外展肌肌力检查

主要动作肌：臀中肌

关节活动度：0°～45°

检查方法：被检查者取侧卧位，被检测下肢在上方。检查者一手固定被检查者骨盆，令其尽力外展被检下肢，另一手在其膝关节处施加阻力（图 2-5C）。

肌力评级：①无可测之的肌肉收缩为 0 级，②仅触到臀中肌收缩，不能引起关节活动者为 1 级，③被检查者取仰卧位，解除肢体重力的影响，能完成关节全范围运动者为 2 级，④能抗重力，不能抗阻力完成关节全范围运动者为 3 级，⑤能抗一定阻力完成以上动作者为 4 级，⑥能抗充分阻力完成关节全范围运动者为 5 级。

4. 膝关节屈曲肌肌力检查

主要动作肌：股二头肌、半腱肌、半膜肌

关节活动度：0°～45°

检查方法：被检查者取俯卧位，双下肢自然伸展。检查者一手固定被检查者骨盆，令其尽力完成膝关节屈曲动作，另一手握住其踝关节上方施加阻力（图 2-6A）。

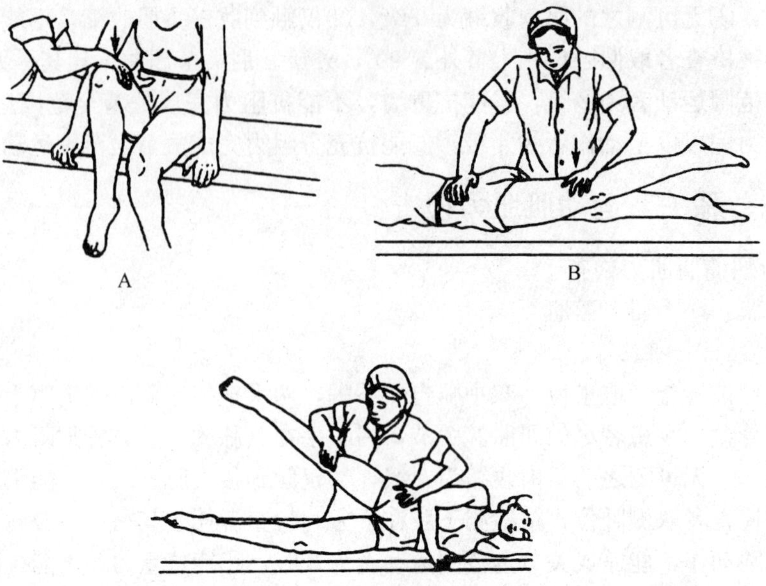

A　　　　B　　　　C

图 2-5　髋关节运动肌肌力检查

A. 髋关节屈曲肌肌力检查；B. 髋关节伸展肌肌力检查；C. 髋关节外展肌肌力检查。

肌力评级：①无可测之的肌肉收缩为 0 级，②仅触到膝关节附近大腿后面肌腱收缩，不能引起关节活动者为 1 级，③被检查者取侧卧位，双下肢伸展，被检测下肢在下方，检查者托起其另一下肢，令被检下肢完成膝关节屈曲动作，能完成关节全范围运动者为 2 级，④能抗重力，不能抗阻力完成关节全范围运动者为 3 级，⑤能抗一定阻力完成以上动作者为 4 级，⑥能抗充分阻力完成关节全范围运动者为 5 级。

5. 膝关节伸展肌肌力检查

主要动作肌：股四头肌

关节活动度：0°～150°

检查方法：被检查者取坐位，双小腿自然下垂，两手把持诊床面以固定躯干，身体稍向后倾。检查者一手固定患者大腿，令其尽力完成膝关节伸展动作，另一手握住其踝关节上方施加阻力（图 2-6B）。

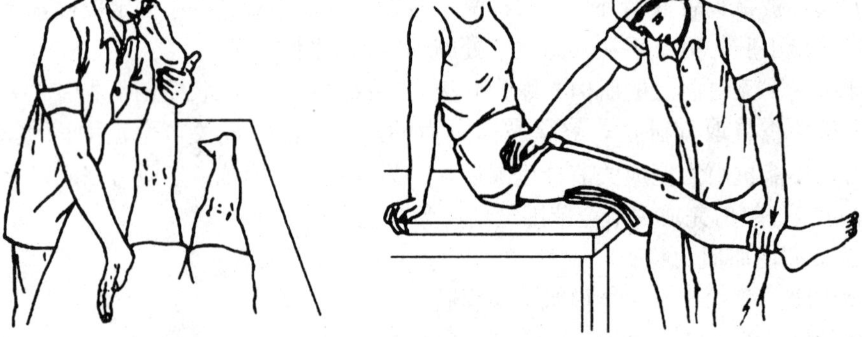

A　　　　B

图 2-6　膝关节运动肌肌力检查

A. 膝关节屈曲肌肌力检查；B. 膝关节伸展肌肌力检查。

肌力评级：①无可测之的肌肉收缩为 0 级，②仅触到膝关节附近大腿后面肌腱股四头肌收缩，不能引起关节活动者为 1 级，③被检查者取侧卧位，被检测下肢在下方，关节屈曲，检查者托起其另一下肢，令被检下肢完成膝关节伸展动作，能完成关节全范围运动者为 2 级，④能抗重力，不能抗阻力完成关节全范围运动者为 3 级，⑤能抗一定阻力完成以上动作者为 4 级，⑥能抗充分阻力完成关节全范围运动者为 5 级。

（郭声敏）

第三章 常用康复治疗和护理技术

学习目标

掌握 运动疗法

熟悉 其他物理因子疗法、作业疗法的分类、言语治疗、假肢、助行器及轮椅

了解 作业疗法的作用及临床应用、矫形器、自助具、传统疗法

第一节 物理治疗

一、运动治疗

（一）概述

1 定义 物理治疗（physical therapy，PT）是指应用光、电、声、磁、力和热等物理学因子来治疗疾病，改善或重建躯体功能的一种方法。其中以运动学、生物力学和神经发育学为基础，以作用力和反作用力为主要治疗因子，通过徒手或借助器械的方式，达到恢复或改善躯体、生理、心理和精神功能障碍的治疗方法称为运动治疗，是现代物理治疗的主要部分。

2. 治疗作用 ①改善肌肉、骨骼、关节、韧带等运动组织的血液循环和代谢能力；②止痛，改善关节活动范围，放松肌肉，纠正躯体畸形；③增强肌力、肌耐力、心肺功能，提高平衡协调能力；④提高神经-肌肉运动控制能力。

3. 基本种类 包括被动运动（passive movement）、助力运动（assisted movement）、主动运动（active movement）、抗阻运动（resisted movement）、牵伸运动等。运动疗法的内容丰富，根据治疗目的不同可以分为关节活动范围训练、肌力增强训练、平衡训练、协调性训练、呼吸训练、体位摆放及体位转换训练、步行训练、医疗体操、易化技术等，分别简述如下。

（二）关节活动范围训练

1. 概述 关节活动范围即运动时关节活动的弧度，有主动和被动之分：①被动关节活动范围：是指肌肉无主动收缩、在外力作用下关节活动的弧度；②主动关节活动范围：是由肌肉主动收缩时关节活动的弧度。关节活动范围训练是指利用各种有效的措施来维持和恢复因组织粘连或者肌肉痉挛等原因所导致的关节活动障碍的运动训练。

2. 影响关节活动的因素 主要包括生理因素和病理因素：①生理因素：如拮抗肌肌张

力的限制、软组织相接触、关节周围韧带的紧张或松弛、关节周围组织的弹性、骨组织的限制等；②病理因素：常见因素有关节部位发生病变、损伤、疼痛，长期卧床或肢体制动等引起的关节囊水肿、疏松结缔组织变性，造成关节周围软组织粘连、关节挛缩。除此以外，关节周围的皮肤瘢痕挛缩、肌肉痉挛、骨性强直及骨质增生，也会影响关节活动范围。

3. 选择合适的训练方法　根据病人双侧主动、被动关节活动度评价结果选择合适的训练方式，训练过程中病人应处于正确体位，提供必要的稳定和支撑。每次每个关节做平滑而有节律的活动 4～10 次，或酌情重复。活动可按运动平面进行，以肩关节为例：①围绕肩关节的矢状轴作关节的额状面活动，即内收和外展；②围绕肩关节的水平轴作关节的矢状面活动，即屈和伸；③围绕肩关节的垂直轴作关节的水平面活动，即内旋和外旋。也可按功能模式进行复合平面的训练。主要训练方法如下：

（1）被动关节活动范围训练：是指病人完全不用力的情况下，借助外力来完成关节活动度训练的方法，外力主要来自于治疗师、病人健肢以及各种康复训练器械。持续性被动活动（continuous passive motion，CPM）是相对间断活动而言，即在一定时间内、不间断地重复进行病人能耐受的被动关节活动范围训练。

此法在术后可立即用于患肢，术后当天可根据情况在 20°～30°内活动，以后可视病情改善程度，每日或每次训练时对活动范围进行调整，逐步增大活动度。禁忌证：各种原因所导致的关节不稳、骨折未愈合又未进行内固定、骨关节肿瘤、全身状况极差、病情不稳定等。若运动可能影响愈合过程，造成该部位新的损伤，导致疼痛、炎症等症状加重时，训练也应慎重。

（2）辅助-主动关节活动范围训练：是指病人在外力的辅助下主动收缩肌肉进行的关节活动范围的训练，助力可由治疗师、病人健肢、各种康复器械（如棍棒、滑轮和绳索装置等）以及引力或水的浮力提供。适用于可进行主动肌肉收缩但肌力相对较弱，不能完成全关节活动范围运动的病人。禁忌证：同被动关节活动训练。

（3）主动关节活动范围训练：是由病人主动用力完成关节活动的运动训练。适用于可主动收缩肌肉且肌力大于 3 级的病人。通过主动关节活动范围训练促进关节囊及周围组织的血液循环，具有温和的牵拉作用，能松解疏松的粘连组织，牵拉挛缩不严重的组织，有助于保持和增加关节活动范围。禁忌证：同被动关节活动范围训练。

（4）关节松动术（joint mobilization）：是指治疗师在关节的可动范围内完成的一种针对性很强的手法操作技术，属于被动运动的范畴。具体应用时常常选择关节生理运动和附属运动作为治疗手段，其目的是维持和改善关节活动范围、缓解疼痛。手法分级范围随着关节可动范围的大小而变化，当关节活动范围减少时，分级范围相应减小，当治疗后关节活动范围改善时，分级范围也相应增大。

澳大利亚麦特兰德的关节活动技术 4 级分法比较完善，应用较广泛。其中，Ⅰ级手法指在关节活动范围的起始位进行小幅度的节律性被动运动。Ⅱ级手法指在关节活动范围的前中部进行大幅度的节律性活动。Ⅰ、Ⅱ级适用于治疗疼痛。Ⅲ级手法指达到关节活动全范围末端或受限处的大幅度的节律性活动，适用于治疗关节疼痛并伴有僵硬。Ⅳ级手法指达到关节活动全范围末端或受限处的小幅度的节律性活动，适用于松解粘连、缓解僵硬。

适应证：任何由力学因素（非神经性因素）引起的关节功能障碍；可逆性关节活动受限。

禁忌证：关节活动过度、外伤或疾病引起的关节肿胀、骨关节急性感染性炎症、恶性肿瘤、严重骨质疏松、关节不稳定、骨折未愈合、脊髓受压、马尾受压、椎动脉供血不足。

(5) 软组织牵伸技术：软组织是指肌肉及其辅助结构（肌腱、筋膜、滑囊、腱鞘）、关节辅助结构（关节囊、韧带）以及皮肤等连接组织。软组织牵伸技术是指通过外力（人工或机械/电动设备）牵伸并拉长挛缩或短缩的软组织，并且进行轻微的超过组织阻力和关节活动范围的运动训练，其目的是改善或重新获得关节周围软组织的伸展性，防止发生不可逆的组织挛缩，调节肌张力，增加或恢复关节活动范围，预防或降低躯体在活动或从事某项运动时出现的肌肉、肌腱损伤。

牵伸分为被动牵伸和主动抑制。被动牵伸又包括手法牵伸、机械牵伸和自我牵伸。主动抑制是在牵伸肌肉之前，使病人主动有意识地放松该肌肉，使肌肉收缩机制受到主动抑制，此时再进行最小力量的牵伸。该技术只能放松肌肉组织中具有收缩性的结构，对由于神经肌肉障碍引起的无力、痉挛的肌肉放松作用甚微，而且对结缔组织尤其是挛缩组织作用不大。

(6) 关节活动范围训练的护理要点：①活动前后分别观察病人的一般情况，注意重要体征、皮温、颜色、关节活动范围的变化、有无疼痛等。②帮助病人作好治疗部位的准备，如局部创面的处理，矫形器、假肢的处置。③运动出现疼痛时，酌情调整运动范围并记录治疗效果，调整训练方法。④实施关节松动术及进行软组织牵伸前，应向病人进行宣教及实施心理护理，使病人作好治疗前的心理准备，特别是关节松动术实施中，可能会加重疼痛，实施后也会有一过性疼痛加重的现象，此时，酌情给予止痛药物，或给予局部物理治疗以缓解疼痛。⑤熟悉每一种疗法的适应证和禁忌证。

（三）肌力增强训练

肌力是指肌肉收缩时能产生的最大力量，与肌肉收缩时的张力有关。肌力增加，心血管系统产生相应反应，肌肉耐力和爆发力也相应增加。

1. 肌力增强训练的基本原则　包括阻力训练原则、超负荷原则、疲劳而不过度疲劳的原则、超量恢复原则。

(1) 阻力训练原则：训练中施加阻力是增强肌力的重要因素。当肌力在3级以上时，应考虑采取负重或抗阻训练，增加肌肉收缩的张力，只有这样才能达到增强肌力的目的。

(2) 超负荷原则：根据所训练肌肉的现有肌力水平，所给的负荷阻力应略高于现有的能力，使肌肉的负荷超出日常的活动负荷。

(3) 疲劳而不过度疲劳的原则：疲劳指由于以前的活动结果而引起无力或不愿再进行原有的或新的活动。肌力增强训练必须引起肌肉疲劳，但是应避免出现过度疲劳。过度疲劳的表现为：运动速度减慢、运动幅度下降、运动时出现明显的不协调动作、肌力反而下降或主诉疲乏劳累。一旦出现上述症状，应立即停止训练，及时调整训练方案。

(4) 超量恢复原则：是指肌肉和肌群经过适当的训练后，产生适度的疲劳，肌肉或肌群先经过疲劳恢复阶段，然后达到超量恢复阶段。在疲劳恢复阶段，训练过程中消耗的能源物质、收缩蛋白、酶蛋白恢复到运动前水平；在超量恢复阶段，这些物质继续上升并超过运动前水平，然后又逐渐降到运动前水平。因此，肌力增强训练应在前一次超量恢复阶段进行，以前一次超量恢复阶段的生理生化水平为起点，起到巩固和叠加超量恢复的作用，逐步实现肌肉形态的发展及功能的增强。如果间隔时间太长，超量恢复已经消退，下一次训练又重新从原来的起点出发，增加的肌力得不到积累。

2. 肌力训练的方法　根据是否施加阻力可分为非抗阻力训练和抗阻力训练。①非抗阻力训练：包括主动运动和助力运动；②抗阻力训练：指器械或徒手施加与主动运动方向相反的外力，在对抗外力的情况下进行的主动运动。根据肌肉收缩方式可分为等张训练、等长训练和等速训练。

(1) 等张收缩训练：肌肉收缩时，肌肉长度发生变化而肌张力不变，产生关节运动（图3-1）。分为向心性收缩和离心性收缩。根据病人的肌力和功能的需要，可分别将阻力施加在肌肉缩短或延长时。

(2) 等长收缩训练：肌肉收缩时，肌张力增加而肌肉长度不变，不产生关节运动（图3-2）。在运动中，等长收缩训练是增强肌力的有效方法，特别适用于关节疼痛和关节制动的情况下进行肌力增强训练，以延缓和减轻肌肉失用性萎缩。

(3) 等速训练：也称为等动训练，该训练需要在专门的等速训练仪上进行。由仪器限定肌肉收缩时肢体运动的角速度（单位时间移动的角度度数），仪器提供的阻力为顺应性阻力，即肌肉在整个活动范围内始终承受最大阻力，在活动的全过程每时每刻适宜的阻力既保证了足够的训练强度，又不会因为过度负荷产生损伤。等速训练可同时训练主动肌和拮抗肌。

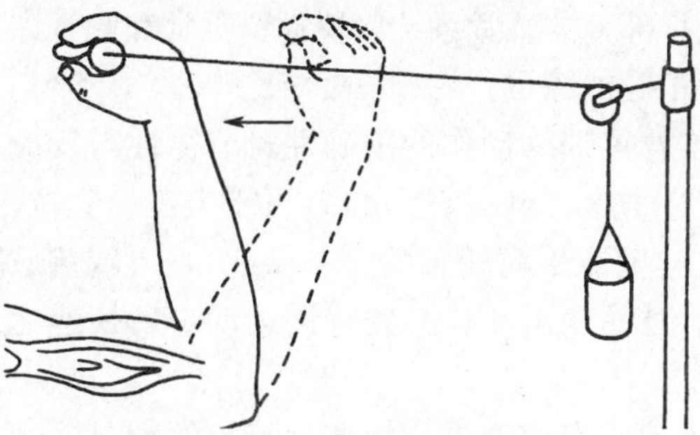

图 3-1 肱二头肌的等张收缩

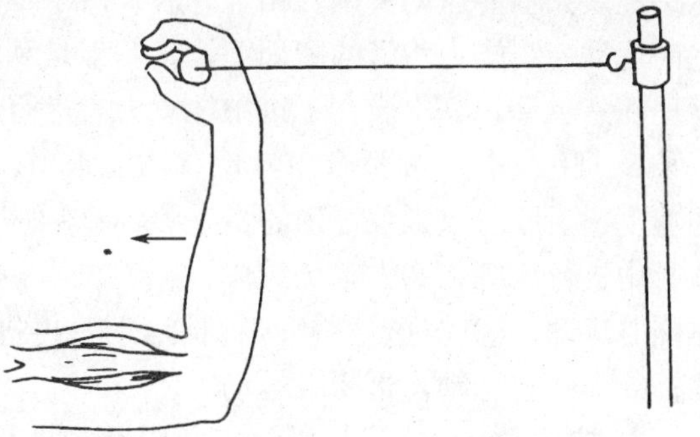

图 3-2 肱二头肌的等长收缩

3. 护理要点 ①肌力训练应从助力运动、主动运动、抗阻运动逐步进行。当肌力在2级以下时，一般选择助力运动；当肌力达到3级时，让患肢独立完成全范围关节活动；肌力达到4级时，按渐进抗阻原则进行肌力训练。②有高血压、冠心病或其他心血管疾病的病人，在进行等长抗阻运动时，尤其是抗较大阻力时，医护人员应时刻提醒病人保持舒畅呼吸，避免屏气，引起Valsalva效应，增加心血管负担。③阻力通常施加在需要增强肌力的肌肉远端附着部位，但在肌力较弱时，也可施加于靠近肌肉附着的近端，以减少阻力。阻力施加的方向与肌肉收缩时关节发生运动的方向相反。④肌力训练后应观察患者全身反应以及有无局部不适，如有酸痛情况时，可给予热敷或按摩等，以消除训练后的局部疲劳。如疼痛显著，应及时联系治疗师，调整次日训练量。

(四) 平衡训练

是指改善人体平衡能力的训练，用以锻炼本体感受器、刺激姿势反射，不仅适用于治疗神经系统或前庭器官病变所致的平衡功能障碍，也适用于下肢骨折、软组织损伤或手术后患者的康复。

1. 训练内容 主要包括静态平衡（即在安静坐或立位状态下能单侧及双侧负重而保持平衡）训练及动态平衡（包括自动动态、他动动态平衡以及动作中平衡）训练。①静态平衡训练的大致顺序为：前臂支撑俯卧位、前臂支撑俯卧跪位、前倾跪位、跪坐位、半跪位、坐位、站立位（扶平行杠站立、独自站立、单腿站立），原则为身体重心越来越高、支撑面积越来越小。②动态平衡训练是在支撑面由大到小、重心由低到高的各种体位，逐步施加外力造成失衡，引导患者重新维持平衡的训练，具体可通过摇晃平衡板训练、大球或滚筒上训练以及通过平衡仪进行训练。③自动动态平衡是指病人自己取坐或立位时，自己改变重心的平衡功能。④他动动态平衡指病人在外力作用破坏其平衡的情况下，仍能重新恢复平衡。

2. 护理要点　①训练时要求病人放松、消除紧张及恐惧心理。医护人员要时刻注意病人的安全，预防跌倒，避免造成病人再次损伤和增加心理负担。②训练必须由易到难，注意保护，并逐步减少保护。③从静态平衡训练开始，逐步过渡到自动动态平衡，再过渡到他动动态平衡。④训练时所取的体位应由最稳定的体位，逐渐过渡到最不稳定的体位。逐步减小病人的支撑面积和提高身体重心位置，在保持稳定性的前提下逐步增加头颈和躯干的运动，由注意才能保持平衡到不注意也能保持平衡，由睁眼训练保持平衡过渡到闭眼训练也能保持平衡。

（五）协调性训练

协调功能主要是协调各肌群的收缩与放松。协调性训练常用于深感觉性、小脑性、前庭迷路性及大脑性运动失调，帕金森病及由于不随意运动所致的协调性障碍患者。是以改善对主动运动控制能力为目的的训练，其基础是利用残存部分的感觉系统以视觉、听觉和触觉来管理随意运动，其本质在于集中注意力，进行反复正确的练习。

1. 训练方法　要适合患者现有功能水平，上肢着重训练动作的准确性、节律性与反应的速度，下肢着重训练正确的步态。训练顺序是：①先易后难，先卧位，再于坐位、立位、步行中进行训练；②先单个肢体、一侧肢体（多从健侧或疾病较轻的一侧做起），再双侧肢体同时运动；③先进行双侧对称性运动，再进行不对称性运动；④先缓慢运动，后快速运动；⑤先睁眼运动，再闭眼运动。

2. 护理要点　①可指导病人利用一些日常生活动作来辅助强化协调训练，例如可采用作业疗法、竞赛等趣味性方法进行训练；②训练时切勿过分用力以免兴奋扩散，因为兴奋扩散往往会加重不协调；③所有训练要在可动范围内进行，医护人员要时刻注意保护病人，避免再次受伤和增加心理负担。

（六）呼吸训练

以改善通气功能；改善呼吸肌的肌力、耐力及协调性，减少肌肉强直的固定作用；促进排痰和痰液引流；保持或改善胸廓的活动度；建立有效的呼吸方式；促进放松；增强病人整体的功能为训练目标。

1. 适应证和禁忌证　①适应证：呼吸系统疾病、心肺手术后及脊髓损伤（T_5 以上损伤）患者，以及体弱患者。②禁忌证：临床病情不稳定，感染未控制，呼吸衰竭，或训练时可导致患者病情恶化的其他临床情况。

2. 呼吸肌强化训练内容　针对膈肌、肋间肌和腹外肌的训练：①对于只能采取卧位的病人，由治疗师用手法揉提、按摩肋间肌；②对于可以坐起的病人，进行缓慢起坐练习和侧方起坐练习以加强腹肌。针对胸肌、腰背肌的训练：①患者坐位，躯干前屈辅助吸气，躯干后伸辅助呼气；②患者站立位，双足外展，双手持体操棒，上举时吸气，放下时呼气；③双手斜上举体操棒，向右侧屈时吸气，向左侧屈时呼气，双手持体操棒向后转体吸气，转回原位时呼气。

3. 护理要点　①不可在饭后立即或空腹时训练；②采用卧位、半卧位、前倾依靠坐位等放松、舒适的体位；③避免过深呼吸，以防引起一次性呼吸停止；④胸式呼吸和胸式分节呼吸训练适用于胸腹部手术的术前和术后，有助于胸肌肌力的恢复和残存肺功能的强化；

⑤心肺手术者应于术前1周开始进行预备训练。

（七）体位摆放及体位转换训练

正确的体位摆放与体位转换训练是每个医护人员都必须熟练掌握和应用的康复护理技能。由于生命体征不稳定、肢体瘫痪、骨折后制动等原因，患者在疾病早期多处于卧床状态。这个时期定时进行体位转换和正确的体位摆放，能够有效地促进血液循环，预防因长时间卧床而引起的坠积性肺炎、褥疮、肌肉萎缩、关节挛缩和深静脉血栓等并发症，最大限度维持各关节活动范围，并且对早期促进肢体功能恢复、减轻功能障碍，从而降低后续的长期护理成本等方面具有重要的作用。具体方法见第四章第一节。

（八）步行训练

主要训练对象是因伤病而造成步行困难的患者，如偏瘫、截瘫、截肢及下肢损伤或术后的患者。

1. 步行训练前必需的训练和准备　①维持和改善关节活动范围（ROM）的训练；②健侧下肢及上肢肌力的维持和增强训练；③耐力训练；④平衡及协调能力的训练；⑤下肢负重训练；⑥合理选用辅助用具：包括矫形器、助行器、轮椅等。

2. 步行基本动作训练　步行的基本动作训练通常是利用平行杠、拐杖、手杖在训练室中进行。其训练顺序为：平行杠内步行→平行杠内持杖步行→平行杠外持杖步行→弃杖步行→应用性步行（复杂步行训练）。

3. 步行训练护理要点　①提供必要保护，以免跌倒；②掌握训练时机，不可急于求成。如偏瘫病人在平衡、负重、下肢分离动作训练未完成时不可过早进入步行训练，以免造成误用综合征；③凡病人能独立完成的动作，应鼓励病人自己完成，不要辅助过多，以免影响以后的康复训练过程。

（九）医疗体操

是运动疗法的一种形式，指针对一些伤病的发病机制、病理、症状、功能障碍以及病人的全身情况所编制的专门性体操训练，具有特殊的消除症状、恢复病情、改善功能、加强代偿、促进康复的作用。

1. 训练方法　应根据病情需要，有针对性地选用呼吸训练、增加关节活动范围练习、增强肌力练习、协调训练等主动运动动作，组编为成套的体操，并经过3～7天的试验，确定每次的运动强度和时间、频次与疗程，运动量逐渐增加，因人而异。每套体操分为三部分：以3～5分钟轻量的预备活动开始，然后过渡到有若干操节、持续10～30分钟的基本活动，最后逐渐减小活动量，以3～5分钟整理活动结束。每个操节要规定活动方式和重复次数，每日练习1～2次。

2. 医疗体操护理要点　①实施治疗时血压应平稳；②治疗后无过度疲劳感，如仅有治疗后疲劳感，不伴其他异常时，可给予热水浴，以配合治疗。

（十）易化技术（facilitation techniques）

根据神经生理与神经发育的规律，应用促进正常运动模式，抑制异常姿势和动作模式的方法以提高运动控制能力、改善脑损伤者运动功能障碍的康复训练技术，又称神经肌肉促进技术，也称为促通技术。主要适用于偏瘫、脑瘫及神经精神发育迟缓者等。目前，康复医疗中较常用的具有代表性的易化技术有：Brunnstrom的神经生理学技术（neuro-physiological therapy，NPT）、Bobath的神经发育学技术（neuro-developmental therapy，NDT）及神经肌肉本体感觉促进法（proprioceptive neuromuscular facilitation，PNF）和Rood的多感觉刺激技术等。

1. 应用易化技术的原则　①基本动作的练习应按照运动发育的顺序进行；②肢体的训练由近端向远端进行；③应用多种感觉刺激（躯体的、语言的、听觉及视觉的）；④强调运用人类正常运动模式反复训练病人；⑤以日常生活的功能性动作为主进行训练。

2. 护理要点　①由于感觉对运动的重要性，训练中要强调病人主动注意训练的过程，更好地体验到运动觉和视觉的反馈信息，有助于动作的完成和改进；②强调重复学习的重要性，要求病人尽可能在日常动作中反复练习；③有顺序地组合其他方法；④在动作进行过程中和完成后给予病人适当鼓励。

（十一）运动处方

需要根据个体病变性质、程度、体能等，将运动方式、持续时间、运动强度、运动频率和进展速度以处方的形式确定，选择适宜的运动方案，进行科学训练，发挥运动对人体的有益作用。

1. 制订运动处方的原则　①个别对待：根据患者年龄、性别、体能、病种以及程度的差异，制订有针对性的治疗方案；②循序渐进：在制订运动处方时，内容应由少到多，程度由易到难，运动量由小到大，使患者运动能力逐渐提高；③持之以恒：确定了运动治疗方案后，要坚持长期训练的原则；④及时调整：运动处方实施过程中应根据健康状况及评定结果及时调整。

2. 运动处方的内容　包括运动治疗项目、运动剂量、注意事项等三方面的内容。

（1）运动治疗项目：主要包括耐力性项目、力量性项目、放松性项目、矫正性项目。

（2）运动剂量：运动剂量是运动治疗中的总负荷量。取决于运动治疗强度、持续时间和频度三个要素。因心率和运动强度之间呈线性关系，故心率是确定运动强度的可靠指标。为获得运动效果而选择的安全、适宜的运动心率称为靶心率（target heart rate，THR）。此外，还可采用代谢当量（MET）来表示运动强度，一般认为 60%～70%最大功能（最大MET）是适量的运动强度。运动开始时规定的运动强度，应比达到靶心率时的 MET 值低 1 MET，直到适应运动为止。

（3）运动时间：指每一次运动的总时间，有持续和间歇运动之分，持续运动除准备活动和整理活动外，时间为 15～30 分钟，一般为 20～30 分钟。时间长短与运动强度成反比，持续时间长则运动强度低，持续时间短则运动强度大。在运动的第一周应进行中等强度运动 20～30 分钟，第二周后产生正常运动反应，运动时间逐渐延长到 45 分钟。间歇运动指运动和休息交替进行，但其合起来的运动时间至少不低于规定的运动持续时间，运动与休息的时间比例为 1∶1。

（4）运动频度：指两次运动的间隔时间或每周接受运动治疗的次数，取决于运动强度和每次运动持续的时间。根据需要和功能状态，每周 3～7 次。一般运动量较小时，每天运动 1 次；运动量较大时，可隔日一次，每两次运动治疗之间的间隔时间不超过 3 天。

（5）运动进展速度：分 3 阶段。①开始阶段：应包括伸展体操和低强度的有氧运动，这些活动都容易引起损伤和肌肉酸痛。开始阶段的运动持续时间至少 10～15 分钟，然后逐渐增加，此阶段持续 4～6 周。②改善阶段：与开始阶段不同，参加者可较快地进展。运动强度在 2～3 周内逐渐增加到 60%～80%的最大功能水平。③维持阶段：常在运动训练 8 个月后开始，在此阶段参加者的心肺功能达到满意水平，对继续增加运动负荷不感兴趣，要求运动负荷保持不变和维持健康状态。运动方式除步行、慢跑外，应增加有兴趣的不同种类的活动。可以避免因重复活动乏味而中断运动。

（十二）牵引疗法

1. 概述　牵引（traction）是应用作用力和反作用力的原理，将一对方向相反的力量作用于脊柱或四肢关节，达到分离关节面、牵引周围软组织、改变骨结构之间角度等目的的一种治疗方法。根据治疗部位不同，可分为颈椎牵引、腰椎牵引和四肢牵引等，本节主要介绍脊柱牵引的治疗作用、适应证和禁忌证。

2. 治疗作用　脊柱牵引的生理效应主要有机械性拉长脊柱，松动关节突关节等椎体小关节，放松脊柱肌肉，缓解疼痛等几方面。

3. 适应证和禁忌证　①脊柱牵引的适应证：由于椎间盘突出或脱出所致的脊神经根压迫或刺激；椎间孔狭窄所致的脊神经根刺激或压迫；退行性椎间盘疾病；脊柱关节功能障碍；由于肌肉痉挛或紧张、椎间盘损伤、椎体压缩性骨折造成的疼痛等。②禁忌证：全身明显衰弱者；虽有颈、肩、臂综合征或腰痛、坐骨神经痛症状，但疼痛是由于结核或肿瘤转移所致者；牵引后症状加重或疼痛剧烈而不适合继续牵引者；急性期颈腰部外伤者；高龄病人骨质疏松明显者。

二、其他物理因子治疗

（一）直流电及药物离子导入疗法

应用方向恒定不变的电流来治疗疾病称为直流电疗法。药物离子导入疗法是通过直流电场的作用将药物导入机体来治疗疾病，也可采用各种单向低频脉冲电流或经过整流的半波中频电流代替直流电。

1. 作用与用途　直流电的生理和治疗作用有：①扩张局部小血管，改善血液循环，反射性调节异常的冠状动脉舒缩功能；②对神经系统的影响：阳极下组织兴奋性降低，阴极下组织兴奋性增高；③直流电阴极有促进伤口肉芽组织生长、软化瘢痕、松解粘连和促进消散等作用，而阳极有脱水作用，可减轻组织水肿和渗出；④促进静脉血栓的溶解；⑤促进骨折愈合；⑥治疗癌症：利用直流电电极下产生的强酸和强碱杀死癌细胞。

2. 治疗特点　优点：①兼有药物与直流电的双重治疗作用；②导入药物的有效成分被组织和器官所吸收后可在局部直接发挥药理作用；③病灶局部浓度高，对表浅病灶特别有益；④药物离子在体内蓄积时间较长，发挥作用的时间亦较长。该疗法的缺点：导入的药量少且不能精确计算，只能到达表浅部位。治疗特点除电流作用特性外，还取决于所用药物的药理特性：①当用于单纯止痛时，可导入普鲁卡因等药物；②当局部为炎症性疼痛时，可导入各种抗生素；③当治疗关节粘连性疼痛时可导入透明质酸酶等；④疼痛性瘢痕增生时可导入地塞米松及瘢痕软化类药。

3. 适应证　主要有：神经炎、神经损伤、慢性溃疡、伤口和窦道、瘢痕粘连、角膜混浊、虹膜睫状体炎、高血压和冠心病等。

4. 禁忌证　急性湿疹、有出血倾向、恶性肿瘤、心力衰竭、对直流电过敏、高热、昏迷、局部植入金属异物、安装心脏起搏器等。此外，局部皮肤有破损者慎用。

5. 护理要点　①应保持皮肤完整，以免造成皮肤电灼伤；②阳极下组织含水量减少，皮肤较为干燥，治疗后局部可应用润肤剂，如有皮肤过敏，而治疗必须进行时，治疗后局部用醋酸氟轻松软膏涂敷。

（二）低频电疗法

应用频率在1000 Hz以下的脉冲电流作用于人体治疗疾病的方法称为低频电疗法。常用的低频电疗法有：经皮神经电刺激疗法（TENS）、神经肌肉电刺激疗法（neuromuscular electrical stimulation，NES）、功能性电刺激疗法（functional electrical stimulation，FES）等。

1. 作用与用途　低频脉冲电流的治疗作用主要有：①兴奋神经肌肉组织；②促进局部血液循环；③镇痛，特别适用于软组织损伤疼痛。

2. 适应证　①TENS可用于各种疼痛，例如偏头痛、幻肢痛、关节痛、术后切口痛等，以及骨折后病人等；②NES可用于神经失用症、各种原因所致的失用性肌萎缩、肌腱移植术后、姿势性肌肉软弱等；③FES可用于减轻痉挛，加速协调运动和随意运动控制能力的恢复，适用于治疗中枢性麻痹的病人，包括脑瘫、偏瘫、截瘫、四肢瘫，还包括痉挛型、弛缓型、共济失调型等病人。

3. 禁忌证　出血倾向、恶性肿瘤、有局部金属植入物、意识不清等。

4. 护理要点　①治疗前作好宣教，告知病人治疗中应有的感觉；②帮助病人作好治疗部位的准备，如局部创面的处理，支具、托具、假肢的处置；③治疗部位如有损伤或进行其他有创检查（局部穿刺、注射、封闭等）之后24小时内应停止该项治疗；④治疗中要经常询问病人的感觉，老人、儿童、体弱者的治疗时间要短些，电流强度要弱些。

（三）中频电疗法

医用中频电流的范围为1000～100 000 Hz。目前临床上常用的中频电疗法有音频电疗法、干扰电疗法和正弦调制中频电疗法3种。医用中频电流的主要特点：①无电解作用；②可以更好地克服机体组织电阻，作用部位较深；③可兴奋变性的神经肌肉；④增强治疗效应。

1. 等幅中频正弦电流疗法　常用频率为2000 Hz，也称为“音频”电疗法。由于幅度无变化，易为人体所适应。

（1）治疗作用：①镇痛、止痒；②促进局部血液循环、消炎、消肿；③分解粘连，软化瘢痕。

（2）适应证：各类软组织扭挫伤疼痛、关节痛、神经痛，瘢痕，肠粘连，注射后硬结等。

（3）禁忌证：急性炎症、出血性疾病、恶性肿瘤、局部金属异物、安装心脏起搏器、应用于心脏区域、应用于孕妇下腹部、对电流不能耐受等。

2. 干扰电疗法　系同时使用两组频率相差0～100 Hz的中频正弦电流，交叉地输入人体，在交叉处形成干扰场，利用干扰场形成的内生电流治疗疾病。

（1）治疗特点：本组电流作用于人体后，可在深部组织产生有如低频调制中频电流的治疗作用，因而其最突出的特点是治疗时电极下输入的是中频，干扰场产生低频。这种“内生”的低频调制的脉冲中频电刺激克服了低频电流不能深入组织内部的缺陷，且可应用较大的电流强度，兼有低频电和中频电的特点。

（2）治疗作用：①改善周围血液循环；②镇痛作用；③对运动神经和骨骼肌的作用；④促进内脏平滑肌活动，提高其张力，改善内脏血液循环，调整支配内脏的自主神经；⑤对自主神经的调节作用。

（3）适应证：各种软组织创伤性疼痛、肩周炎、肌痛、神经炎、皮神经卡压性疼痛。特别适合于各种内脏平滑肌张力不足的疾病如胃下垂、习惯性便秘、术后尿潴留、胃肠功能紊乱等。

(4) 禁忌证：急性炎症病灶、深静脉血栓形成、植入心脏起搏器、应用于孕妇下腹部、应用于心脏部位、有出血倾向、结核病灶、恶性肿瘤等。

3. 正弦调制中频电流疗法　该疗法使用的是一种低频调制的中频电流，其载波频率为2000～8000 Hz，载波波形有：正弦波与梯形波，调制频率为1.5～150 Hz。该疗法兼具低、中频电疗的特点，可以更好地克服组织的电阻，增大治疗用的电流量，增加电流的作用深度，不同波形和频率的电流交替出现，可以克服机体对电流的适应性。适应证和禁忌证同干扰电疗法，护理要点同低频电疗法。

(四) 高频电疗法

在医学上把频率超过100 kHz的交流电称为高频电流。最常用的高频电疗法为短波疗法、超短波疗法、微波疗法。

1. 治疗特点　①对神经肌肉无兴奋作用；②热效应和非热效应；③无电解作用；④多种能量输出方式；⑤治疗时电极无需接触皮肤。其内源性温热的特点：①热的作用深；②热的强度可达到很高；③只要电流强度不变，热强度可保持恒定；④通过高频输出的剂量调节可控制热量；⑤通过频率与治疗技术的变化可选择性地作用于某些器官或组织，使该部位热量最大。此外，高频电流尚有热外效应，亦可引起一系列的生理及病理变化。

2. 作用与用途　①镇痛（神经痛、痉挛性痛、张力性痛、缺血性痛、炎症性痛）；②消炎，对急慢性炎症都有效；③解痉；④扩张血管，促进血液循环；⑤增强机体免疫防御功能；⑥高频电刀可治疗表浅癌肿。

3. 适应证　采用中、小剂量的高频电流可治疗各种特异或非特异性慢性、亚急性或急性炎症等，一般急性炎症和急性疼痛用小剂量，慢性炎症和慢性疼痛可用中等剂量。

4. 禁忌证　恶性肿瘤（中小剂量）、妊娠、出血倾向、高热、心肺功能衰竭、装有心脏起搏器、体内有金属异物、颅内压增高、活动性肺结核等。妇女经期血量多时应暂停治疗。

5. 护理要点　①发热病人，当天体温超过38℃者，应停止治疗；②女性病人经期，下腹部不宜进行高频电疗；③治疗部位如有创伤或进行其他有创检查（局部穿刺、注射、封闭等）之后24小时内不宜进行；④治疗部位伤口有渗出者，应先处理伤口后，再行治疗；⑤眼、生殖器、小儿骨骼端等特殊部位禁用。

(五) 光疗法

利用日光或人工光线防治疾病促进机体康复的重要方法。光疗包括红外线疗法、可见光疗法、紫外线疗法、激光疗法。

1. 红外线疗法　红外线对机体的作用基础是热效应，应用红外线治疗疾病的方法称为红外线疗法。

(1) 适应证：①各种亚急性和慢性损伤：肌肉劳损、腱鞘炎、扭挫伤等，尤其是软组织扭挫伤恢复期；②疖、痈、蜂窝织炎、淋巴结炎等软组织炎症吸收期，各种慢性关节炎和关节病；③其他：周围神经损伤、肌痉挛、关节纤维性挛缩、冻伤、褥疮、术后粘连、慢性胃肠炎等。

(2) 禁忌证：急性炎症、恶性肿瘤、有出血倾向、高热、重症动脉硬化、活动性结核等。下列情况下谨慎使用：水肿（可能会因温度增高而加重）；不能明确判定热度的病人；意识障碍的病人。

(3) 红外线照射治疗护理要点：①红外线照射眼睛可引起白内障和视网膜烧伤，故照射头面部或上胸部时应让病人戴深色防护眼镜或用湿棉花敷贴于眼睑上。②急性创伤24～48

小时内局部不宜用红外线照射，以免加剧肿痛和渗血。③下列情况照射时要适当拉开照射距离，以防烫伤：a. 植皮术后；b. 新鲜瘢痕处；c. 感觉障碍者，如老人、儿童、瘫痪病人。④治疗过程中病人不得随意移动，以免触碰灯具引起灼伤。⑤医护人员应随时询问病人的感觉，观察局部反应。治疗中病人诉头晕、心慌、疲乏无力等不适，应停止治疗并对症处理。⑥应注意同一部位多次治疗后，治疗部位皮肤可出现网状红斑，以后会有色素沉着。

2. 紫外线疗法　用紫外线进行治疗称为紫外线疗法。紫外线又分成长波紫外线、中波紫外线、短波紫外线三段。

（1）治疗作用：杀菌、消炎、促进活性维生素 D_3 的形成、镇痛、脱敏、促进再生、调节机体免疫功能、光致敏作用等。

（2）适应证：紫外线疗法适用于风湿性疼痛、骨质疏松症疼痛、急性神经痛、急性关节炎、皮肤及皮下急性化脓性感染、感染或愈合不良的伤口、佝偻病、软骨病、银屑病、白癜风、变态反应性疾病（如支气管哮喘、荨麻疹）等。

（3）禁忌证：恶性肿瘤、心肝肾衰竭、有出血倾向、活动性肺结核、急性湿疹、红斑狼疮、光过敏性疾病、应用光敏药物（除外光敏治疗）者。

（4）紫外线照射疗法护理要点：①照射时应注意保护病人及操作者的眼睛，以免发生电光性眼炎；②严密遮盖非照射部位，以免超面积、超量照射。

3. 激光疗法　激光是一种因受激光辐射而发出的光。激光是一种方向性强、亮度高、单色性好、相干性好的光。

（1）治疗作用：①热效应；②机械效应；③光化学反应；④电磁效应。光的治疗作用随其能量的大小而不同。

（2）适应证：周围神经麻痹、神经痛、关节炎、气管炎等。

（3）禁忌证：有出血倾向、结核、高热、恶性肿瘤等。

（4）激光疗法护理要点：①照射时应注意保护病人及操作者的眼睛，以免发生电光性眼炎；②严密遮盖非照射部位，以免超面积、超量照射；③治疗过程中病人不得随意移动，以免正常组织被灼伤。④医护人员应随时询问病人的感觉，观察局部反应并避免皮肤感染。

（刘　曦　胥方元　李文良）

第二节　作业治疗

一、概述

（一）定义

作业治疗（occupational therapy，OT）是康复医学的重要组成部分，是一个相对独立的康复治疗专业。2001 年 WHO 颁布的《国际功能、残疾和健康分类》（international classification of functioning、disability and health，ICF）将作业治疗的定义修改为：协助功能障碍的病人选择、参与、应用有目的和有意义的生活，以最大限度地恢复躯体、心理和社会方面的功能，增进健康，预防能力的丧失及残疾的发生，以发展为目的，鼓励他们参与社会活动并贡献力量。作业治疗实施过程中所采用的基本方法是作业活动，包括生活、工作、休闲游戏、社会交往等活动形式。

（二）特点

作业治疗的目的在于帮助患者恢复或取得正常、健康、有意义的生活方式和能力，具有以下几个特点：

(1) 针对性：用于治疗的作业是经过选择的、有目的的活动（purposeful activities），治疗师要以患者的需要为中心进行作业的选择。根据患者个人日常生活、家庭生活、社会和职业生活等方面的需要，选择有目的的活动进行治疗和训练。所谓“有目的的活动”就是与患者所处的环境有关的活动，进行这些活动可改善患者与其所处环境之间的关系，比如对患者进行上肢功能训练来改善患者进食动作。

(2) 科学性：选择的作业活动性质及其作用是以科学知识为依据，根据功能评定来制订，不是盲目、机械的。

(3) 主动性：需要患者的主动参与才能完成，其治疗效果和患者的参与程度成正比。治疗师和护士在作业治疗中起监督作用，将帮助降低到最低限度，鼓励患者自行完成作业活动。

(4) 调节性：完成一项作业活动，常需协调地、综合地发挥躯体、心理和情绪、认知等因素的作用，故可根据患者训练和治疗的重点目标，运用作业分析的知识，选择以躯体运动为主，或以情绪调节为主，或以认知训练为主的作业。

(5) 趣味性：活动的内容应该根据患者的个人兴趣和需要合理制订，能够被患者接受。作业治疗的项目应具有趣味性，这样患者在治疗的过程中才不易疲劳、厌倦，能更好地完成作业治疗项目。

作业治疗是座桥梁，把患者和他的家庭环境及社会联系起来，从患者的个体功能的潜力和需要出发，经过作业的训练和治疗，逐步适应家庭和社会环境，通向正常生活方式的彼岸。

二、分类

作业治疗的分类方法很多，现在国际上没有统一标准，目前常用的分类方法有以下几种。

1. 按作业治疗的方法分类　①感觉运动功能：治疗性练习、神经生理学方法、计算机辅助训练、认知综合功能训练、日常生活活动能力训练；②娱乐活动：下棋、听音乐、拼图等；③工作训练：剪纸、修电器等；④矫形器、自助具的制作及使用。

2. 按治疗目的和作用分类　①减轻疼痛的作业；②增强肌力的作业；③改善关节活动范围的作业；④增强协调能力的作业；⑤增加耐力的作业；⑥改善整体功能的作业；⑦调节精神和转移注意力的作业。

3. 按作业名称分类　①木工、金属加工工艺等；②黏土作业，编织作业，制陶作业，手工艺作业；③电气装配与维修；④日常生活活动；⑤认知作业；⑥书法、绘画，园艺作业。

三、治疗作用

1. 提高生活自理能力　通过 ADL 训练和使用自助具，提高伤、病、残者穿衣、进食、翻身、起坐、行走、如厕等生活自理能力和家务处理能力。提高职业技能，达到自力、自立。

2. 增加躯体感觉和运动功能　通过功能性作业训练，改善肢体的活动能力，如增大关节活动范围，增强肌力和协调性等，更好地完成日常生活动作，如增加肩关节活动范围，改善手的精细动作等。

3. 改善认知和感知功能　通过认知、感知训练，提高伤、病、残者的注意力、记忆力、思维能力及感觉、知觉能力。

4. 改善社会、心理功能　通过作业活动改善进入社会的能力和处理情感的能力。通过各种作业活动，调节患者的情绪和积极性，增强战胜困难的信心。特别是集体活动有利于患者克服孤独感，重新融入社会。

四、临床应用

作业疗法的适应证是十分广泛的。凡需要改善手的运动功能（特别是日常生活活动和劳动能力），身体感知觉功能，认知功能和改善情绪心理状态，需要适应住宅、职业、社会生活条件者都适宜用作业疗法进行训练。目前，作业疗法的主要适应证包括：

1. 神经系统疾病　脑血管意外的后遗症、颅脑损伤、帕金森病、脊髓损伤、周围神经病损、老年性认知功能减退等。

2. 骨关节疾病　骨关节损伤后遗症、手外伤、截肢后、人工关节置换术后、肩周炎等。

3. 儿科疾病　发育缺陷、学习困难、脑瘫、肌营养不良等。

4. 内科疾病　冠心病、高血压病、慢性阻塞性肺疾病等。

5. 精神疾病　精神分裂症康复期、焦虑症、抑郁症、情绪障碍等。

禁忌证：意识不清、严重认知功能障碍不能合作者，病情危重需要绝对休息者。

五、处方

作业疗法的处方内容包括：作业种类、治疗目的、分量及次数、注意问题。根据患者性别、年龄、生活环境，个性化拟定作业治疗计划或阶段性实施方案，如增加手的抓握功能，增加上肢的协调性，增加下肢的肌力，改善和调整心理状态等作业治疗处方。以下是临床常用的作业治疗处方格式：

作业治疗处方

姓名：李刚　性别：男　年龄：45岁　住院号：601754　科室：康复科　床号：25床　入院日期：2013-6-4　主要诊断：右第2、3、4掌骨骨折。

病历摘要：（省略）

主要障碍点：示、中二指的对指和屈伸功能障碍，示指、中指肌力降低。

OT内容：（1）日常生活活动训练恢复手细致活动功能：解、扣衣扣，手持碗筷，梳头，拧干毛巾，10分钟×1～2次/日。

（2）职业技巧训练，为恢复劳动能力作准备：拧螺丝母、装配机械设备，30～45分钟×1次/日循序渐进。

（3）工艺治疗训练手细致功能、改善情绪：如泥塑、编织等每周2次，每次1～2小时。

（4）工作前评估和就业咨询，决定是否需要改变工种。

注意事项：训练中注意力度，以免损伤。

六、注意事项

1. 选择作业项目，应遵循作业治疗的原则，根据每个患者功能状态、兴趣、生活习惯和作业治疗的目标，从多种作业治疗技术中选择合适的作业项目。

2. 强度的安排必须按照从轻到重、从简到繁的原则。在选择时，不仅要考虑治疗局部的活动强度，还要考虑对全身所能承受的负荷强度。在制订处方时必须规定适当的强度，在疗程中根据患者的适应性与反应性及时调整。治疗时间和频度应根据患者的具体情况进行安排，一般每次20～40分钟，每日1～2次。

3. 要充分调动患者的积极性，使其主动参与。

4. 定期评价患者功能恢复情况并记录好患者的评定量表，及时调整或修订作业治疗处方。

5. 加强监护，防止发生意外。

（王洁萍　张　弛）

第三节　言语治疗

一、概述

1. 定义　言语治疗（speech therapy，ST）是指通过各种手段对有言语障碍的患者进行针对性治疗。主要方法是言语训练，或借助交流替代设备如交流板、交流手势等。

2. 目的　改善言语功能，让患者能与外界进行正常的交流，重返社会。

3. 言语治疗的康复原则

（1）早期开始：康复介入时间越早，效果越好。在患者意识清醒、病情稳定时就可以开始。言语康复适宜在有隔音设施的房间进行，训练时限制人员的进出，减少干扰，使患者注意力集中，同时训练环境尽量放松，促进患者积极主动交流。

（2）及时评定：治疗前要进行详细的言语功能评定，明确患者言语障碍的病因、类型及程度，并发现问题，有针对性地制订治疗方案和选择治疗技术。治疗过程中要定期评定，了解治疗效果，根据评定结果及时调整言语训练的康复治疗方案。

（3）治疗个体化：言语康复内容要适合患者的文化程度和兴趣爱好，采用不同的训练方法，如情景教学，内容上选用讲故事、绕口令、提问、抢答等形式。

（4）综合训练：当听、说、读、写等口语和书面语有多个方面同时受累，除了治疗的重点和目标放在恢复口语的康复训练上外，还应配合同一内容的朗读和书写以强化训练。

（5）循序渐进：反复强化言语康复要由简单到复杂，由浅入深，由少到多，根据患者的接受能力，不断增加或更新内容，并用多种途径的语言刺激，反复强化训练。

（6）加强心理护理，及时反馈信息：对于患者的每一点进步，都应及时给予鼓励，增加患者康复的信心。对合并有情绪、行为障碍的患者，应同时进行心理治疗。

（7）患者主动参与：言语治疗本身就是一种交流过程，需要患者的参与，家属的态度和参与也会给患者很大的心理支持。

4. 言语治疗的训练形式

（1）个人训练：在安静稳定的环境中由治疗师以刺激法为中心内容有针对性地进行“一

对一”的训练。这种训练优点是患者注意力集中、心理稳定且可以控制刺激条件，并及时调整。

（2）自主训练：通过个人训练，在患者已充分了解语言训练的方法与要求后进行。训练内容由治疗师设计制定，可选择图片、文字、卡片、书写练习，利用录音机复述、听写，也可使用电脑训练系统等。

（3）集体训练：又称小组训练。治疗师可根据患者的不同情况把患者编成不同的小组，开展有针对性的多种活动。

（4）家庭训练：治疗师教会患者家属有关的治疗计划、训练技术等，在家属帮助下于家庭进行训练，治疗师定期评价指导。

二、常用方法

言语训练室的温度、通风及照明应适宜，能隔音并保持安静。室内应配备口形纠正及表情模仿用的大镜子、录音机、秒表、节拍器、呼吸训练用品、压舌板、各种字词卡片和图片、人物和情景图片及训练用实物等。

训练时间以上午为宜，每次在30分钟以内，以免患者疲劳。训练内容要适合患者的文化水平、生活情趣等，先易后难，循序渐进，充分调动患者的积极性。

1. 呼吸训练

目的是改善呼气的气流量和气流的控制。气流的控制训练包括鼻吸气、嘴呼气。呼气时尽可能长地发“s”、“f”等摩擦音并变换摩擦音的强度、长短。尽可能长时间交替地发元音、摩擦音。低声一口气数1、2、3…，进一步改变数数时的发音强度等。

2. 发音训练

目的是改善声带和软腭等的运动。例如深吸一口气，呼气时咳嗽，然后将这一发音动作改为发元音“o”，大声叹气，促进发音启动；一口气尽可能长地发元音，由发单元音逐渐过渡到一口气发2～3个元音，进行持续发音训练；数数、发元音并不断变化音量来练习音量控制；按3～8个音度（音阶）唱“ma-ma-ma”等，练习音调控制；深吸气，鼓腮维持数秒，然后呼出或发双唇音及摩擦音练习控制鼻音。

3. 发音器官锻炼

舌头运动（向前伸出、舌向左右侧运动、卷舌、舌在口内旋转），以克服舌尖、舌根运动不灵活；鼓气练习，声带振动练习；下颌的上下左右运动；口唇的前突、收拢、左右运动，鼓腮；重复发元音、爆破音使软腭抬高等。可配合应用冰、毛刷以快速刺激、给予压力、牵拉与抵抗等。

4. 韵律训练

目的是改善说话时的速度、音调等韵律，使言语更自然、清晰。强调关键词前后停顿，关键词重读，保持正常的间歇。练习各种语调的语句，如疑问句、命令句、感叹句等及表示不同感情的语句。练习重读句子中的不同的词，使语义改变，如“他明天去上海”，“他明天去上海”，“他明天去上海”。

5. 言语训练

（1）听理解训练

1）单词的辨认：出示一定数量的实物、图片或词卡，让患者在听到简单指令后指认，如在患者面前放3张图片（茶杯、苹果、香蕉），先后说“请指出我说的东西”，如“苹果”，让患者指认相应的图片。

口令指令由易到难，如从物品名称（如苹果）到物品颜色（是红色的吗?），再到物品的属性特征（你可以吃吗?），最后到增加刺激的数量（摆出多个物品）。

2）执行指令：治疗师发出口头指令，让患者执行。如“把手举起来”，“伸出舌头”，“把笔放在笔筒里”。逐渐增加指令的难度。

3）回答是与否的问题：如问：“这是笔吗?”，“7 月份下雪吗?”要求患者回答“是”或“不是”。不能口头回答者，可用字卡或手势。也可让患者听一小段短文，根据其内容提问，回答方式同上。

（2）阅读理解训练

1）视知觉障碍的训练：重点放在视觉输入与大脑语言中枢的联系上，不涉及语义理解。用于视野缺损及认知障碍者的视知觉和图形辨别训练。在患者面前摆出数张图片或字卡，让患者把图片和字卡分别放在一起，或把相同的图片或字卡放在一起，逐渐增加卡片数量。

2）单词、句子理解训练：采用单词、句子和图画匹配的方式，患者阅读单词或句子，找出相应的图画。也可要求患者阅读句子，找出语义和语法错误。

3）短文理解：患者阅读短文后，从多项选择题中选择正确答案，或者提问，让患者用“是”或“不是”进行回答。

（3）口语表达训练

1）用自动语训练：治疗者与患者同时或先后朗读患者熟知的歌词、诗歌、格言及问候语等。

2）用正反义词、关联词训练：如男-女，好-坏，大-小，正-反，黑-白；面和米，丈夫和妻子等。治疗者先和患者同时练习，随后治疗者说出一个词，患者说对应的词。

3）单词的表达训练：①复述练习：治疗者先出示对应的图片和字卡，并反复地让患者听数次，让患者复述。②词组完成练习：a. 治疗者说“妈妈”，患者接着说“爸爸”。b. 选择回答：出示患者爸爸头像图片，治疗者问“是妈妈还是爸爸?”要求患者回答“爸爸”。③视物（或图）呼名：出示物品或图片，让患者说出其名称。可辅以语音暗示（说出起始音），语义暗示（告诉词义或同义词、反义词）及手势暗示。④找词练习：让患者在一定时间内尽可能多地说出某一类别内的名称，如水果名称、地名，让患者找出水果类词，如“苹果、香蕉、草莓”。

4）句子表达训练：①语法训练，即把名词、动词、形容词字卡（以不同颜色代表不同词性），按一定顺序排列，先练习复述，让患者记住正确的语法结构。然后出示 3 张图片（表示主语、谓语和宾语），让患者说出完整的句子，再后出示两张图片，如一张是一男子站立的图片表示主语，另一张是一辆汽车的图片，表示宾语，而谓语用一箭头代替，让患者说出任何一有关的动作使句子完整，如“他在修理汽车”或“他在开汽车”等。②语义联系训练，即治疗者说出一核心词，让患者说出与其有关的词。如核心词为“农民”，关联词为“村庄、耕田、玉米”等，然后将核心词与关联词联系起来，完成句子，如“农民耕地”、“农民种玉米”等。

5）实用化训练：与患者讨论一些身边的人、事件、物品，让患者发表意见，并自由叙述。

（4）书写训练

1）抄写：先按词性进行分类抄写，有助于患者理解语义。然后让患者进行完形练习，给出一个不完整的词组或句子，让患者从多项选择答案中选出合适的词或词组，填入使其完整。如一杯__（水）；老师在____（讲课）。逐渐增加句子的长度和难度。

2）听写练习：出示匹配的字卡与图片10～20张，患者一边听一边看，让患者写出听写的单词。然后增加难度先后移去字卡和图片，听写单词。随着听写能力的提高，进一步练习听写不同难度的句子和短文。

3）自发书写练习：①患者看图片、物品写出单词。②给出一些名词，让患者在前面写出适当的动词。③给出一些不完整的句子，填写适当的词，使句子完整。④看动作图片，写出叙述短句。⑤描写朋友、家人的外貌特征，发生的故事，写日记、信件等。

（5）朗读练习

1）朗读单词：出示单词卡，治疗者朗读数遍，然后和患者一起朗读，最后让患者自己朗读。

2）朗读句子、短文：方法同上。朗读速度先慢速，然后逐渐接近正常速度。

3）朗读篇章：从报纸、书籍中选出感兴趣的内容，反复练习朗诵。

（段小东　傅　静）

第四节　康复工程

康复工程是工程学在康复医学领域中的应用，是利用现代工程的原理和技术，对残疾者进行功能、能力测量和伤残评估，按照重建、代偿和（或）适应的原则，设计并生产出能减轻他们残疾和改善他们日常生活能力的产品的现代工程学分支。

在20世纪中期融合康复科学与生物医学工程为一体的康复工程学形成，其主要任务是用工程技术的方法研究“残疾”和“健全”状态之间的“边界”，用多种工程技术手段，建立“残疾人-机器设施-社会、空间环境系统”模式，克服残疾人回归社会的障碍。这一实际应用学科的最终成果是形成产品，用实物的形式，辅助残疾人更好地融入社会。人们把这类实物或产品称为“残疾人技术辅助器具”（technical aids for disabled persons）。亦有人称之为“康复器械”（rehabilitation devices）。随着科学技术的发展，控制论、系统论、信息论、计算机技术及微电子技术等不断在康复工程中得以应用，使得这一专业迅速发展。本章节着重介绍最常用的康复工程器具的应用情况及康复护理。

一、矫形器

矫形器（orthosis），也叫支具，是装配于人体外部，通过力学作用，达到预防、矫正畸形，补偿患者缺失功能，同时还能辅助治疗骨关节及神经肌肉疾病的器械的总称。

（一）矫形器的分类

1. 按装配部位分类

（1）上肢矫形器：包括手矫形器（hand orthosis，HO）、腕手矫形器（wrist hand orthosis，WHO）、肘腕手矫形器（elbow wrist hand orthosis，EWHO）、肩肘腕手矫形器（shoulder elbow wrist hand orthosis，SEWHO）（图3-3）。

（2）下肢矫形器：包括足部矫形器（foot orthosis，FO）、踝足矫形器（ankle foot orthosis，AFO）、膝踝足矫形器（knee ankle foot orthosis，KAFO）、髋膝踝足矫形器（hip knee ankle foot orthosis，HKAFO）、膝踝矫形器（knee ankle orthosis，KO）（图3-4）。

（3）脊柱矫形器：包括颈矫形器（cervical orthosis，CO）、胸腰骶矫形器（thorax lumbus sacrum orthosis，TLSO）、腰骶矫形器（lumbus sacrum orthosis，LSO）（图 3-5）。

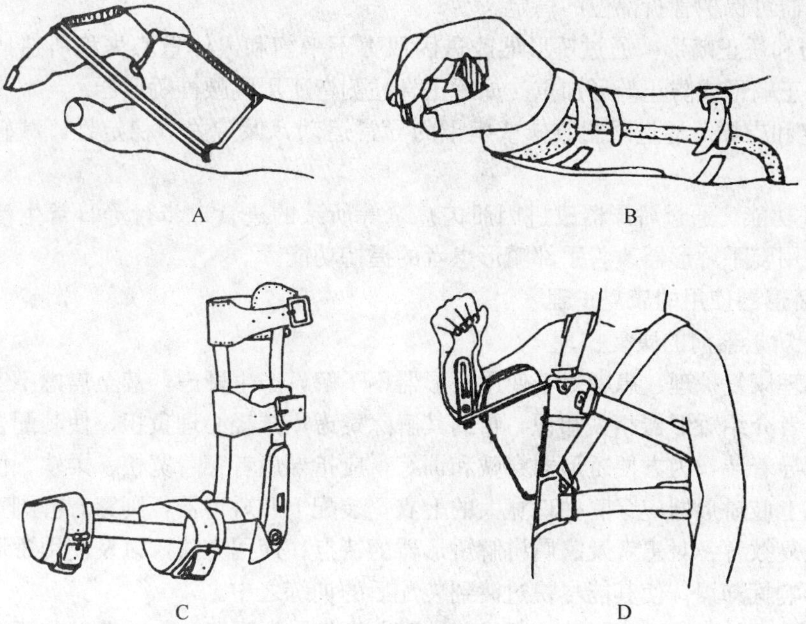

图 3-3　上肢矫形器

A. 手矫形器；B. 腕手矫形器；C. 肘腕手矫形器；D. 肩肘腕手矫形器。

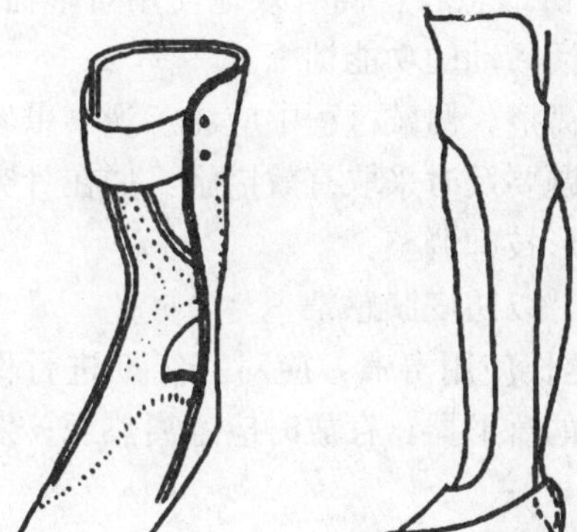

图 3-4　下肢矫形器

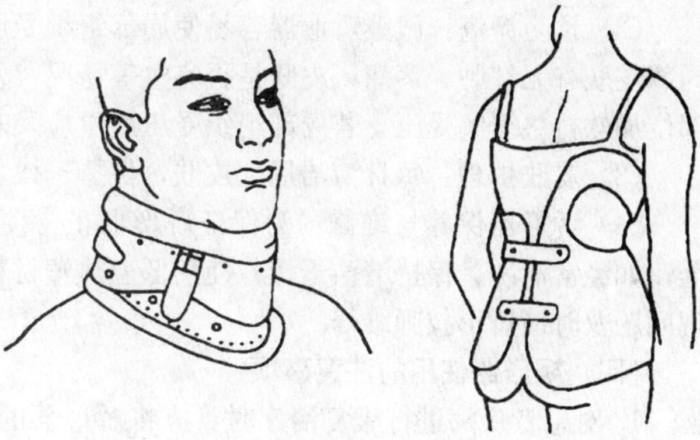

图 3-5　脊柱矫形器

2. 按矫形器的作用分类：即装型矫形器、保护用矫形器、稳定用矫形器、减免负荷用矫形器、站立用矫形器、步行用矫形器、夜间用矫形器、牵引用矫形器、功能性骨折治疗用矫形器等。

3. 按主要材料分类：塑料矫形器、金属矫形器、皮质矫形器、木质矫形器等。

4. 按治疗的疾病分类：脊柱侧弯矫形器、马蹄内翻足矫形器、先天性髋关节脱位矫形器、骨折矫形器等。

(二) 矫形器的功能作用

1. 固定和保护　通过对病变肢体或关节的固定，起到保护作用，促进恢复直至痊愈，如骨折矫形器可保护骨折部位的稳定。

2. 预防和矫正畸形　通过矫形器改进因肌力不平衡和人体重心失稳所造成的骨与关节的变形，矫正畸形或防止畸形加重。如矫正脊柱侧弯所用胸腰椎矫形器。

3. 稳定和支撑　通过限制肢体或躯干的异常运动，保持关节稳定性，减轻疼痛，恢复其承重功能。

4. 改进功能　通过矫形器改进因肌肉痉挛等所致的进食、步行等日常生活和工作能力受损，如使用腕手矫形器改善手部畸形患者的握持功能。

(三) 矫形器使用的康复护理

1. 装配矫形器前的康复护理

(1) 心理康复护理：患者对于使用矫形器不了解，产生疑虑，甚至焦虑不安，康复护理人员应向患者介绍矫形器相关知识，帮助其解除疑虑，减轻心理负担，使其配合治疗。

(2) 指导着装：为方便矫形器穿戴和训练，应指导患者穿着宽松、柔软、便于穿脱的衣裤。如装配上肢矫形器应穿着袖口宽大的上衣，装配下肢矫形器，则穿着裤脚宽大的裤子。

(3) 康复教育：对患者及家属讲解矫形器的特点、使用方法，以及使用矫形器对于治疗和预后的影响等知识，使其能尽快过渡到装配后的训练之中。

(4) 协助训练：协助康复治疗师进行装配前训练，增强肌力、改善关节活动范围和运动协调性，为矫形器的装配和使用奠定基础。

2. 装配矫形器后的康复护理

(1) 训练患者使用矫形器：与康复治疗师共同指导和协助患者正确有效地使用矫形器，包括教会患者正确穿脱矫形器以及利用矫形器完成日常生活活动的功能训练。

(2) 预防褥疮：佩戴矫形器容易使局部组织受压形成褥疮，佩戴过程中应注意观察患者局部皮肤有无红肿、疼痛，皮肤是否完整等情况。发现问题要及时采取有效措施，如在骨突部位加软衬垫缓解受压，若局部组织受压严重应及时请矫形技师调整。

(3) 皮肤护理：每日清洁局部皮肤，保持干燥、完整，以防皮肤感染。

(4) 矫形器保养与维修：为保证矫形器正常使用，延长使用寿命，应对其定期进行保养，如经常清洗，保持清洁干燥；使用低温热塑材料制作的矫形器，存放时应远离热源；发现问题及时请矫形技师维修。

(四) 矫形器使用的注意事项

1. 对患者疾病进行康复治疗时，应将矫形器的治疗作为整体治疗的一部分，明确矫形器使用在该疾病不同治疗阶段中的作用。

2. 掌握矫形器使用指征，若能用其他治疗手段获得更好的治疗效果，就无需使用矫形器。

3. 指导患者进行正确的功能训练，并防止患者过度依赖矫形器。

二、假肢

假肢 (prosthesis)，也称义肢，是用于补偿截肢者肢体缺损和代偿其失去肢体功能而制造、装配的人工肢体。假肢通常由接受腔、连接部件、人造关节、仿真假手（脚）四部分组成。使用假肢可以代偿失去肢体的部分功能，或是用于掩饰肢体伤残，使截肢者恢复一定的生活自理能力。

（一）假肢的分类

1. 按结构分类　分为壳式假肢（外骨骼式假肢）和骨骼式假肢。

2. 按装配时间分类　分为临时假肢和正式假肢。临时假肢是由临时性残肢接受腔与其他假肢部件构成的简易假肢，一般用于截肢的早期短时间使用。正式假肢则为正常长期使用的假肢。

3. 按驱动假肢的动力来源分类　分为自身动力源假肢和外部动力源假肢（如电动、气动假肢）。

4. 按假肢的主要用途分类　分为装饰性假肢、功能性假肢、作业性假肢及运动假肢。

上肢假肢性能要求功能好、外形逼真、操纵随意、轻便耐用、可自行穿脱。下肢假肢性能要求有合适的长度、良好的承重能力、良好的悬吊能力、重量轻、有正确的假肢承重力线、有类似生理性关节功能的仿生机械关节。

（二）康复护理

1. 截肢前康复护理

（1）心理护理：帮助截肢者稳定情绪，解除患者的心理疑虑，缓和其焦虑反应、抑郁的情绪，鼓励其树立战胜疾病、回归社会的信心，让患者有充分的心理承受能力。

（2）消除患肢肿胀：抬高患肢促进血液回流，消除患肢肿胀。

（3）增强残肢的耐受性：残肢末端保留适当的皮下组织，通过拍打、叩击、挤压、粗布摩擦的方法，提高皮肤耐受性、耐磨性。

（4）增强残肢近端肌力：截肢前进行健肢和患肢肌力增强训练。上肢注重肱二头肌、肩带肌群的训练；下肢注重髋带肌群、股四头肌等的训练。

（5）防止残肢近端关节挛缩：对需要固定的肢体保持关节功能位，鼓励患者进行患肢近端关节的主动活动，维持关节活动度。对不能主动活动者，应协助或指导家属进行患肢近端关节各个轴位的被动活动，预防关节挛缩。

（6）改善全身营养状况：全身营养状态良好是保证手术后伤口愈合，尽早进行残肢训练的基础。纠正贫血、低蛋白血症，给予高蛋白、富含维生素、易消化的饮食，补充钙剂等。

（7）加强健侧肢体的活动：①上肢训练：进行非利手侧的“交换训练”。②下肢训练：进行健足站立平衡训练、拄拐练习。

2. 截肢术后护理　截肢术后康复护理的目的是积极促进残端组织愈合，使其尽早成熟定型，为穿戴假肢创造条件。

（1）观察残肢及全身情况：观察残端皮肤组织有无红肿、压痛、溃疡及残端愈合情况。观察残肢近端肢体关节活动范围、肌肉肌力、肌张力、有无幻肢及幻肢痛，以及健侧肢体的活动情况和心肺功能等。

（2）防治残肢肿胀，促进残肢定型：由于手术后创伤性炎症反应，渗血、渗液，残肢易肿胀。残肢下应加垫，抬高残肢远端，促进血液回流，减轻肿胀。常用的残肢处理方法有包扎弹力绷带和制作石膏接受腔等。理想的残肢应具备以下条件：①残肢长度适当，以确保能有足够的杠杆力来控制假肢。②残肢末端皮肤耐压、耐磨，并具有正常感觉，局部无压痛、其切口瘢痕应呈线状且与骨骼无粘连。③残肢末端保留有适当的皮下组织，以保证残肢末端有较好的承重能力。④残肢的形状合适，皮肤状况良好（如无溃疡、大面积植皮等），膝上或膝下残肢的形状最好是倒锥形，残肢的残存关节无畸形，并有良好的功能和肌力。

（3）保持正确的残肢功能位：术后应将残肢固定在功能位，防止残肢关节挛缩、畸形。如膝下截肢患者，卧位和坐位时应保持膝关节处于伸直位，以防膝关节屈曲畸形。膝上截肢者则保持髋关节处于伸直、内收位，避免外展，以防出现屈曲、外展、外旋畸形。

（4）指导患者早期进行运动康复：术后患者一旦病情稳定即可开始床上运动训练，包括腹部、背部肌肉运动和心肺功能训练。上肢截肢患者应早期离床活动，下肢截肢患者尽早进行床上康复运动训练。同时尽早开始残肢功能训练，以增强残肢的肌力，保持近端关节的关节活动度。

3. 装配假肢后的康复护理　装配假肢后须教会患者正确使用假肢，充分发挥假肢作用。一旦装上假肢，即应开始功能训练。训练应从假肢的穿戴开始，同时教会患者残端保护和维护假肢。

（1）假肢的穿戴

1）壳式假肢的穿戴：先在残肢上涂抹滑石粉，再平整地穿好残肢袜，有内衬的假肢先穿好内衬，最后将残肢穿进接受腔中。如有悬吊带和固定装置，应先束紧腰带，再调整好悬吊带松紧，试走几步，最后将悬吊带调整到合适的位置。

2）骨骼式假肢或吸着式假肢的穿戴：用布带或丝带缠绕在残肢上，一端伸出阀门口外，一边拉残肢带，一边将残肢穿入接受腔中，最后压上通气阀门。

3）假手的穿戴：将假手放置于桌上或悬吊墙上，先将吊带伸直，残端伸入接受腔，举高接受腔，使吊带从背后垂下，健手伸入腋窝套环处，将其装配起来。

穿戴假肢注意：每间隔 1 小时，检查残端皮肤有无受压。

（2）功能训练：装配假肢后应尽早开始功能训练。对于下肢假肢使用者主要是训练患者使用假肢时的平衡及步态，一般按照起、坐、双杠内步行练习及独立步行训练的顺序进行。对于上肢假肢使用者主要训练患者对假肢的操控能力及假手的使用。

（3）残端的保护：保护好残端是保证患者能够长期穿戴假肢的关键。应注意保护残端皮肤、残端瘢痕，保持残端皮肤清洁，及时处理残端损伤和保证接受腔适配。

（4）假肢的维护：假肢的大部分零件由金属制造，教会患者及家属进行假肢日常保养，可以保证使用安全，延长假肢使用寿命。

1）接受腔的维护：患者每晚睡前应将接受腔内表面擦洗干净，聚乙烯材料衬套可直接用温水清洗，皮革制作的软衬套则用浸有肥皂水且拧干的毛巾擦拭。

2）裂纹的观察：树脂接受腔因长期使用易产生裂纹，或因表面污垢使树脂变质，使原本平滑的表面出现大小不等的瘢痕而损伤残肢皮肤，应经常检查有无裂纹，以防损伤残肢皮肤。

3）其他部位的维护：注意观察关节及结合部位有无松动、性能不佳、异常响声，发现异常应及时维修处理。条件允许者每隔 3 个月到矫形技师处检查维修，接受指导。避免硬物碰撞外装饰套，一旦出现小的破损应及时维修，以延长使用寿命。

（三）假肢使用的注意事项

1. 截肢者应保持稳定的体重，以保证残肢与接受腔相适配。当由于某种原因不能穿戴假肢时，应每天用弹力绷带缠绕残肢，以维持残肢的形态。

2. 截肢者避免随意换穿与假肢鞋跟高度不同的鞋，如需更换鞋跟高度，则需对假肢重新进行对线调整。

三、助行器

助行器（walking aid）是辅助步行困难的残疾人支撑体重、保持平衡和行走的工具。对于各种瘫痪患者、下肢神经肌肉功能损伤和肌力减弱的老年人，助行器是帮助他们自由站立和行走的不可缺少的康复器具（图 3-6）。

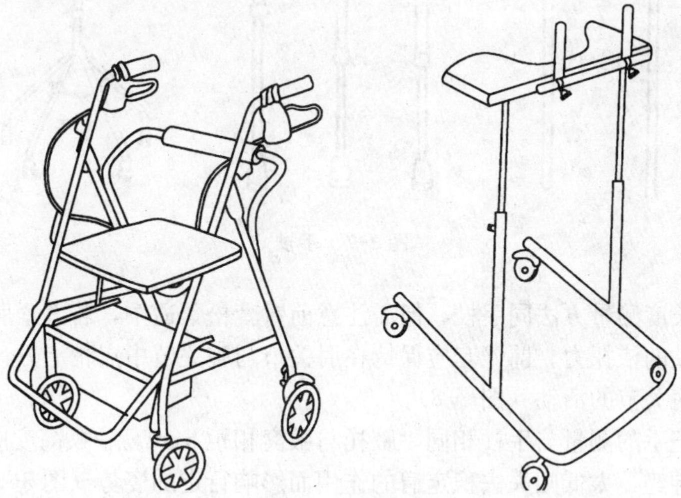

图 3-6　助行器

（一）助行器分类

助行器按工作原理和功能可分为无动力式助行器、动力式助行器和功能性电刺激助行器三类。

1. 无动力式助行器　无动力式助行器是最常见、使用范围最广的助行器。包括拐杖手杖、肘杖、前臂杖、腋杖和助行架（无轮助行架、轮式助行架、助行台）。

2. 动力式助行器是一种可以穿戴于瘫痪下肢上、装有便携式小型动力源驱动的步行器具，适用于高位截瘫患者，需要在移动式助行器的辅助下行走。

3. 功能性电刺激助行器是通过电刺激使下肢功能丧失或部分丧失的截瘫患者站立行走的助行器，适用于脑卒中等引起的偏瘫和脊髓损伤等引起的截瘫或四肢瘫痪患者。

（二）助行器使用的康复护理

1. 心理康复护理　对于需要使用助行器的患者，首先应消除使用者对助行器的紧张、恐惧心理，使他们正确认识助行器的作用，建立其恢复独立行走的信心。

2. 选择适当的助行器　首先应考虑患者病情的需要、自身的情况和能力（包括患者的上肢的力量、下肢的负重能力、平衡能力、行走步态），以及助行器的使用环境和患者学习使用助行器的能力等多方面因素。

3. 正确使用助行器　教会患者使用助行器时合理用力，若要使助行器起到良好的支撑作用，需要将助行器调整到合理的长度。

（1）手杖：合适的手杖长度是患者持杖站立时，肘关节处于屈曲 30°，此时行走时伸肘、下推手杖才能支撑体重（图 3-7）。

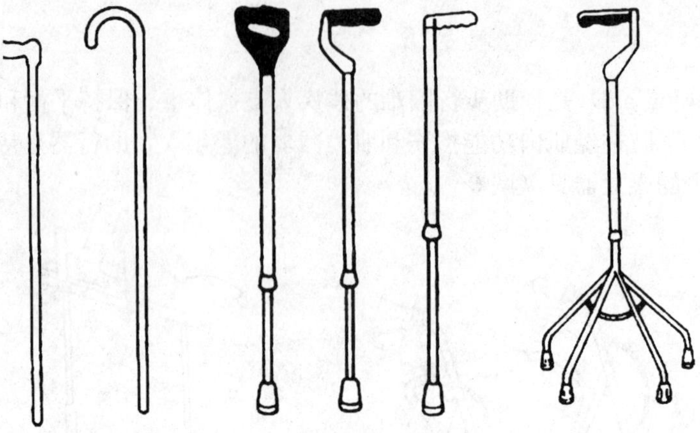

图 3-7　手杖

（2）肘杖：长度测量方法同手杖，但需注意前臂套松紧适中，若太紧肘杖难以移动，若太松则会失去肘杖的依托力。前臂套应保持在肘关节与腕关节中点稍上方，太低则支撑力不足，太高会妨碍肘关节的活动（图 3-8）。

（3）腋杖：把手的测量与手杖相同，腋托与腋窝相距 5 cm。腋杖高度应为身高减41 cm，太高会压迫臂丛神经，太低则失去稳定肩的作用而影响行走的姿势（图 3-9）。

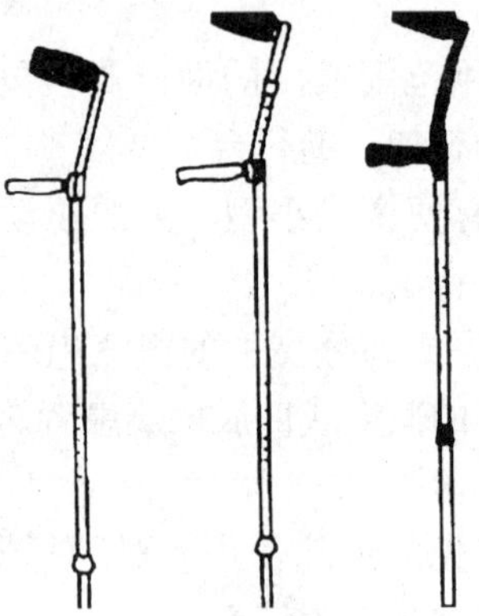

图 3-8　肘杖

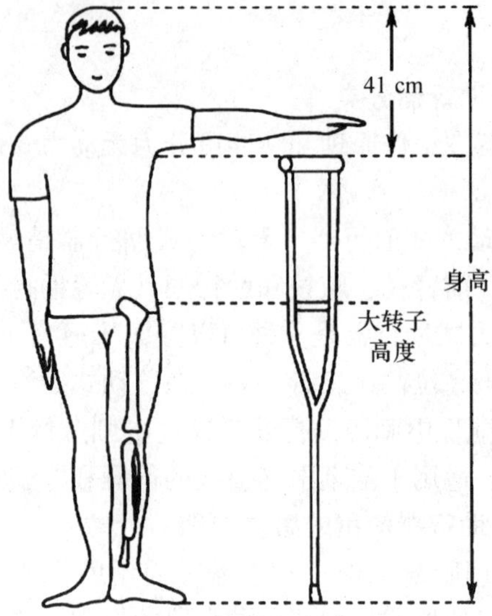

图 3-9　确定腋杖的长度

4. 步态训练　步态训练应先在双杠内进行，然后再练习借助拐杖行走，最后才能进行独立行走训练。截瘫患者进行步行训练常需使用两只腋杖才能行走，偏瘫患者则一般只用单个手杖。根据拐杖和脚移动的顺序不同，可分为不同步态形式。

5. 预防褥疮　使用助行器的患者腋下、肘部、腕部等处长期受压，易形成褥疮，应注意预防。通常可以通过在助行器着力部位增加护垫的厚度，以减轻局部受压程度；同时还应观察局部皮肤颜色的变化，出现异常及时分析原因，及时调整助行器。

（三）助行器使用注意事项

1. 使用手杖行走时，眼睛应注视前方而不是看着地面。

2. 使用四脚手杖时把手的开口应向后，手杖距离患者远近适中。

3. 使用肘杖时需要患者上肢有良好的力量支持体重，因此使用肘杖的患者应加强上肢训练，同时还应让患者熟练掌握肘杖的穿脱方法。

4. 使用腋杖时，如靠腋垫负重可能会损伤臂丛神经，因此承重点应是扶在把上的腕和手，腋垫应抵在侧胸壁上，并使腋杖与躯干侧面呈 15°。

5. 使用步行式助行架时，迈步不应距离步行架太近，否则容易向后跌倒。因此可在助行架两条后腿、与膝一般高的位置系上一根颜色鲜艳的绳子，以提醒患者注意。同样，行走时助行架也不能离身体太远。

6. 轮式助行架使用简单，但护理人员必须在确保患者学会使用轮闸后才能让其使用，否则下坡时容易失控发生危险。

7. 注意防止褥疮。

8. 助行器底部须附有橡皮垫。穿着适当长度的裤子及合脚防滑的鞋子。保持地面干燥，走道通畅。行走前先站稳，步伐不宜太大。

9. 第一次下床使用助行器，应有医护人员在旁协助与指导，以避免使用不当造成伤害。渐进式增加行走的活动量。使用助行器时不适合上下阶梯。

四、轮椅

轮椅（wheelchair）是下肢截肢或神经损伤而致下肢功能减弱或丧失者乘坐的代步工具。轮椅不仅是肢体伤残者重要的交通工具，也是残疾人身体锻炼、参加工作和社会活动的辅助器具。

（一）轮椅的分类

按轮椅的结构和用途可分为普通型、运动型、电动型、特形轮椅等多种类型。

1. 普通型轮椅　是由使用者自己驱动的轮椅，是截肢、偏瘫、胸以下截瘫、骨折等下肢功能障碍者及行动不便的老年人的常用代步工具。

2. 运动型轮椅　设计、结构和功能方面适于残疾人参加体育运动的专用轮椅。

3. 电动型轮椅　以蓄电池为能源，电子装置控制驱动，适用于四肢瘫、偏瘫等肢体功能严重障碍者。

4. 特形轮椅　是在普通轮椅基础上派生出各式各样功能的轮椅，如单侧驱动型轮椅，利用健手单侧驱动手圈或推杆，适用于偏瘫及单侧上肢功能障碍者；站立轮椅用于辅助长期坐轮椅者进行从坐位到站位的体位转移；坐便轮椅，装有坐便器，方便乘坐者如厕。

（二）轮椅选择与使用的方法

1. 轮椅的选择　因人而异，不仅要考虑患者的残疾和功能障碍程度、年龄、体型，还应考虑患者的生活方式、习惯、居住和工作环境、经济条件等状况，选择合适的轮椅尺寸、样式及各部件的结构和材料。

2. 轮椅的尺寸　轮椅各部位尺寸大小是否合适，关系到使用者身体局部承受的压力是否增加，坐和离开轮椅是否安全。轮椅的选择在尺寸方面要注意以下几点：①座位高度：应使患者久坐而仍能保持正确的姿势。②座位宽度：应为臀部最宽部位的尺寸加 5 cm。③座位长度：应使患者坐好之后，小腿上段后方与垫子前缘之间有 5 cm 的距离。④臂架高度：应在患者两手下垂且放松、屈肘 90°的状态下，测量出椅面至肘下缘的距离再加上 2～3 cm。⑤靠背高度：靠背越高患者乘坐越稳定，高靠背适合高位截瘫者。靠背低有利于患者上半身及双臂的活动。靠背高度一般为座位到腋窝的距离减去 10 cm。⑥确定脚踏板高度的方法是，先降低脚踏板，使患者的足跟恰好离开它，然后再上抬 1.3～1.5 cm，固定。脚踏板过高患者屈髋角度过大，臀部重量更多地压在坐骨结节上，易使之受压而产生褥疮（图 3-10）。

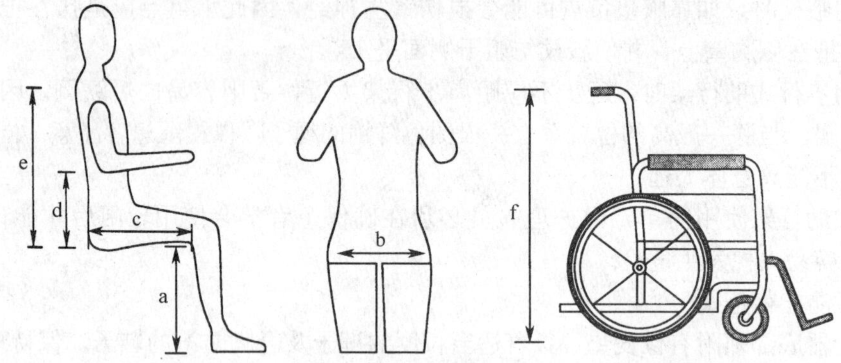

图 3-10　轮椅

a. 座位高度；b. 座位宽度；c. 座位长度；d. 臂架高度；e. 靠背高度；f. 轮椅高度。

3. 自行使用轮椅的训练

（1）打开与收起：打开轮椅时，患者双手掌分别放在座位两边的横杆上（扶手下方），同时向下用力即可打开。收起时先将脚踏板翻起，然后，双手握住坐垫中央两端，同时向上提拉。

（2）坐姿训练：患者坐于轮椅正中，抬头，背向后靠，髋关节保持在 90°左右。

（3）肌力训练：强化躯干肌力和控制力，尤其加强上肢肌力和耐力的训练，以增强上肢支撑力和推动力。训练时可用哑铃、杠铃等。

（4）转移训练：参见第四章体位转换训练的相关内容。

（5）减压训练：久坐轮椅易形成褥疮，应每隔 15～20 分钟进行臀部减压。方法是用双手支撑轮椅扶手或轮子使臀部悬空 15 秒左右。如上肢肌力弱不能完成，则使躯干向一侧倾斜，另一侧臀部离开垫子，片刻后再换另一侧。

（6）技能训练：应反复练习前进、后退、变换方向、绕过障碍物和坐在轮椅上开关门。

（7）上下斜坡：要使患者能够独立上下斜坡，必须教会他们两手同时用力推或用力拉，并且能灵活使用车闸。

（8）上下马路沿：肌力达到一定水平的患者可以驱动轮椅独立上下马路沿，护理人员在教会患者技巧的基础上，还应让患者充分进行练习。

4. 辅助者使用轮椅的方法

（1）推轮椅时应眼看前方，注意前方路面，稳步前行，不可跑步。患者躯干不稳时应嘱其系好安全带。

（2）下马路沿时，应让轮椅后轮先下；上马路沿或越过门槛时应使轮椅前轮先上或先过，以免轮椅前倾致患者跌倒。

（3）上下楼梯时，辅助者与患者两人需紧密合作完成，注意一次只能上下一级，每上下一级都应让轮椅在后轮平衡后再上下另一级。

（三）轮椅使用注意事项

1. 使用轮椅前，护理人员要先检查轮椅安全装置是否完好，各螺丝是否拧紧。

2. 将轮椅推到患者床边拉手刹，帮助患者安全转移至轮椅上；躯干不稳的患者应系安全带，行进时速度应缓慢，下坡时应倒退行驶。

3. 长期使用轮椅的患者可戴手套，以防伤手。

4. 高位截瘫患者使用轮椅，必须有专人保护，以防意外。

五、自助具

自助具（self-help device）是指为弥补丧失的功能，便于患者利用残存功能省时、省力地独立完成一些日常生活或娱乐、工作活动的器具。

（一）自助具分类

按自助具的用途可分为取物自助具、饮食自助具、修饰和梳洗自助具、穿着自助具、家务自助具等类型。

（二）常见自助具的特点

1. 饮食自助器　指使用改良的日常餐具，对进餐动作提供方便或防止倾倒、滑漏。常用的有自助叉、匙，自助筷子，自助杯、碗、盘等。

（1）自助叉、匙：在叉（匙）把上安装尼龙搭扣，患者抓握叉（匙）柄进食，加粗或加长叉（匙）手柄，以利于手抓握力弱者使用（图 3-11A）。

（2）自助筷子：筷子上加装弹簧，松手后两筷子因弹簧的弹力而自动分离，适用于手指伸肌无效或力弱不能自行张开筷子的患者（图 3-11B）。

（3）自助杯、碗、盘：适当改造杯、碗、盘等餐具，或有“C”或“L”形把手，适用于握力不足的患者；或一侧加高以防倾出；或底部进行防滑处理以防滑落，或碟子配上碟挡，以防食物被推出碟外（图 3-11C）。

（4）带吸管夹和吸管的杯子：若患者的手不能端杯子，可用长或长而弯的吸管插入杯中吸饮料。

（5）直接操作的刀类：倒“T”形锯刀可利用垂直的压力及锯齿状优势克服切割困难；“I”字形摇切刀可利用握力和刀向两边摇动进行切割；刀叉合用的刀，前方当叉使用，可以减少刀、叉替换使用的麻烦。

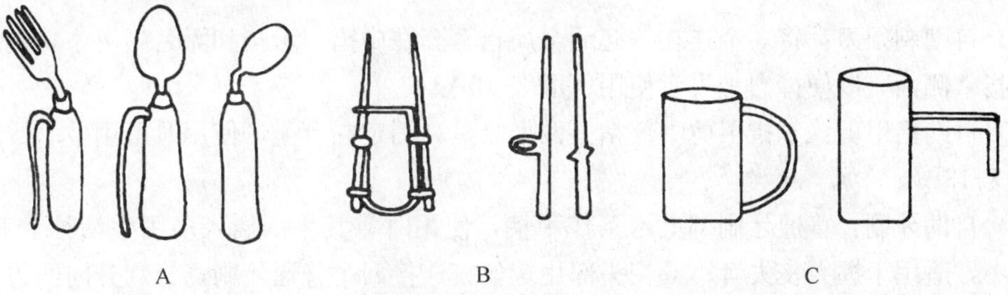

图 3-11　饮食自助具

A. 自助叉、匙；B. 自助筷子；C. 自助杯。

2. 穿着自助具

（1）穿衣棒：用木棒制成，一端装上倒钩，另一端装上腔塞。使外衣、T 恤衫易于脱离肩部，适用于上肢关节活动受限患者（图 3-12A）。

（2）系扣钩：将一根细钢丝弯成“凸”字形封闭环，另一根 3～4 cm 粗的木棒或塑料棒上钻 5～6 cm 深的小孔，将弹性的“凸”字形环插入，固定牢固（图 3-12B）。

（3）拉锁环：在拉锁拉舌孔上穿入一环，以便将手伸入和拉动拉锁（图 3-12C）。

（4）穿裤自助器：将裤腰挂在一圆环外的几个钩子上，圆环的开口向后，以便退出。使用时将双下肢放入裤腿后，提上裤子。

（5）穿袜自助具：将袜子翻卷好，从下向上套入自助器，然后将脚从上向下伸入，向上拉穿袜器，袜子即套在脚和腿上，最后退出穿袜器（图 3-12D）。

（6）穿鞋自助具：用一个普通的鞋钩子与一根直径 20 cm、长 85 cm 的木棍连接。使用时，患者坐着不需弯腰便可穿上鞋子。

（7）脱鞋自助器：木板正中钉上半圆柱体。患者使用时，坐在轮椅或椅子上不需弯腰，只要把木板的一端顶在鞋跟处，用另一只脚顶住木板的另一端，鞋就可以顺利脱下。

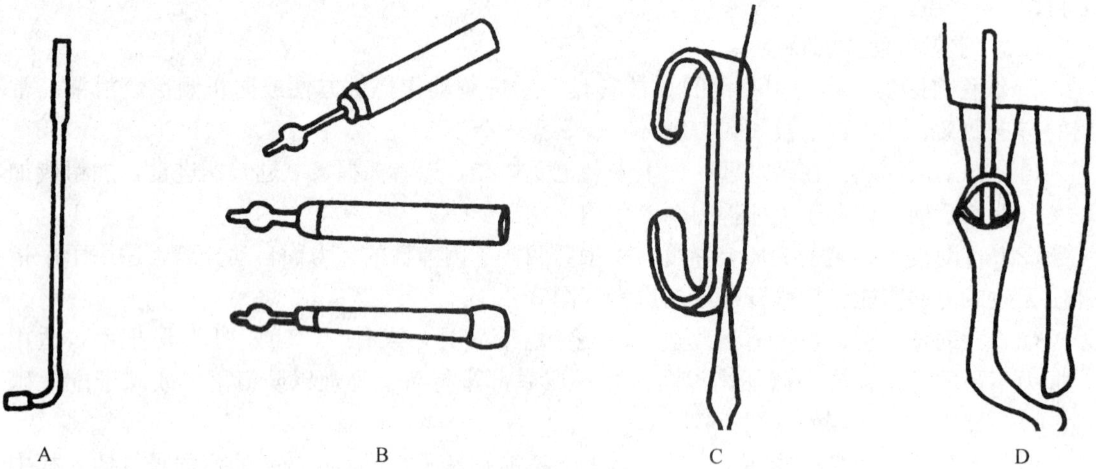

图 3-12　穿着自助具

A. 穿衣棒；B. 系扣钩；C. 拉锁环；D. 穿袜自助器。

3. 修饰和梳洗自助具常用的有自助剃须刀、自助牙刷、自助指甲剪、自助梳子、自助洗澡具等。

（1）自助剃须刀：将 3 个连在一起的金属指套套在中指、示指和无名指上，将剃须刀固定在中指掌侧面，以便握力丧失者使用（图 3-13A）。

（2）自助指甲剪：于指甲剪下部粘上两个吸盘，固定在台上，使用时可用单手或下颏操作（图 3-13B）。

（3）自助牙刷：普通牙刷绑上木条作手柄，使用时将其手柄插入多用生活袖套和 U 形塑料夹中，适用于握力丧失者；或在头部用螺丝钉连接两个普通牙刷，分别分向两边，两把牙刷可通过板条顶端的连接处随意变换各种不同角度（图 3-13C）。

（4）自助梳子与镜子：患者活动范围受限，手达不到头时使用。延长把的梳子、镜子或把上配有 C 形夹，以及把柄用蛇形管制成的梳子、镜子，便于握持，角度按需要而改变。

（5）自助洗澡具：毛巾两端加双环，洗澡刷加长把，定制的抓肥皂用手套，这类自助具适合手握功能较差的患者。擦洗后背较困难时，常用倒“U”形长柄洗澡刷。

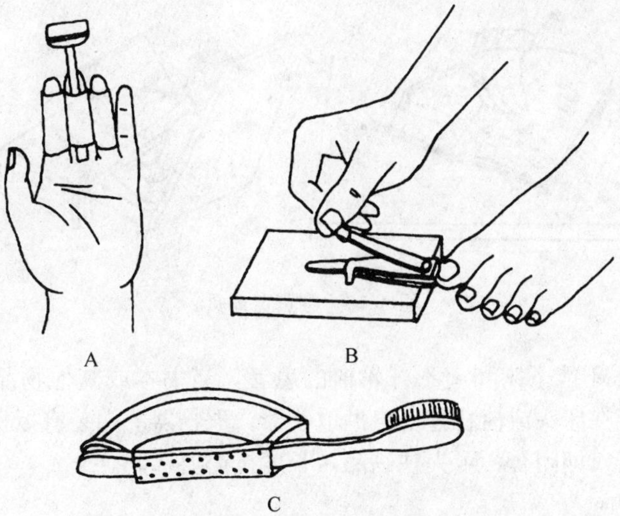

图 3-13　梳洗修饰自助具

A. 自助剃须刀；B. 自助指甲剪；C. 自助牙刷。

4. 阅读书写自助具

（1）持笔自助具：将笔套在附有自动粘贴带的小带中，绑在手掌上，帮助手指软弱者使用（图 3-14A、B、D）。

（2）加粗笔：用橡皮圈、泡沫胶、乳胶、弹性布条等固定和加粗笔杆，以便握持困难的患者使用（图 3-14C）。

（3）翻页自助具：将一根末端为橡胶的金属棒插入万能袖带或环绕手掌翻书，适用于手指功能丧失的患者；四肢瘫患者则用口含末端为橡胶的金属棒翻书（图 3-15）。

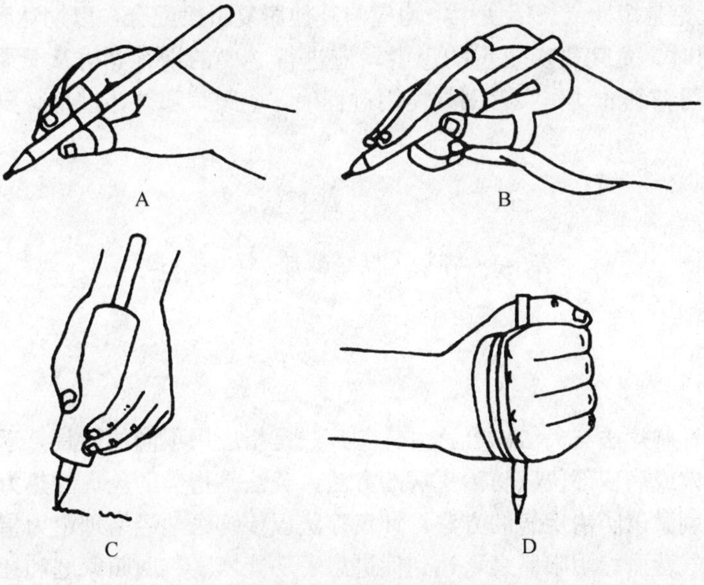

图 3-14　书写自助具

A、B、D. 执笔自助具；C. 加粗笔。

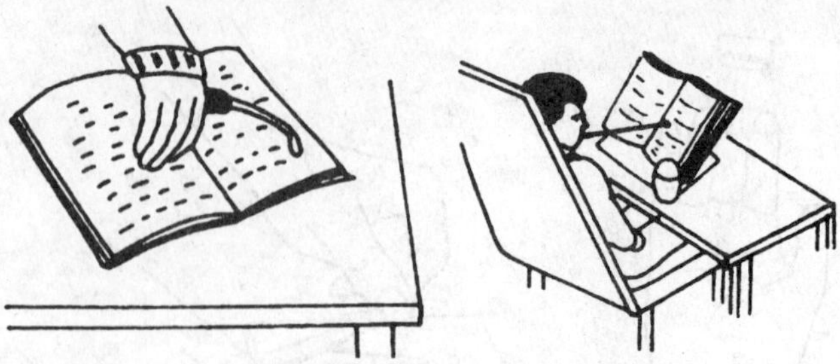

图 3-15　翻页自助具

5. 自助取物器　不能下床和离不开轮椅的患者，当书本或其他物品掉在地面上时，难以自行拾起，此时应在床头或椅背挂上自助取物器。取物器一端装有扳机控制把，当扣动扳机时，另一端叉状开口即闭合，可夹住物品，长度按需要选制。

6. 排便自助器

（1）肛门刺激器：排便功能障碍者手持刺激器，刺激肛门排便，也可在刺激器顶部插入肛门栓子。

（2）大便纸夹持器：可夹持便纸拭擦肛门。

（3）助起式便器：下肢力弱或年老体弱患者久坐难以起立，可用助起式便器起立。两上肢按压便器两侧横杆，座圈即抬起，有助于患者起立。

（4）开启式尿袋开关：手部力弱的患者拉开自己尿袋的开启式管钳，即利用杠杆原理用少许力气就可以开放尿管。

7. 文娱自助器　如扑克牌夹持器，为了让手指功能差的患者也能玩牌，设计条状器具，可将扑克牌插于其中，需要时取出。

（三）自助具使用的注意事项

1. 自助具无论是短期或长期使用，均应与其他康复手段配合，以期达到最佳康复效果。

2. 开始使用时，尤其残疾较重的患者，应进行必要的训练，可从日常生活（如进食）开始，再逐步练习精细的动作。自助具使用过程中，应跟踪随访并进行必要的调整或更换。

（蹇　睿　干锦华）

第六节　传统康复疗法

一、针灸疗法

针灸疗法是针刺疗法与灸法的合称。针刺疗法是指应用不同的针具，运用不同的操作手法刺激人体的腧穴或病变部位以防治疾病的方法。灸法是指借助灸火的热力通过烧灼或熏烤对人体施以温热刺激以防治疾病的方法。针灸疗法以传统医学经络理论为指导，运用针刺和艾灸调节人体卫气营血、阴阳盛衰，达到促进患者功能恢复、回归家庭和社会的目的。

（一）针灸疗法的治疗原理

1. 调和阴阳　调和阴阳是针灸治疗的根本目的，即使机体从阴阳失衡的状态向阴阳平衡的状态转化。

2. 扶正祛邪　根据中医学辨证施治的原则，在针刺治疗时分别采用补虚或泻实的手法，通过扶助人体正气，增强和提高人体抵抗疾病的能力，从而达到邪去正安的目的。

3. 疏通经络　人体经络系统具有运行气血、沟通表里、调节脏腑组织功能活动的作用。针灸治疗时通过作用于人体相应的腧穴、经络，从而调整气机、疏通淤滞、调和气血以治疗疾病。

4. 行气活血　传统医学认为“气为血之帅，血为气之母”，针灸疗法通过行气以助血行。

（二）针灸疗法的处方原则

制订针灸处方是实施针灸疗法的第一步，包括取穴法和配穴法。制订处方时要坚持以下原则：辨证施治、补虚泻实、清热温寒、治标与治本、整体与局部。

（三）针刺操作方法

常用的针刺技术包括毫针、皮肤针、耳针、三棱针、电针、穴位注射等，其中临床最常用的是毫针疗法。毫针疗法的基本操作步骤包括进针、行针、留针、出针。

1. 进针　将消毒备用的毫针准确地刺进皮肤，进入到治疗所需要的深度。常用进针手法有四种：指切进针法、夹持进针法、提捏进针法、舒张进针法。

2. 行针　进针后为了使患者产生针感而施行一定的手法称为行针。行针的基本手法有提插法和捻转法两种，另外还有一些辅助行针手法，如循法、弹法、刮法、摇法、飞法、震颤法等。

3. 留针　行针得气（即产生针感）后，将毫针保留在针刺部位，一般约 30 分钟，也可以根据病情采取不留针或久留针。

4. 出针　将毫针从体内拔出的过程，可以在出针时根据病情施以一定的补泻手法。

（四）灸法

灸法主要借助灸火的热力给人体以温热刺激，通过经络的作用防治疾病。《医学入门·针灸》中有“药之不及，针之不到，必须灸之”的说法。常用的施灸材料是艾绒，艾灸又有以下常用操作技术：

1. 艾炷灸　将纯净的艾绒用手搓捏成大小不等的圆锥形艾炷，置于施灸部位点燃而治病。常用的艾炷可如麦粒、莲子大小。

2. 艾条灸　取纯净的艾绒用桑皮纸卷成直径约 1.5 cm 的艾条，用艾条点燃后熏烤治疗部位的方法。又有雀啄灸、回旋灸等常用操作技术。

3. 温针灸　是毫针针刺与艾条灸相结合的一种治疗技术，适于既需要留针又适宜用艾灸的病症。在毫针针刺“得气”留针时，把约 2 cm 长的艾条点燃后插在针柄上，让艾条的热力通过毫针传入体内。

4. 隔姜灸　把鲜姜切成直径约 2～3 cm、厚度约 0.2～0.3 cm 的薄片，中间以针刺出小孔，然后把姜片置于施灸部位，再将艾炷放在姜片上点燃施灸。

灸法的适应证多以虚证、寒证、阴证为主。

二、推拿疗法

运用传统医学推拿手法在患者体表特定部位通过手或器械、以力的形式作用于人体，使经脉疏通、气血调和、促进身心健康的一种疗法。

1. 作用机制　推拿疗法有疏通经络、促进气血运行、调节脏腑功能、强筋骨利关节、整骨复位、增强抗病能力等作用机制。

2. 手法要求　手法要求“深透”，即手法的力量必须要能透过体表、到达疾病所在部位。只有“深透”的手法才能发挥临床治疗作用，而要使手法“深透”就必须做到准确、有力、持久、均匀、柔和。

3. 常用手法及适应证　常用手法有推法、拿法、按法、压法、点法、揉法、擦法、搓法、捏法、抖法、摇法、扳法、击法、敲法、拔伸法等。

三、其他传统疗法

1. 传统体育康复法　传统体育以强身健体、康复身心为主要目标，主要的运动形式有太极拳、气功、五禽戏、八段锦、易筋经等。作用机制是增强正气、祛除病邪；调节精神、改善功能；疏通经络、舒筋活血。

2. 饮食疗法　指通过改变饮食的品种、结构、烹饪方法等来防治疾病。作用机制源于传统医学的“食药同源”、“药食同用”的观念。其基本方法是针对不同的患者选取有相应治疗作用的食物，配以适当的辅料制成一定的饮食，供患者在合适时候食用。对身体虚弱、食欲不佳的患者尤其适合。

3. 调摄情志疗法　广义的调摄情志疗法指具有中医特色的心理疗法，包括五志相胜疗法、言语开导疗法、清心静神疗法、疏导宣泄疗法、生活娱乐疗法、私欲节制疗法。狭义的调摄情志疗法就是“五志相胜疗法”，即根据五行相生相克的原理来调节人的情绪、维护身心健康的心理疗法。五志相胜疗法的常用操作方法有：恐胜喜疗法、怒胜思疗法、喜胜忧疗法、思胜恐疗法、悲胜怒疗法。适应证与心理治疗相似。

（刘　曦　董文斌）

思考题

1. 运动疗法有哪些基本种类？
2. 运动疗法有哪些治疗作用？
3. 运动处方包括哪些要素？制订运动处方时需要注意哪些问题？
4. 作业疗法有哪些治疗作用？
5. 矫形器的功能有哪些？

实训二　增强肌力及关节活动度训练

【目的】

1. 掌握徒手肌力训练的方法。
2. 掌握关节活动度训练的方法。
3. 熟悉康复运动器械的使用方法。

【用物】

治疗床、治疗台、悬吊牵引装置、座椅、肩轮、肋木、吊环、杠铃、沙袋、拉力器、滑车、握力器、训练椅、肩关节旋转器、体操棒等。

【步骤】

第一节　增强肌力训练

一、徒手肌力训练

（一）徒手助力运动训练

学生两人一组，一人扮演患者，另一人扮演治疗者，进行徒手肌力训练，然后角色互换。

1. 股四头肌助力运动　患者取侧卧位，训练侧下肢在下，屈膝。治疗者面向患者，一手托起其上方下肢，让患者主动伸下方下肢膝关节，另一手在下方小腿前方施加轻微阻力，随着肌力增加，患者能抗重力完成部分范围的伸膝动作时，在最后伸膝范围给予助力。

2. 其他肌群助力运动依此类推，要注意随着主动运动能力的改善，治疗者给予的帮助要逐渐减少，通常只给予最低限度的助力。

（二）主动运动训练

教师示范肌肉主动等张运动及等长运动训练方法，学生分组练习。

（三）徒手抗阻运动训练

学生两人一组，一人扮演患者，另一人扮演治疗者，进行徒手肌力训练，然后角色互换。

1. 肩部肌群

（1）增强肩前屈肌群肌力训练：患者取仰卧位，上肢伸直，放在身体两侧。治疗者面向患者，一手托住患者前臂远端掌侧，另一手放在肱骨远端并向下施加阻力，嘱患者抗阻力尽力全范围前屈肩关节（图 3-16A）。

（2）增强肩后伸肌群肌力训练：患者取俯卧位，上肢伸直，放在身体两侧。治疗者面向患者，一手放在其肩后固定肩胛骨，另一手放在其肱骨远端并向下施加阻力，嘱患者抗阻力尽力全范围后伸肩关节。

（3）增强肩外展肌群肌力训练：患者取仰卧位，上肢放在身体两侧，屈肘 90°，前臂中立位。治疗者面向患者，一手放在患者肱骨远端外侧并向内施加阻力，另一手握住其前臂远

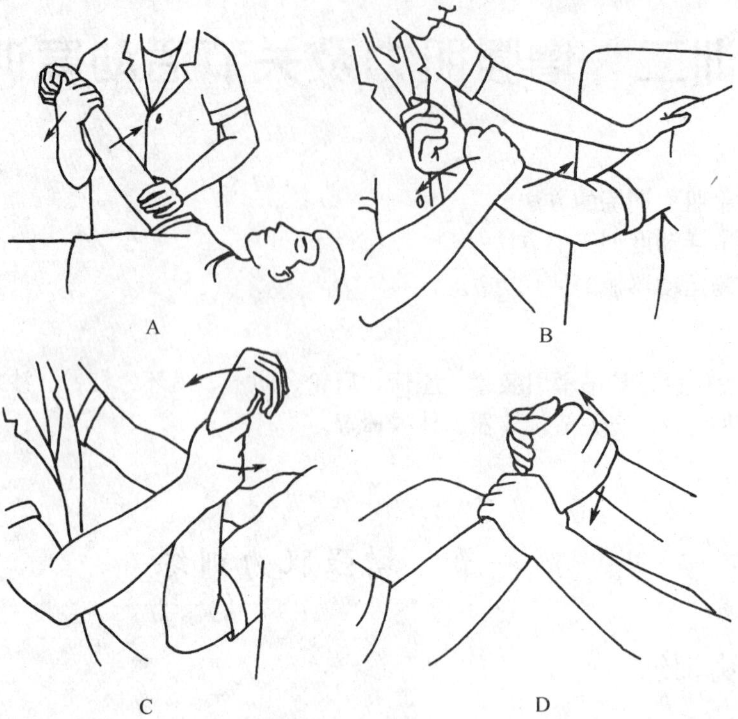

图 3-16　增强上肢肌群肌力训练

A. 肩部肌群训练；B. 增强屈肘肌群肌力训练；C. 增强伸肘肌群肌力训练；D. 增强屈腕肌群肌力训练。

端掌侧，以保持稳定，嘱患者抗阻力尽力全范围外展上肢。

（4）增强肩内收肌群肌力训练：患者取仰卧位，肩关节外展 90°，屈肘 90°，前臂中立位。治疗者面向患者，一手放在患者肩后固定肩胛骨，另一手放在其肱骨远端内侧并向外施加阻力，嘱患者抗阻力尽力全范围内收上肢。

（5）增强肩内旋肌群肌力训练：患者取仰卧位，肩关节外展 90°，屈肘 90°，肘部放在床面，前臂垂直于床面。治疗者面向患者，一手放在患者肘关节内侧保持稳定，另一手握住其前臂尺侧远端并向头的方向施加阻力，嘱患者抗阻力尽力全范围内旋肩关节。

（6）增强肩外旋肌群肌力训练：患者取仰卧位，肩外展 90°，屈肘 90°，肘部放在床面。治疗者面向患者，一手放在患者肘关节内侧保持稳定，另一手握住其前臂远端背侧并向足的方向施加阻力，嘱患者抗阻力尽力全范围外旋肩关节。

（7）增强上提肩胛骨肌群肌力训练：患者取坐位，上肢放在身体两侧。治疗者站在患者身后，双手放在患者两侧肩部，四指在前，拇指在后，向下施加阻力，嘱患者抗阻力尽力双肩同时上抬。

2. 肘部肌群

（1）增强屈肘肌群肌力训练：患者取坐位，上肢放在身体两侧，稍屈肘，前臂旋后。治疗者面向患者站立，一手放在其肩部，固定肱骨，另一手握住患者前臂远端并向足的方向施加阻力，嘱患者抗阻力尽力全范围屈肘关节（图 3-16B）。

（2）增强伸肘肌群肌力训练：患者取仰卧位，上肢放在身体两侧，肘下垫一毛巾卷，前臂旋前位垂直于床面。治疗者面向患者站立，一手放在肱骨远端背侧，固定肱骨，另一手握住前臂远端背侧并向头的方向施加阻力，嘱患者抗阻力尽力全范围伸肘关节（图

3-16C）。

（3）增强前臂旋前或旋后肌群肌力训练：患者取仰卧位，上肢放在身体两侧，稍外展，屈肘，前臂旋中立位垂直于床面。治疗者面向患者站立，双手交叉夹握患者前臂远端，当进行增强前臂旋前肌群肌力训练时，固定患者掌侧的手向其背侧施加阻力，当进行增强前臂旋后肌群肌力训练时，固定患者背侧的手向其掌侧施加阻力，嘱患者抗阻力尽力全范围旋前或旋后。

3. 腕部、手部肌群

（1）增强屈腕肌群肌力训练：患者坐位，前置一桌，前臂旋后放在桌上。治疗者面向患者，一手放在患者前臂远端掌侧，固定前臂，一手握住患者手掌并向桌面施加阻力，嘱患者抗阻力尽力全范围屈腕（图 3-16D）。

（2）增强伸腕肌群肌力训练：患者坐位，前置一桌，前臂旋前放在桌上。治疗者面向患者，一手放在患者前臂远端背侧，固定前臂，一手握住患者手背并向桌面施加阻力，嘱患者抗阻力尽力全范围伸腕。

（3）增强腕桡侧偏或尺侧偏肌群肌力训练：患者坐位，前置一桌，前臂旋前放在桌上。治疗者面向患者：一手放在患者前臂远端背侧，固定前臂，当进行增强腕桡侧偏肌群肌力训练时，另一手放在患者第 1 掌骨桡侧并向尺侧施加阻力，当进行增强腕尺侧偏肌群肌力训练时，另一手放在患者第 5 掌骨尺侧并向桡侧施加阻力，嘱患者抗阻力尽力全范围桡侧偏或尺侧偏。

（4）增强屈指肌群肌力训练：患者坐位，前置一桌，前臂中立位放在桌上。治疗者面向患者，一手握住患者指间关节近端，固定近端指骨，另一手握住患者指间关节的远端并向指背施加阻力，嘱患者抗阻力尽力全范围屈曲指间关节。

（5）增强屈掌指关节肌群肌力训练：患者坐位，前置一桌，前臂旋后放在桌上。治疗者面向患者，一手握住患者掌骨，另一手握住其近端指骨掌面并向下施加阻力，嘱患者保持指间关节伸直，并抗阻力尽力全范围屈曲掌指关节。

（6）增强对掌肌群肌力训练：患者坐位，前置一桌，前臂旋后放在桌上，拇指与小指对掌。治疗者面向患者，双手分别握住患者拇指与小指掌侧，并向外侧施加阻力，嘱患者抗阻力尽力对掌。

4. 髋部肌群

（1）增强屈髋肌群肌力训练：患者取仰卧位，下肢屈髋屈膝。治疗者面向患者，双手托起患者下肢屈髋，屈膝 90°，一手托住患者足跟以及踝关节，另一手放在患者大腿远端，向其足的方向施加阻力，嘱患者抗阻力全范围屈髋（图 3-17A）。也可在坐位进行，治疗者一手在髂前上棘处固定骨盆，另一手放在股骨远端并向下施加阻力，患者抗阻力全范围屈髋。

（2）增强髋后伸肌群肌力训练：患者取俯卧卧位，双下肢伸直。治疗者面向患者，一手及前臂放在患者臂部固定骨盆，另一手放在患者小腿远端上方并向下施加阻力，嘱患者抗阻力尽力全范围伸髋（图 3-17B）。

（3）增强髋外展肌群肌力训练：患者取仰卧位，双下肢伸直。治疗者面向患者，一手放在患者髂前上棘处固定骨盆，另一手放在其大腿远端外侧并向内侧施加阻力，嘱患者抗阻力尽力全范围外展髋关节。

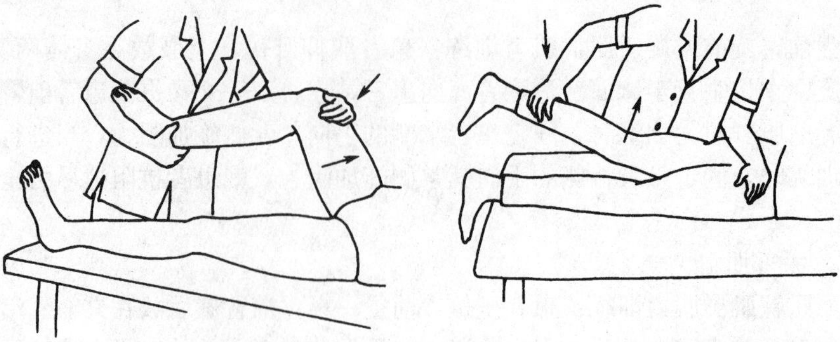

A B

图 3-17　增强髋部肌群肌力训练

A. 增强屈髋肌群肌力训练；B. 增强髋后伸肌群肌力训练。

5. 膝部肌群

(1) 增强屈膝肌群肌力训练：患者取俯卧位，双下肢伸直。治疗者面向患者，一手放在患者臀部固定骨盆，另一手放在其小腿远端并向下施加阻力，嘱患者抗阻力尽力全范围屈膝（图 3-18A）。

(2) 增强伸膝肌群肌力训练：患者坐位，双下肢自然下垂，大腿下方放一毛巾卷，治疗者面向患者，一手放在患者膝关节上方固定股骨，另一手放在其小腿远端并向后施加阻力，嘱患者抗阻力尽力全范围伸膝（图 3-18B）。

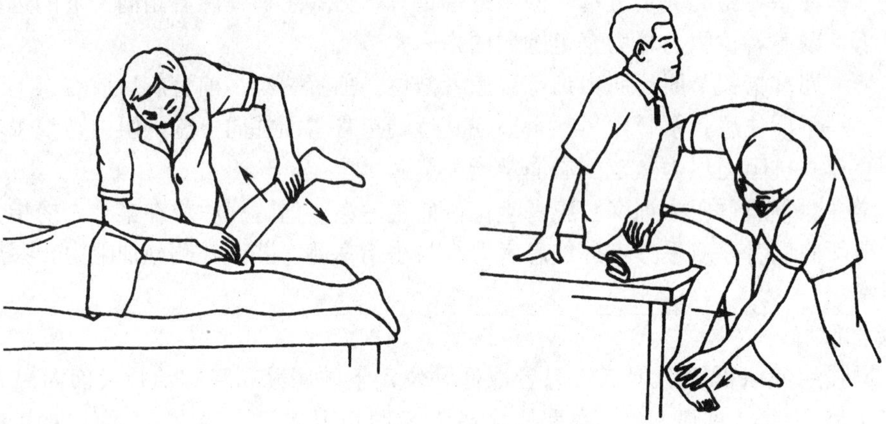

A B

图 3-18　增强膝部肌群肌力训练

A. 增强屈膝肌群肌力训练；B. 增强伸膝肌群肌力训练。

6. 踝部肌群

(1) 增强踝背伸肌群肌力训练：患者取仰卧位，腘窝下垫薄枕使膝关节微屈，踝关节处于中立位。治疗者面向患者，一手握住患者足跟，另一手放在其足背并向足底施加阻力，嘱患者抗阻力尽力全范围背伸踝部（图 3-19A）。

(2) 增强踝屈肌群肌力训练：患者取仰卧位，腘窝下垫薄枕使膝关节微屈，踝关节处于中立位。治疗者面向患者，一手放在患者小腿近端固定胫骨，另一手握住足跟，前臂掌侧抵住其足底向足背方向施加阻力，嘱患者抗阻力尽力全范围屈踝（图 3-19B）。

（3）增强足内翻或外翻肌群肌力训练：患者取坐位，双下肢自然下垂，双足放在治疗者的大腿上。治疗者坐位面向患者，一手握住患者小腿远端，当进行增强内翻肌群肌力训练时，另一手握住患者足的内侧缘并向外侧施加阻力，当进行增强外翻肌群肌力训练时，另一手握住患者足的外侧缘并向内侧施加阻力，嘱患者抗阻力尽力全范围外翻或内翻足。

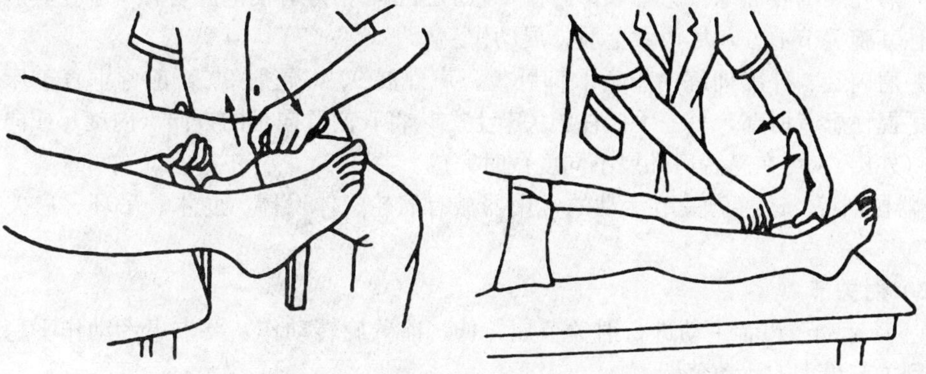

A　　　　　　B

图 3-19　增强踝部肌群肌力训练

A. 增强踝背伸肌群肌力训练；B. 增强踝屈肌群肌力训练。

二、运用运动器械进行肌力训练

（一）常用运动康复器械

教师向学生讲解常用运动康复器械的作用及使用方法。

（二）运用运动器械进行助力运动

1. 悬吊助力运动　利用悬吊装置，悬吊运动肢体，以减轻肢体自身重量，在水平面上进行运动训练。根据训练部位选择合适的体位，依次进行肩部内收、外展、屈、伸、内旋、外旋运动，髋内收、外展运动，髋屈、伸运动，膝屈、伸运动，肘屈、伸运动。

2. 运用其他运动器械进行助力运动　利用平板、滑面等支撑患者肢体并减少运动中的摩擦进行运动训练，或用滑车、重锤等在垂直面上进行助力运动。

（三）运用运动器械进行抗阻运动

根据条件选用哑铃、墙壁拉力器、握力器、沙袋、弹簧、训练椅、杠铃进行上、下肢各肌群训练。

第二节　关节活动度训练

一、上肢关节活动度训练

（一）肩关节

1. 主动运动　患者主动进行肩前屈、后伸、内收、外展、旋内、旋外等肩关节基本动作，要求患者动作平稳，每个动作达到关节最大的活动范围。

2. 被动运动

（1）肩前屈训练：患者取仰卧位，治疗者一手托住患者手部，另一手抓住患者肘关节下方，将其上肢抬离床面直达肩关节前屈最大范围。

（2）肩后伸训练：患者取侧卧位，治疗者位于患者身后，一手托其前臂，另一手放在肩部，将肩关节后伸达最大范围。

（3）肩外展内收训练：患者取仰卧位，患肘屈曲，治疗者面向患者，一手托其肘部，另一手抓住其腕关节上方，尽力做上肢外展动作。

（4）肩内旋、外旋训练：患者取仰卧位，肩外展 90°，屈肘 90°，前臂垂直于床面，治疗者一手握住患者肘部，另一手抓住腕关节上方，将其前臂向足的方向（内旋）或向头的方向转动（外旋），可在患者肩外展不同度数时完成。

3. 器械训练　改善肩关节活动的常用器械有肩轮、体操棒、肋木、吊环、肩关节旋转器等。

（二）肘关节

1. 主动运动　患者主动进行肘关节屈、伸，前臂旋转动作，要求患者动作平稳，每个动作达到关节最大的活动范围。

2. 被动运动

（1）屈伸训练：患者取仰卧位，上肢自然放在身体两侧，肘窝向上，治疗者于床边一手握患者肘后部，另一手握其前臂远端，做肘屈曲、伸展动作。

（2）前臂旋转训练：患者取仰卧位，上肢自然放在身体两侧，屈肘 90°，治疗者于床边一手托患者肘后部，另一手握其前臂远端，做前臂旋前（向内侧转动前臂）动作和旋后（向外侧转动前臂）动作。

3. 器械训练　改善患者肘关节及前臂关节活动的器械最常用的有前臂旋转牵引器、肘屈伸牵引椅等。

（三）腕关节

1. 主动运动　患者主动进行腕的掌屈、背伸、尺偏、桡偏运动及腕的环绕动作，要求患者动作平稳，每个动作达到关节最大的活动范围。

2. 被动运动　患者仰卧，屈肘 90°，治疗者于床边一手握患者前臂远端，另一手握其掌骨，分别做腕的掌屈、背伸、尺偏、桡偏运动及腕的环绕动作。

3. 器械训练　改善腕关节活动的基本器械有体操球、腕屈伸牵引架等。

（四）手部腕掌及腕骨间关节、手指间关节

1. 主动运动　患者主动进行手部各关节的对掌、对指、指屈伸运动，要求动作平稳，每个动作达到关节最大的活动范围。

2. 被动运动　患者取仰卧位或坐位，治疗者双手握其手部，拇指放在患者手背，指向肘部，其余四指放在患者掌部，双手同时将腕骨和掌骨向手掌方向运动，然后还原。患者取仰卧位或坐位，治疗者一手固定其掌部，另一手活动其手近端指间关节。

3. 器械训练　改善患者手部关节活动的器械有分指板、分拇圆锥、拇指外展牵引架、拇指屈伸牵引架、屈指伸指牵引架等。

二、下肢关节活动度训练

（一）髋膝关节

1. 主动活动　患者坐在椅子上，上抬大腿并屈髋、屈膝，站起伸髋伸膝；患者侧方站立，手扶栏杆，先由外向内再由内向外来回摆动，完成髋的外展内收；患者站在原地做圆周走动，一侧髋内旋，另一侧髋外旋；取坐位，主动屈伸膝关节。

2. 被动活动

（1）屈髋、屈膝训练：患者取仰卧位，治疗者站在患者一侧下肢旁，一手握住患者腘窝部，另一手托其足跟，双手同时将下肢抬起，然后托住患者腘窝的手放在膝外侧，做屈髋屈膝动作。

（2）后伸髋训练：患者取侧卧位，下方下肢稍屈髋、屈膝，上方下肢后伸。治疗者站在患者身后，一手放在其骨盆处固定骨盆，另一手放在其上方下肢膝部的内侧，托住下肢做髋关节后伸动作。

（3）髋的外展训练：患者取仰卧位，下肢中立位。治疗者站在患者下肢一侧，一手放在其腘窝托住大腿，另一手放在其踝后方托住小腿，双手同时做下肢外展动作。

（4）髋关节旋转训练：患者取仰卧位，治疗者站在患者下肢一侧，一手放在其小腿后方，将下肢托至屈膝 90°，另一手放在膝外侧避免大腿外展，托起患者小腿的手将小腿向外（髋内旋）运动或向内（髋外旋）运动。

3. 器械训练　改善膝关节活动的常用器械为屈膝牵引架。

（二）踝及足关节

1. 主动运动　患者取坐位，小腿悬垂，主动做跖屈、踝背伸、踝内翻和外翻动作。

2. 被动运动

（1）踝背伸训练：患者取仰卧位，踝中立位。治疗者站在患者足侧，一手握住其小腿远端，另一手托住其足跟，前臂掌侧抵住足底，活动时托住足跟的手将足跟稍向远端牵引，同时前臂施加压力，将足压向头端。

（2）内翻、外翻训练：患者取仰卧位，踝中立位。治疗者站在患者足外侧，一手握住患者小腿远端，另一手拇指和其余四指分别握住患者足跟两侧，前臂掌侧抵住其足底，内翻时将患者足跟向内侧转动，外翻时将患者足跟向外侧转动。

（3）跗跖关节旋转训练：患者取仰卧位，踝中立位。治疗者站在患者足外侧，一手握住患者足跟，另一手放在其跗跖关节处，活动时握住足跟的手不动，放在跗跖关节处的手将跖骨先向足跟方向转动，再向足背方向转动。

（4）跗跖关节屈曲训练：患者取仰卧位，踝中立位。治疗者站在患者足外侧，一手握住患者跖骨，另一手放在其近节趾骨处，活动时握住患者跖骨的手不动，放在其近节趾骨处的手将足趾向足底方向或足背方向活动。

3. 器械训练　改善踝关节活动的常用器械有：踝背伸垫块，踝屈伸练习器，踝内翻、外翻练习器等。

【注意事项】

一、进行肌力训练时的注意事项

1. 选择正确的训练方法，根据现有肌力等级选择运动方法。

2. 科学地调节运动量和频度，以训练后第二天患者不感到疲劳和疼痛为宜。

3. 促使患者积极参与，避免代偿动作。

4. 防止患者损伤，避免疼痛及心血管不良反应。

二、进行关节活动度训练时的注意事项

患者应早期多次反复进行训练或持续较长的时间，避免牵拉过度活动的关节，注意观察患者的疼痛反应。

（傅　静）

第四章　常用康复护理技术

学习目标

掌握　常用体位、膀胱功能训练方法、排痰技术、吞咽训练方法、日常生活活动能力训练、肠道护理技术

熟悉　各种训练的注意事项

了解　心理康复护理技术

随着社会文化经济的发展，人们对健康的认识日益提高，对护理工作也提出了更高的要求，一般的护理技术已远远不能满足康复医学的需要，而与康复医学相适应的康复护理，是对康复对象实施一般护理技术的同时，还采取了适合康复要求的各种专门护理和功能训练技术，以提高患者生活自理能力，减轻残疾的影响，避免并发症和继发性残疾的发生，使患者最大限度地恢复功能，争取早日重返社会。

第一节　常用体位

体位一般指人的身体位置，在临床上通常指的是根据治疗、护理和康复的需要所采取并保持的身体姿势和位置。实施康复护理治疗时，针对疾病的特点选取合适的体位，有利于患者功能的康复。

一、良肢位

良肢位是指从康复治疗的角度出发而设计的一种临时性体位。这种专门的体位不仅使患者舒适，还有利于预防或对抗痉挛姿势的出现、保护关节及早期诱发肢体的分离活动。

（一）偏瘫患者良肢位

1. 患侧卧位　患侧在下，健侧在上。患侧肩前伸并避免受压，前臂旋后，肘、腕关节伸展，掌心向上，手指伸展。健侧上肢随意放置。患侧下肢在后，髋关节伸展，膝关节微屈。健侧下肢屈曲向前，膝关节屈曲置于支撑枕上，注意不要挤压患侧下肢（图 4-1）。

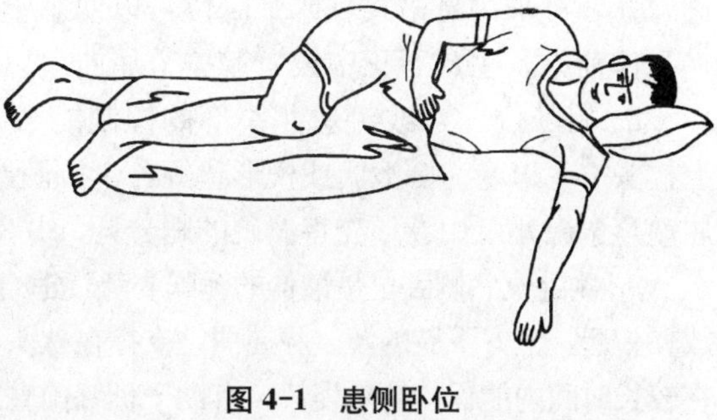

图 4-1　患侧卧位

2. 健侧卧位　健侧在下，患侧在上。患侧肩前伸，肘、腕、指关节保持伸展，置于胸前软枕头上，上肢向头顶方向上举约 100°。健侧上肢自然屈曲，放置于胸腹前。患侧髋、

膝关节略屈曲置于另一软枕上，被动背屈踝关节。健侧下肢自然平放于床上，轻度伸髋屈膝（图 4-2）。

3. 仰卧位　头部置于枕上，枕头不宜过高，患侧肩部垫软枕，使患肩前屈，防止患肩后缩，且肩关节外展 45°，肘关节伸展，前臂旋后，整个上肢置于枕头上，腕关节和手指伸展，掌心向上。患侧臀部和大腿外侧放一支撑枕，髋关节稍向内旋，防止患腿外旋。膝关节稍弯曲（可垫一小枕）；足底避免接触任何支撑物（图 4-3）。

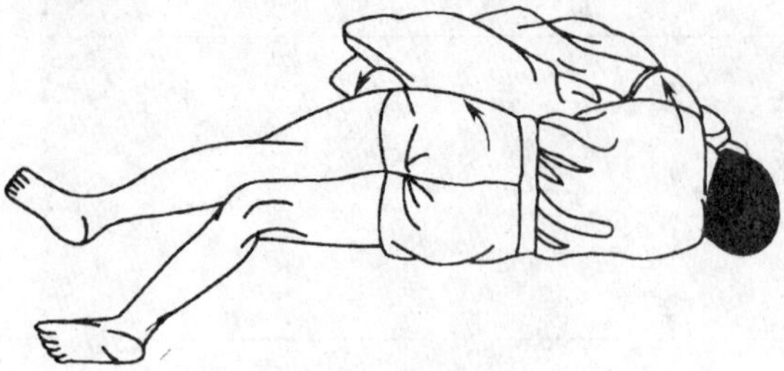

图 4-2　健侧卧位

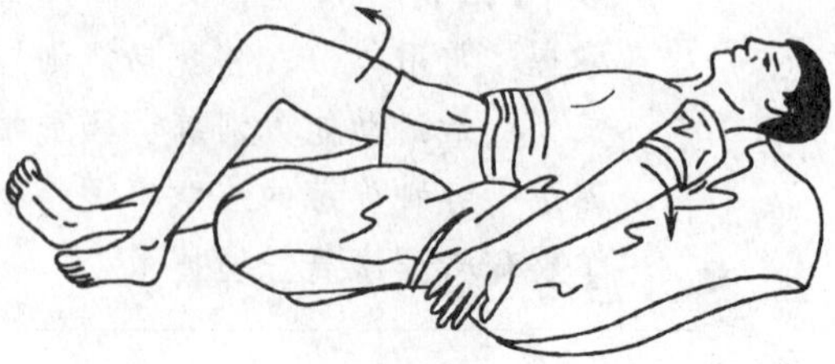

图 4-3　仰卧位

（二）四肢瘫患者良肢位

1. 仰卧位　上肢：双肩下垫枕，确保不致后缩。双上肢放于身体两侧枕上，肘关节处于伸展位，腕关节背伸约 45°以上功能位。手指自然屈曲，颈髓损伤者可握毛巾卷，以防功能丧失形成“猿手”。下肢：双髋关节伸展，两腿间放 1～2 个软枕保持髋关节轻度外展，踝关节背屈 90°，用小枕垫踝，防止足后跟受压。

2. 侧卧位　上肢：双肩向前伸呈屈曲位，一侧肩胛骨着床，肘关节屈曲，下方前臂旋后，上方前臂放在胸前软枕上，腕关节伸展，手指自然屈曲，躯干后部置软枕支撑。下肢：下方髋、膝关节伸展，踝关节背屈、足趾伸展；上方髋关节屈曲约 20°，膝关节屈曲约 60°放于软枕上，踝关节下可垫一枕，以免踝关节跖屈内翻。

（三）截瘫患者良肢位

1. 仰卧位　肩、上肢、膝、踝下及两腿间垫枕，肩放置于内收位、中立位或前伸位，伸肘，用毛巾卷将腕关节保持 40°背伸位，指稍屈曲，拇指对掌。

2. 侧卧位　下方的上肢肩前伸，肘伸展，前臂旋后。上方的上肢肩前伸，稍屈肘，前臂旋前，胸前部和上肢间放一枕。双下肢稍屈髋，屈膝，踝背伸，双下肢间放两枕。背后用长枕靠住，保持侧卧位（行颅骨牵引时，侧卧 40°～60°）。

（四）脑性瘫痪患儿良肢位

1. 仰卧位　脑性瘫痪患儿一般不宜长期采用仰卧姿势，应经常变换卧姿。肌肉紧张亢进患儿，可采用悬吊式软床平卧位，以使躯干屈曲，双肩与两侧骨盆带呈水平位，肩与上肢在身体前方，手放于正中线，髋关节屈曲，以保持头部中位（图 4-4A）。

2. 俯卧位　可改善患儿头部的控制能力，如患儿以整体屈曲模式为主，可在其胸部放上枕头、毛巾卷、圆滚筒或楔形垫等，牵拉髋部屈肌群，以促进头颈和脊柱的伸展。中、重型屈髋痉挛患儿可用卷形物将僵硬的腿分开，并使下肢向下牵拉，以对抗屈曲模式（图 4-4B）。

3. 侧卧位　侧卧位是最佳的睡眠姿势，适合各类脑性瘫痪患儿。患儿双上肢向前伸直，双手放在一起，上方下肢的髋、膝屈曲，支撑在枕头上，使全身放松，在胸部前放置毛巾卷，使患儿在较长时间内能保持这一姿势，有助于训练前臂及手部的控制能力，减轻不正常反射（图 4-4C）。

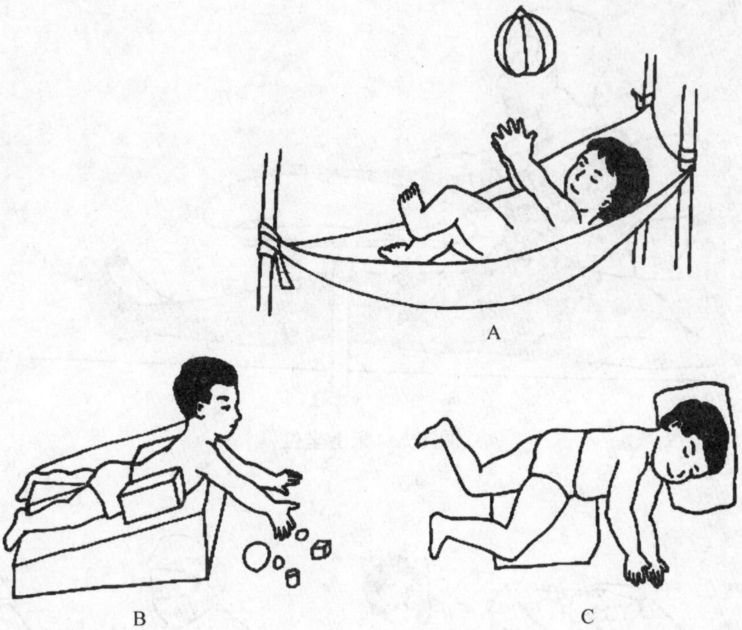

图 4-4　脑瘫患儿良姿位

A. 仰卧位；B. 俯卧位；C. 侧卧位。

二、体位转换

体位转换，又称体位转移（transfer），是指通过一定方式改变身体的姿势或位置的过程。定时变换体位，可促进血液循环，也能预防褥疮、深静脉炎、坠积性肺炎、尿路感染、肌肉萎缩、关节变形和挛缩等并发症。另外具备体位转换能力是人类进行各项活动的重要条件之一。在康复护理训练过程中，需要有体位转换的配合，才能达到康复训练的目的，实现康复治疗及康复护理的预期效果。

（一）坐位训练

1. 床上坐位训练

（1）初练坐位：只要患者病情允许，应尽早坐起。首次取坐位时，不宜取 90°坐位，可用起立平台或靠背架，依次取 30°、45°、60°、80°坐位（或平台直立位），如前一体位能坚持 30 分钟且无明显直立性低血压表现，可过渡到下一体位；如取 80°坐位坚持 30 分钟，则以后取坐位和站位时可不考虑直立性低血压问题。

（2）床上最佳坐位：髋关节屈曲近 90°，脊柱伸展。用枕头牢固支持背部，以帮助患者达到直立坐位。头部无须支持，以便患者学会主动控制头的活动。亦可将上肢放在可调节的跨床小桌上，以抵抗躯干前屈，如屈力很大，可在肘部下方放一枕，以防肘受压（图 4-5）。

（3）床边坐位：以偏瘫患者为例。从患侧坐起时，患者将患腿置于床边外，膝关节屈曲，开始时护理人员给予帮助，或用健腿将患腿抬至床边，然后健侧上肢向前横过身体，同时旋转躯干，健手在患侧推床支撑上身，摆动健腿到床外，帮助完成床边坐位（图 4-6）。从健侧坐起时，先向健侧翻身，健侧上肢屈曲缩至体下，双腿远端垂于床边，头向患侧（上方）侧屈，健侧上肢支撑慢慢坐起。患者由床边坐位躺下，动作程序与上述相反。

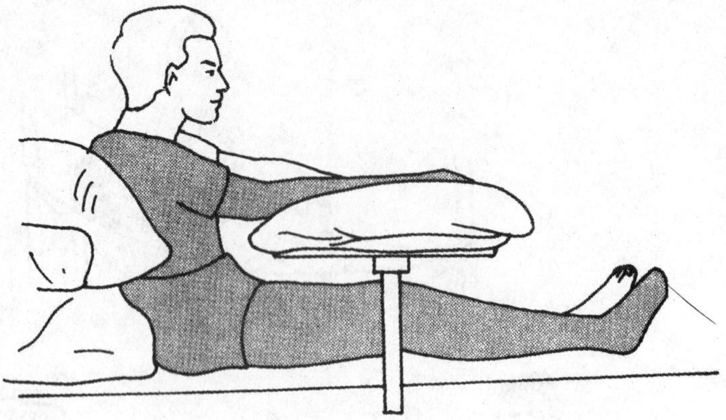

图 4-5 床上坐位

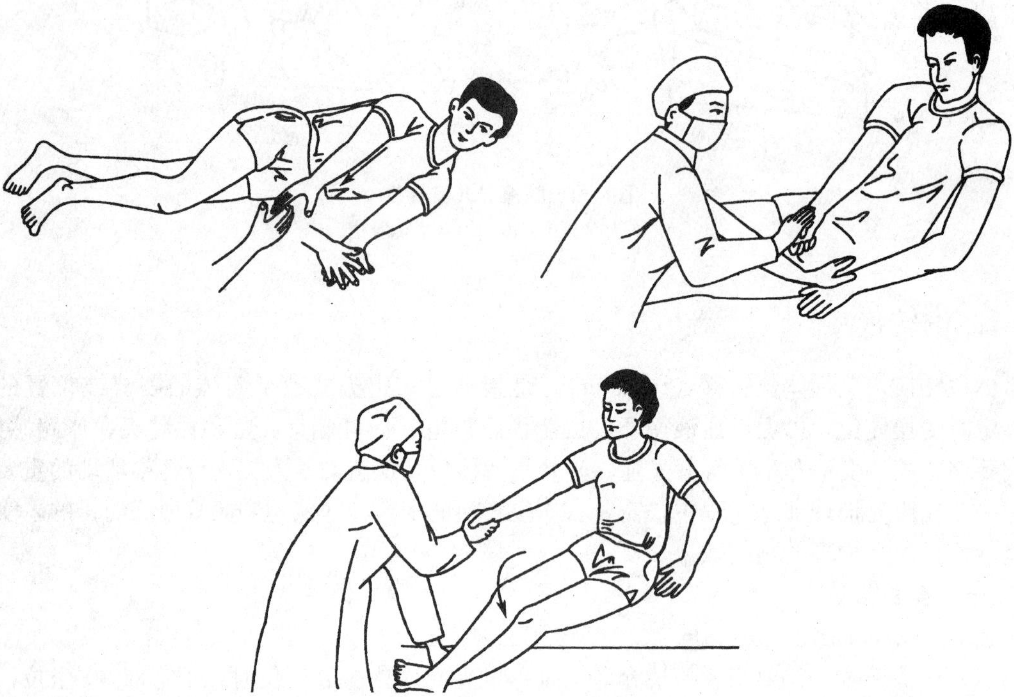

图 4-6 偏瘫患者床边坐起训练

（4）坐位平衡：患者支撑坐在床边，下肢屈曲 90°，双足踏地或支撑板且自然分开，双手放于膝上，护理人员协助调整躯干和头至中间位，当感到无须用力时松开双手，患者可保持数秒再慢慢侧向一边，然后调整身体回到原位，必要时护理人员予以帮助。静态平衡完成后，患者双手交叉相握，向各方向进行不同摆幅的摆动活动，此时即完成自动坐位平衡。前两轮训练后，患者取静坐位能抵抗外力推拉作用，仍保持体位平衡，则完成坐位三级（他动）动态平衡训练。

2. 身体重心向患侧转换训练

护理人员立于患者对面，一手伸入患侧腋下，协助患侧上肢肩胛带上提，肩关节外展、外旋，肘关节伸展，腕关节背伸，患手支撑于床上；护理人员另一手置于健侧躯干或患侧肩部，调整患者姿势，使患侧躯干伸展，身体重心向患侧转移，达到患侧坐位负重的目的。

（二）站立训练

患者坐直，足尖与膝盖成一直线，双上肢握手伸肘，肩充分前伸，躯干前倾，髋关节尽量屈曲，重心从臀部慢慢移至双足上而站立；患者站起后，松开双手，上肢垂于身体两侧，逐渐去除支撑，让患者保持站立，站立时不能有膝过伸和髋后缩。在保持静态站立平衡后，让患者将重心移向患侧，同时双手交叉抓握伸向不同方向，并伴有躯干相应摆动，此时完成自动站立平衡训练；患者能抵抗外力，仍保持站立平衡，则完成三级站立平衡训练。

（三）体位转换训练

1. 体位转换训练方式

根据体位转换过程中主动用力程度可分为以下三种方式。

（1）自动体位转换：指患者不需任何外力帮助，按照自己的意志和生活活动的需要，或根据治疗、护理、康复的要求，以自己的能力变换体位并保持身体的姿势和位置。

（2）助动体位转换：指患者在外力协助下，通过主动努力而完成体位变换的动作，并保持身体的姿势和位置。

（3）被动体位转换：指患者完全依赖外力搬动变换体位，并利用支撑物保持身体的姿势和位置。

2. 体位转换训练要求

（1）根据病情、康复治疗和护理的需要，选择适当的体位及转换的方式、方法和间隔时间，一般每 2 小时体位转换一次。

（2）体位转换前，应向患者及家属说明体位转换的目的和要求，以取得理解和积极配合。

（3）体位转换操作中，动作应协调轻稳，不可拖拉，鼓励患者尽可能发挥自己的残存能力，同时给予必要的协助和指导。对使用导尿管及各种引流管的患者，应该先固定好导管，预防脱落，并保持导管通畅。同时观察患者全身皮肤有无出血点或斑块，局部皮肤有无压红或破溃以及肢体血液循环等情况，发现异常及时处理。

（4）体位转换后，要确保患者舒适、安全，并保持肢体于功能位。必要时使用软枕、海绵垫或其他辅助器具支撑。

3. 体位转换训练方法

体位转换的方法很多，如床上翻身法、床上移动法、从卧位到坐位、从坐位到站立位以及从床到轮椅等方法。

（1）床上翻身法

1）一人协助患者翻身法：①仰卧位到侧卧位：患者仰卧，两手放于腹上（或两手相握并上举），两腿屈曲，先将患者两下肢移向护士一侧床缘，再移动肩和臀部，协助翻身时护士将手扶于患者肩部、膝部，轻轻推患者转向对侧。此方法适用于体重较轻的患者。②仰卧位到俯卧位：以偏瘫患者为例，患者仰卧，健手握住患手置于腹部，健腿放置在患侧腿下，呈交叉状，护理人员站在患者患侧，一手扶患侧肩部，另一只手托于下肢腘窝后，同时将患侧下肢稍抬起缓慢推患者转向健侧卧位，然后将上肢置于头的上方，转运身体到俯卧位，整理使其呈功能位。这种体位变换目的是改善患者脑血管功能状态，促进健侧、患侧协调功能的改善，帮助患者被动运动，防止关节挛缩及畸形。③俯卧位到仰卧位：以偏瘫患者为例，患者俯卧，健手握住患手上举于头上方，护理人员站于患者健侧，一手扶患侧肩部，另一只手扶于患侧髋部，嘱患者抬头缓慢向健侧转运，并尽力举手。护理人员缓慢移动患者肩和髋部，带动患者下肢转运至健侧卧位，再帮助患者转运身体成仰卧位，肢体整理成功能位。

2）二人协助患者翻身法：患者仰卧，双手置于腹上，两护理人员站立在床的同侧，一人托住患者颈肩部和腰部，另一人托住患者臀部和腘窝后，两人同时抬起患者移向自己，然后分别扶住肩、腰、臀、膝部，轻推患者转向对侧。

（2）床上移动法　当病情允许，而患者仍被限制在床上时，即应进行床上撑起和左右、前后转移训练，以增强患者的肌力，提高患者平衡和协调能力。

1）床上横向移动：患者仰卧，双腿屈曲，双脚平放在床上。护理人员一手将患膝下压，并向床尾方向牵拉，另一手扶持患者髋部下方，嘱患者抬臀，并向一侧移动，然后患者移动肩部使身体成直线（图 4-7）。

2）床上坐位向前后移动：患者取坐位，双手交叉前伸，在护理人员帮助下，将重心转移到一侧臀部，再到对侧臀部。一侧负重，对侧向前或向后移动，犹如患者用臀部行走。护理人员站在偏瘫侧，托住患侧大转子部位，帮助患者转移重心以促进“行走”动作（图 4-8）。

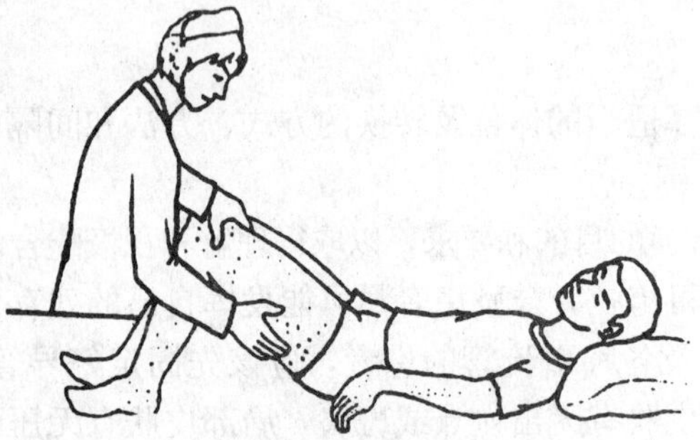

图 4-7　床上横向移动

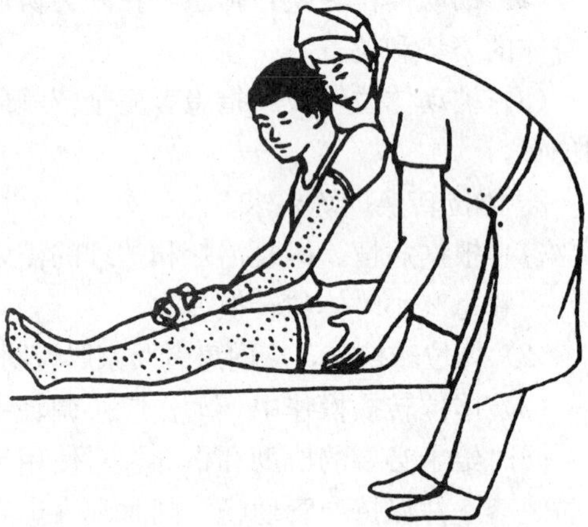

图 4-8　床上坐位向前、后移动

（3）仰卧位与坐位转移法

1）仰卧位到平坐位：①患者仰卧，双臂肘关节屈曲支撑于床面上；②护理人员立于患者侧前方，双手扶托患者双肩并向上牵拉；③指导患者利用双肘支撑上部躯干后，逐渐改用双手掌撑住床面，支撑身体坐起；④调整坐姿，保持舒适（图 4-9）。

2）平坐位到仰卧位：动作与上述相反。

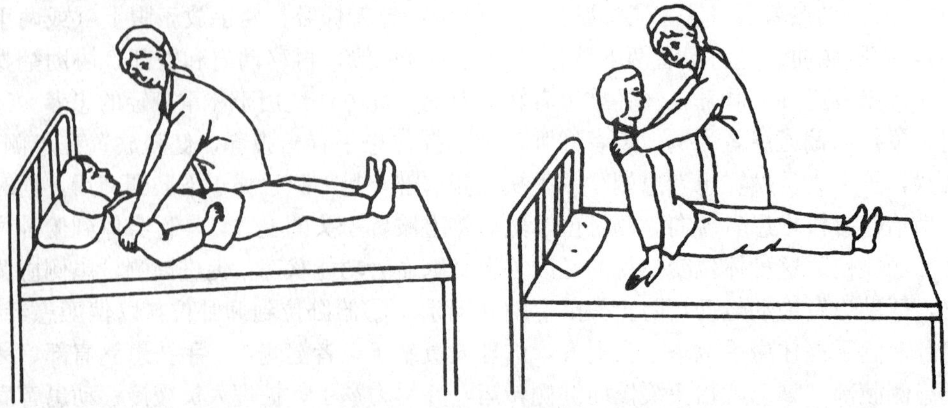

图 4-9　仰卧位到平坐位转移

（4）椅坐位到站立位转移法：①患者取椅坐位，身体向前倾斜，双脚着地，力量较强的脚稍靠后；②护理人员面向患者站立，双下肢分开于患者双腿两侧，双膝夹紧患者双膝外侧以固定下肢，双手托住患者臀部或提拉腰带，将患者向前向上拉起；③患者双臂抱住护理人员颈部或双手放于护理人员肩胛部，与护理人员一起向前向上用力，完成抬臀、伸腿至站立；④调整重心，双下肢直立承重，维持站立平衡（图 4-10）。

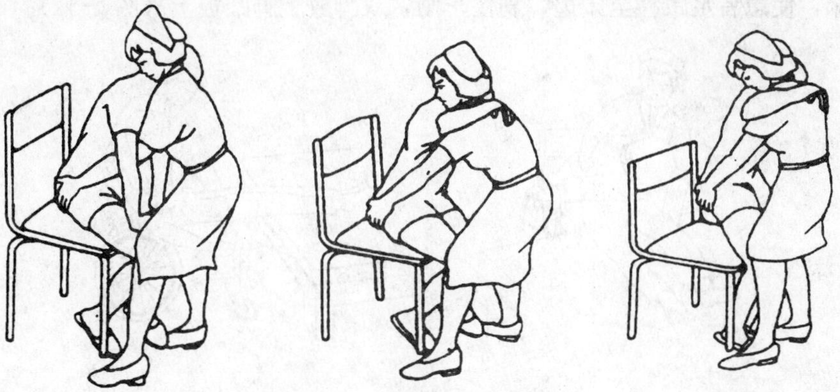

图 4-10　椅坐位到站立位转移

（5）床到轮椅转移法

1）站立式转移：①轮椅与床呈 30°～40°夹角，刹住车闸，翻起脚踏板；②帮助患者坐于床边。双脚着地，躯干前倾；③护理人员直背屈髋面向患者站立，双下肢分开于患者双膝两侧，夹紧患者双膝外侧并固定，双手托住患者臀部或提拉腰带，让患者双臂抱住护理人员的颈部，并将头放在护理人员靠近轮椅侧的肩上，护理人员挺直后背并后仰将患者拉起呈站立位；④患者站稳后，护理人员以足为轴慢慢旋转躯干，使患者背部转向轮椅，臀部正对轮椅正面，然后使患者慢慢弯腰，平放使其坐到轮椅上；⑤帮助患者坐好，翻下脚踏板，患者双脚放于踏板上。站立式转移适用于偏瘫及体位转移时能保持稳定站立的患者（图 4-11）。

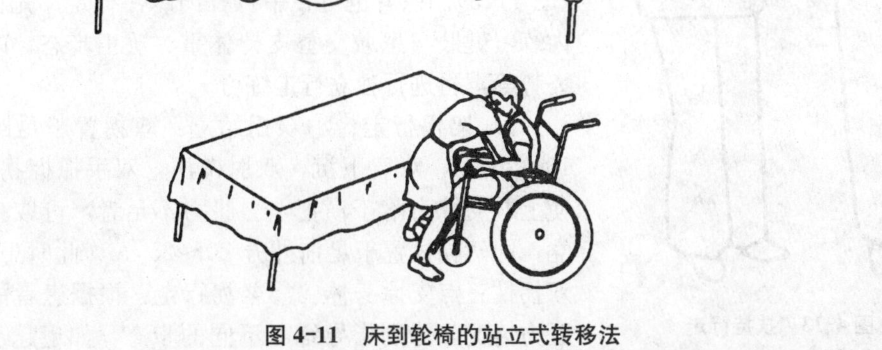

图 4-11　床到轮椅的站立式转移法

2）床上垂直转移

床到轮椅的转移：①轮椅正面垂直紧靠床边，刹住车闸；②帮助患者取床上坐位，背对轮椅，躯干前屈，臀部靠近床边，一手或双手向后伸抓住轮椅扶手；③护理人员站在轮椅一边，一手扶住患者肩胛部，一手置于患者大腿根部；④患者和护理人员同时用力，患者尽可能将躯体撑起并将臀部向后上方移动，最终患者臀部从床上移动到轮椅上；⑤打开车闸，挪动轮椅离床，使患者足跟移至床边，刹住车闸，双脚放于脚踏板上（图 4-12）。

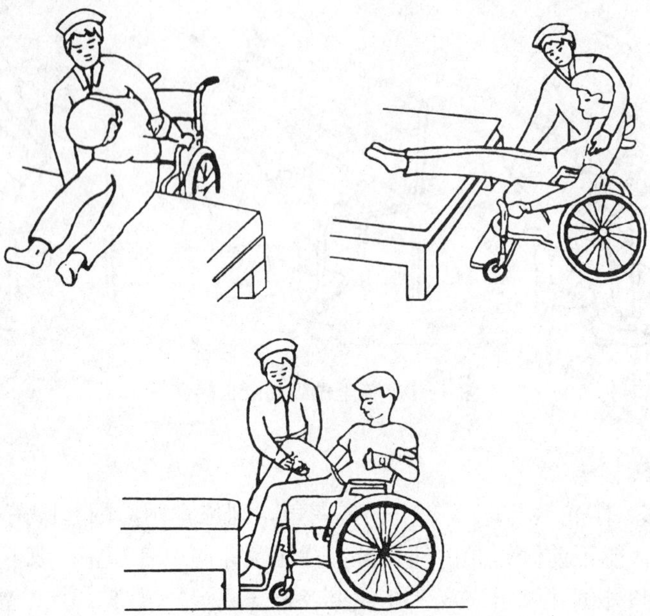

图 4-12　床到轮椅的垂直转移法

轮椅到床的转移，按床到轮椅转移步骤相反方向进行。

（6）立位转移法

1）独立行走：①步行前，扶持患者站位，患腿前后摆动，注意防止骨盆后缩和倾斜，伸髋屈膝，健腿前后摆动，训练患腿负重和平衡能力；②扶持步行时，护理人员站在患者患侧，一手握住患侧的手，另一手放在患者腰部，按照正确步行动作与患者一起缓慢向前行走（图 4-13）。患者也可在平行杠内练习行走。先在平行杠内练习健肢与患肢交替支持体重、矫正步态、改善行走姿势等，再进行独立行走练习。

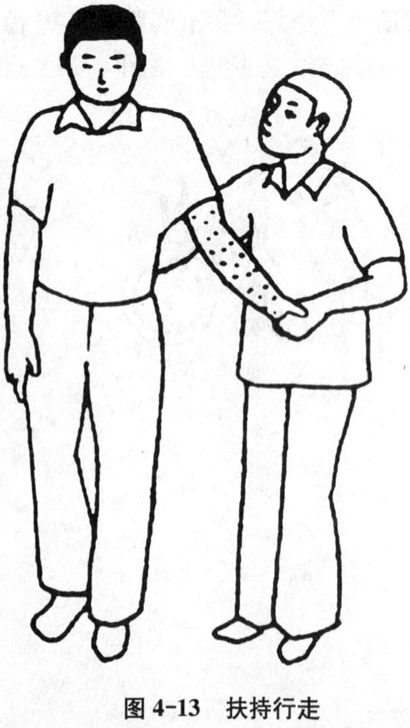

图 4-13　扶持行走

2）架拐行走：①双拐站立：双拐置于足趾前外侧 15～20 cm，双肩下沉，双肘微屈，双手抓握拐杖横把，使上肢支撑力落于横把上。肌力不足者，可取三点位站立，即两拐杖置于足前外方 20～25 cm，此时患者的足、双拐杖三点支撑身体。②架拐行走：根据患者的残疾及肌力情况，分别指导练习不同的步态，如迈越步、四点步、三点步、两点步。

3）上下楼梯：患者能够熟练地在平地行走后，可试着在坡道上行走，再进行上下楼梯训练。

上楼梯：①偏瘫患者健手扶栏，护理人员站在患者患侧后方，一手扶持健侧腰部，另一手控制患侧膝关节，协助重心转移至患侧，健足上第一个台阶；②护理人员协助患者重心向前移动至健侧下肢，一手固定健侧骨盆，另一手从膝关节上方滑至小腿前面，协助患足放在第二个台阶上；③患者健足再上台阶时，护理人员放于健侧的手不动，另一手上移至患侧大腿向下压，并向前拉膝部至足的前方（图 4-14）。

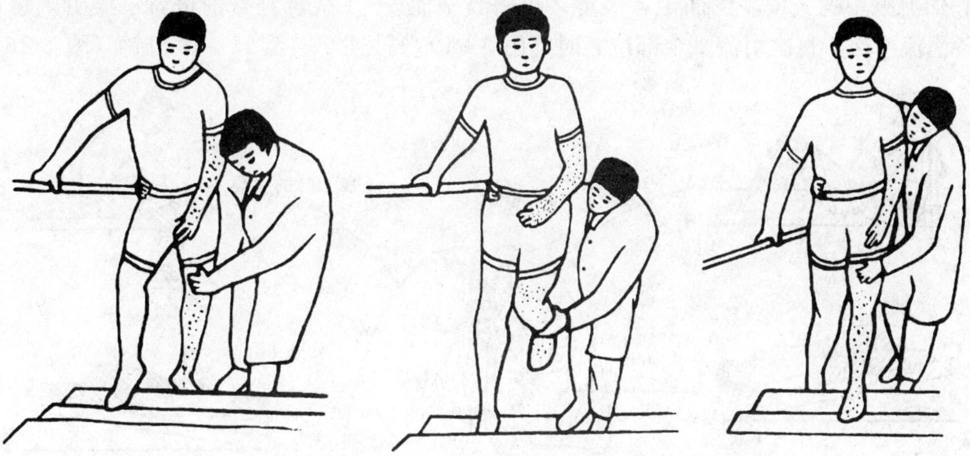

图 4-14　帮助患者上楼梯

下楼梯：①偏瘫患者健手扶栏，护理人员站在患侧，患足先下第一层台阶，护理人员一手置于患膝上方，使其稍向外展，另一手置于健侧骨盆处，用前臂保护患侧腰部，并将其身体重心向前方移动；②健足下第二个台阶时，护理人员的手保持原位，继续将骨盆向前推移（图 4-15）。

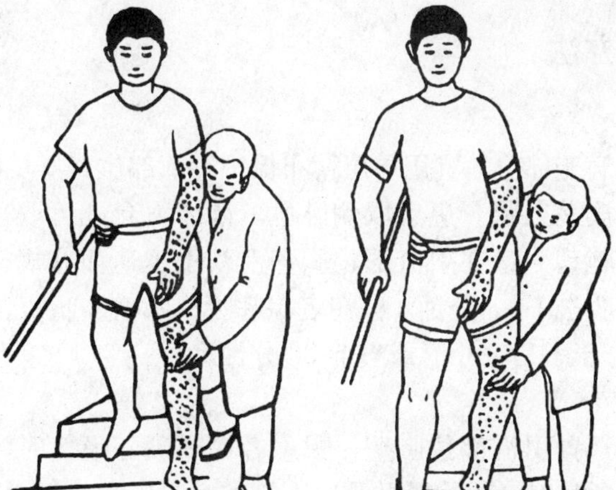

图 4-15　帮助患者下楼梯

（郭声敏　吴显和）

第二节 排痰训练

一、体位排痰训练方法

对卧床患者，帮助其适当变换体位，稍抬高或放低上身，稍调整侧卧位的角度，以找到最佳位置排痰。不同的病变部位采用不同的引流体位，使该病变部位的肺段向主支气管垂直引流。引流频率视痰量多少而定，痰量多可每日引流 3～4 次，宜餐前进行，痰少则每日上、下午各引流 1 次，每次引流 1 个部位，时间由 5～10 分钟逐渐增至 15～30 分钟（图 4-16）。

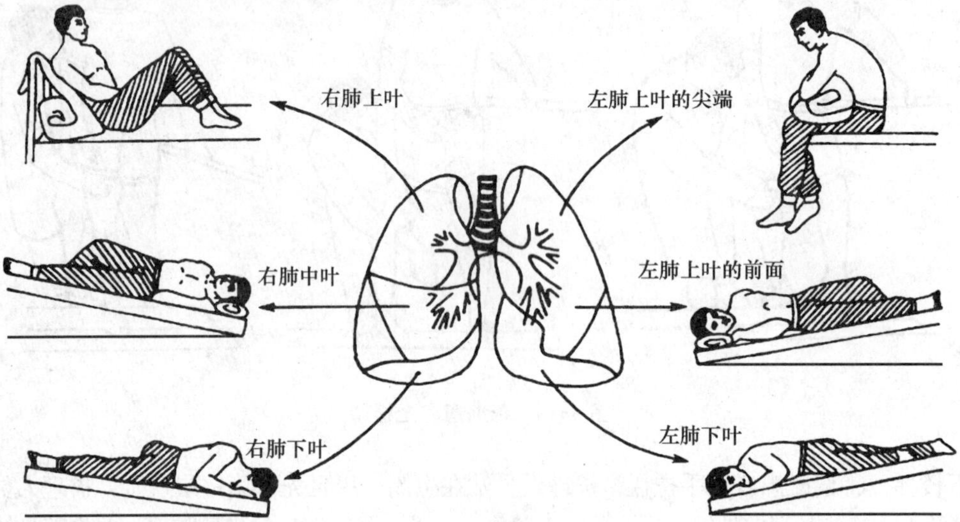

图 4-16 不同病变部位引流体位

二、辅助排痰训练方法

（一）胸部叩击

护理人员明确患者病变部位，宜用单层薄布保护胸廓部位，避免叩击引起皮肤发红，衣物不宜过厚，以免降低震荡效果。患者取侧卧位，如体力允许可取坐位。护理人员手指并拢，掌心成杯状，运用腕动力量在引流部位胸壁上双手迅速而有规律地叩击。从肺底到肺尖，由外向内，每肺叶叩击 1～3 分钟，嘱患者深呼吸、咳嗽、咳痰。叩击时间宜每日 2～3 次，每次 15～20 分钟，于餐后 2 小时或餐前 30 分钟进行。

（二）胸部震颤

护理人员双手重叠，置引流部位胸壁，嘱患者深呼吸，吸气时，手掌随胸部扩张而抬起，不施加任何压力；呼气时，手掌紧贴胸壁，施加一定压力，颤、摩、振动，以震荡患者胸壁，连续做 3～5 次，再叩击，如此重复 2～3 次，再嘱患者咳嗽排痰。

三、特殊患者排痰方法

痰液黏稠、干结患者，可采用超声雾化疗法和超短波疗法。超声雾化疗法可选用生理盐水或用含 α-糜蛋白酶的溶液行超声雾化吸入，以稀释痰液。每日 1 次，每次 20～30 分钟，

7～10 次为一疗程。超短波疗法每日 1 次，每次 10～15 分钟，15～20 次为一疗程。患者引流完毕漱口，记录排痰量及性质，必要时送检。

四、排痰训练注意事项

1. 有明显呼吸困难伴发绀者，近 1～2 周内咯血者，患严重高血压、心率加快者，高龄患者，禁止体位引流。

2. 首先明确患者病变部位，选择合适体位和排痰方式。

3. 引流过程中，如有咯血、发绀、呼吸困难、出汗、疲劳等症状，应立即停止引流，给予临床处理。

4. 未经引流的气胸、肋骨骨折、咯血及低血压、肺水肿患者，禁用胸部叩击、震颤法。

（郭声敏　吴显和）

第三节　吞咽训练

一、吞咽障碍评定

（一）一般评定

包括患者主观描述，相关既往史和以前吞咽检查，观察胃管、气管切开情况，目前进食方式及食物类型等。

（二）口腔功能评定

常采用 Frenchay 构音障碍评定表中有关吞咽过程中口腔的肌肉活动功能进行评定，包括唇的运动、颌的位置、软腭运动、喉的运动、舌的运动五项检查，每项最低分为 1 分，最高分为 5 分，16 分以上为相对安全。

（三）吞咽功能评定

1. 唾液吞咽测试　患者取坐位，护理人员将手指置于患者喉结及舌骨处，观察 30 秒患者吞咽次数和喉结活动度。高龄患者能做 3 次即可。

2. 饮水测试　患者取坐位，饮温水 30 ml，一口咽下，记录经过，根据表 4-1 的指标进行评定。

表 4-1　饮水测试吞咽功能评定表

得分	吞咽状况
1 分	一口吞下，不超过 5 秒，无呛咳、停顿
2 分	一口吞下，但超过 5 秒；或分 2 次喝完，无呛咳及停顿
3 分	能一口吞下，但有呛咳
4 分	分 2 次以上吞下，但有呛咳
5 分	有呛咳，难以全部喝下

注：1 分为正常；2 分为可疑吞咽障碍；3 分及 3 分以上确定有吞咽障碍。

3. 摄食-吞咽过程评定　观察患者摄食-吞咽阶段的意识程度，通过观察进食情况、唇运动、咀嚼运动、食团运送、吞咽后有无呛咳、食物残留等相关内容来评定各阶段出现的问题。

4. 辅助检查　借助影像学检查、内镜等手段检查。其中，吞咽造影法（VF）是目前最为可信的吞咽评定检查方法，此方法是在 X 线透视下，利用吞咽含钡食物来观察患者吞咽全过程是否有通过困难及吸入发生，并鉴别吞咽障碍是器质性还是功能性。

二、吞咽训练方法

（一）基础训练

1. 颈部放松　前后左右放松颈部，肩部左右旋转，提肩，沉肩等。

2. 感官刺激

（1）触觉刺激：用手指、棉签、压舌板等刺激面颊部内外、唇周、整个舌部等，以增加其敏感度。

（2）咽部冷刺激：用冰冻棉棒，轻轻刺激腭、舌根及咽后壁交替 20 次，然后反复做空吞咽动作，每日 3 次，每次 10 秒，至皮肤微红。

（3）味觉刺激：用棉棒蘸不同味道的果汁或菜汁，刺激舌面部，以增加味觉敏感性及食欲。

3. 口腔周围肌肉训练　包括口唇闭锁、下颌开合、舌部运动、腭咽闭食等，具体如舌肌、咀嚼肌的按摩，张口，伸舌头舔上下唇和左右口角及硬腭等，每日 3 次，早中晚饭后练习，各 5 分钟。还可进行屏气-发声训练，每日 4～5 次，每次 5～10 秒。

（二）摄食训练

1. 体位选择　一般取半卧位或坐位，颈部前倾，严禁水平仰卧及侧卧位进食。不能坐起的患者，可取床头抬高 30°的半坐位，头部前屈，偏瘫侧肩部垫枕，护理人员站在患者健侧喂食。

2. 食物性状　根据病情轻重和病程的发展合理选择食物。一般选择柔软、密度和性状均一、黏度适中、不易松散、易咀嚼、通过咽部食管易变形的食物，如香蕉、蛋羹等。还应注意食物的色、香、味，以及消化吸收等特征。训练中可逐渐依次过渡为糊状食物、软食、普食。

3. 摄食一口量　所谓摄食一口量是指最适于吞咽的每次入口量，量过少难以诱发吞咽反射，量过多易引起食物残留或误咽。一般从 1～4 ml 开始，酌情加量。

4. 培养进食习惯　养成定时定量、能坐不躺、能在餐桌旁则不在床上饮食的良好习惯，本着早餐好、中餐饱、晚餐少的原则，适当调整和分配食物。

三、吞咽训练注意事项

1. 脑卒中存在吞咽障碍的患者，要尽早进行吞咽功能训练。

2. 运动神经疾病、中度至严重老年痴呆症、严重弱智、早产儿、脑外伤后有严重行为问题或神志不清者不宜行吞咽训练；昏迷状态或意识尚未清醒、对外界刺激反应迟钝、认知严重障碍、吞咽反射和咳嗽反射消失或明显减弱、处理口水能力低、口部功能严重障碍者暂不宜进食。

3. 吞咽训练时体位尤为重要，摄食一口量即一般食团大小约为一茶匙，饮水用汤匙不用吸管。进食时多做吞咽动作。进食后轻咳数声，并保持原体位 30 分钟以上，防止食管反流造成误咽。

4. 治疗与代偿相结合。吞咽训练需多学科、多专业通力合作，综合训练，包括肌力、上肢、排痰等相关进食功能训练；凡与摄食有关的各个方面，如食物搭配、餐具（辅助具）选择与使用、口腔卫生，以及护理人员的照顾监护等都应全面考虑。

（郭声敏 吴显和）

第四节 膀胱功能训练

膀胱功能训练是针对因神经伤病所致的膀胱、尿道功能失调而实施的功能训练，其目的是恢复膀胱排尿功能，改善排尿症状，减少残余尿量，预防泌尿系统并发症的发生。神经性膀胱功能失调是控制膀胱的中枢或周围神经发生病变而引起的排尿功能障碍，主要表现为尿潴留和尿失禁，如不采取有效的膀胱训练措施，不仅会给患者带来痛苦，加重心理压力，还会延缓康复进程，降低生存质量，甚至造成严重并发症，以致死亡。

一、膀胱功能评定

通过询问和观察患者现有的排尿功能情况，是否有尿失禁或尿潴留，以判断泌尿系统的功能，制订膀胱护理措施和训练方法。膀胱功能评定有以下主要内容：

1. 排尿量与次数　排尿量和次数有无增多或减少，是否受意识支配，有无排尿困难、排尿疼痛等。

2. 辅助排尿情况　有无间歇导尿、留置尿管等。

3. 排尿习惯　患者排尿的体位姿势、间隔时间，如厕能否自理等。

4. 残余尿量测定　残余尿量＞150 ml，提示膀胱功能差；＜80 ml，提示膀胱功能满意；残余尿量在 80～150 ml，提示膀胱功能中等。

5. 辅助检查　常规尿液分析，必要时进行膀胱安全容量测定、膀胱镜检查、膀胱造影、B 型超声检查等。

二、膀胱功能训练方法

（一）尿潴留

膀胱内潴留大量尿液而不能自主排出，称为尿潴留。主要表现为患者下腹胀痛、排尿困难，体检可见耻骨上膨隆，扪及囊样包块，叩诊呈实音。护理与训练的目的是促使膀胱排空，减轻患者痛苦。

1. 调整体位和姿势　根据病情和残疾状况，尽量协助患者以习惯姿势排尿，如男性患者取站立位，女性患者取蹲姿；能够坐起者可扶助其取坐姿；只能卧位者，可摇起床头或助其抬高上身。

2. 激发诱导排尿　采用让患者听流水声，温水冲洗会阴，轻轻敲打耻骨上区，摩擦大腿内侧，牵拉阴毛，捏掐腹股沟等措施，诱导反射排尿。

3. 屏气法　病情允许时，让患者取坐位，身体前倾，快速呼吸 3～4 次，做 1 次深吸气，然后屏住呼吸，向下用力做排尿动作，促使尿液排出。

4. 手压法　先用指尖对膀胱区进行深部按摩，以增加膀胱张力，再用双手或者单手握拳，由脐部向耻骨方向推压，并改变加压方向，直至尿流停止。

5. 间歇性清洁导尿　此法能使膀胱周期性地扩张与排空，维持近似正常的生理状态，降低感染率，促使膀胱功能恢复，目前临床已推广应用。需要长期使用时，应耐心教会家属或患者本人行间歇性自行导尿术。

(1) 具体做法：用一次性导尿管，每隔4～6小时导尿1次，拔出导尿管后如反复使用，必须清洗消毒，并准确记录导尿时间和尿量。

(2) 操作要点：①每次导尿前，让患者试着自行排尿，一旦开始排尿，需测定残余尿量。两次导尿之间能自主排尿100 ml以上、残余尿量300 ml以上时，每6小时导尿1次；两次导尿之间能自主排尿200 ml以上、残余尿量200～300 ml时，每8小时导尿1次；残余尿量100～200 ml时，每日导尿1～2次；当残余尿量少于100 ml或为膀胱容量20%以下时，即停止导尿。②每日液体摄入量应严格限制在2000 ml以内，即每小时在100～125 ml，并均匀摄入。

6. 留置导尿　对无法接受间歇性清洁导尿的患者，如昏迷、泌尿系统疾病手术后、会阴部有损伤时，可留置导尿管持续导尿，但极易引起泌尿系统感染，要注意加强对留置导尿管的管理，如严格遵守无菌操作原则，尿道口每日消毒2次，贮尿袋每日更换1次，尿管每周更换1次，并及时清倒尿液，保持引流管通畅，防止尿液逆流。

（二）尿失禁

排尿失去控制而尿液不自主地流出，称为尿失禁。其护理与训练的目的是帮助患者解除痛苦，恢复膀胱功能，促使膀胱贮尿。

1. 心理护理　尿失禁患者因尿液刺激和尿液异味等问题常感到自卑和忧郁，心理压力大。因此应尊重、关心患者，给予理解和安慰，作好心理护理。

2. 尿意习惯训练　帮助患者建立规律性排尿习惯，每天规定特定的排尿时间，如餐前30分钟、晨起或睡前鼓励患者如厕排尿。一般白天每3小时排尿1次，夜间2次，并根据具体情况适当调整。对体能障碍或年老体弱无法如厕者，应提供便器，定向力差者给予如厕帮助。

3. 盆底肌肉锻炼　指导患者收缩耻骨、尾骨周围肌肉（会阴及肛门括约肌），每次持续10秒，重复10次，每日5～10次，以减少漏尿的发生。

4. 设法接尿　使用外部集尿器装置，男性用阴茎套型集尿装置，或用长颈尿壶置于外阴接取尿液；女性用固定于阴唇周围的乳胶制品或尿垫，亦可用女式尿壶紧贴外阴接取尿液。

5. 留置导尿　根据病情可给予留置导尿管持续导尿或定时放尿，一般每3～4小时放尿1次，现多用气囊导尿管，安装封闭式尿袋。应注意加强护理，预防感染。

6. 皮肤护理　保持皮肤清洁干燥，及时用温水清洗会阴部，被褥、衣服应勤洗勤换，以避免尿液刺激皮肤，去除不良异味，防止感染和褥疮的发生。

三、膀胱功能训练注意事项

1. 导尿操作须严格遵守无菌原则，用物须经消毒灭菌，随时进行尿常规、尿细菌学检查，以防尿路感染。

2. 选择光滑和粗细适宜的导尿管，一般不应超过14号，防止因导尿管过粗使括约肌松弛，引起漏尿。

3. 间歇导尿时，操作手法应轻柔、缓慢，并润滑导尿管，以免损伤尿道黏膜。

4. 留置导尿后，应鼓励患者多饮水增加尿量，达到自行冲洗的目的。尿管未阻塞，勿常规进行膀胱冲洗，防止逆行感染。

5. 训练前应进行尿流动力学检查，确认膀胱类型，确保安全，避免因训练方法不当引起膀胱输尿管反流等合并症。

6. 观察患者，如出现突发性血压升高、皮肤潮红、出汗、头痛等反应，通常是因膀胱压力过高引起自主神经反射亢进所致，应及时排空膀胱。

（郭声敏　郑思琳）

第五节　肠道功能训练

肠道功能康复护理与训练的目的是帮助患者建立一个在规定时间内定期排便的模式，解除或减轻便秘患者的痛苦，消除或减少大便失禁给患者造成的难堪，预防并发症的发生，提高患者的生存质量。

一、排便功能评定

通过询问和观察了解患者现有的排便功能情况，是否有便秘和大便失禁等，以判断肠道系统的功能，制订具体的肠道护理措施和训练方法。排便功能评定有以下主要内容：

1. 大便次数、量和性状　如大便次数增多或减少，每次耗时多少，每次大便间歇时间是否基本固定，有无栗子样、糊状或水样便等。

2. 辅助排便情况　如有无使用手掌刺激法（仅掐压左手拇指和第一掌骨处即可）、肛门栓剂排便，或服用缓泻药物及灌肠法排便等。

3. 排便习惯　如排便的体位姿势，患者是否能自理等。

二、肠道功能训练方法

（一）便秘

便秘是指粪便在肠腔内停留过久而导致的粪质干燥坚硬，排便节律性消失和排便频率减少。护理与训练的目的是帮助患者建立排便规律。

1. 取得患者合作　对患者说明各种康复护理及训练的目的及注意事项，使患者能密切配合操作。

2. 调理饮食　向患者介绍饮食种类、数量与排便的关系，指导患者多食蔬菜、水果、粗粮等含膳食纤维多的食物，适当补充双歧杆菌、乳酸菌等有益菌以改善肠道微生态环境。多饮水，每日饮水量在2000 ml左右。

3. 养成定时排便习惯　指导患者选择适当的排便时间，即使无便意也要定时排便。一般在早餐后最适宜，因为此时胃结肠反射最强。

4. 选择排便姿势和便器　根据病情和残疾状况，协助患者尽量以蹲、坐姿排便。如卧位排便时，使用橡皮囊式便盆，能随患者体位变形而密切接触皮肤，且刺激性较小。能坐位排便者，必要时可在厕座上放气垫，两脚踏地坐在便器上，以习惯姿势并借重力协助排便。

5. 手法按摩腹部　患者取仰卧位，屈膝放松腹部，用手掌沿升结肠、横结肠、降结肠、乙状结肠方向，即自右下腹→右上腹→左上腹→左下腹进行环状按摩。每日早晚各1次，或便前按摩，每次约10分钟。同时鼓励卧床患者多进行床上活动，如仰卧起坐、平卧抬腿及抬臀等，以增加肠道蠕动。

6. 药物软化粪便　根据病情可口服软便剂如液状石蜡10～15 ml，每晚睡前服用1次；番泻叶泡水饮用，每日3 g；麻仁丸每次1丸，每日2～3次等。或使用肛门栓剂如开塞露、甘油栓等，在排便前把药物放入直肠内。

7. 指间刺激法　肛门括约肌痉挛患者，可进行指间刺激。方法是：护理人员戴手套用示指蘸润滑剂，将肛门口的大便挖出，把手指放在肛门括约肌处，做360°环状刺激15～30秒，隔15分钟再挖大便。

8. 灌肠法　适用于经上述方法处理后仍无法排便者。可首先采用小量不保留灌肠，常用灌肠液有50%甘油、"1、2、3"灌肠液（50%硫酸镁30 ml、甘油60 ml、温开水90 ml）。大量不保留灌肠用于3～4天未解大便且大便干硬者，常用灌肠液有生理盐水或0.1%～0.2%肥皂液500～1000 ml。

（二）大便失禁

大便失禁是指因中枢神经的损伤或病变导致排便不受意识支配，肛门括约肌失去控制能力，大便不自主地排出。康复护理及训练的目的是帮助患者控制大便。

1. 饮食调理　在无肠道感染的情况下，应减少调味品及粗纤维食品的摄入。

2. 观察排便反应　了解患者排便时间、规律，观察排便前表现，如患者因进食刺激肠蠕动而引起排便，则应在饭后及时给予便盆；如患者排便无规律，则应酌情定时给患者使用便盆，以试行排便，帮助患者重建排便的控制能力。

3. 刺激肛门收缩　对肛门括约肌松弛的患者，可用特殊电极对肛门括约肌进行低频脉冲电刺激，增加肛门括约肌的紧张度；用手指按压、弹拨刺激肛门括约肌收缩；有意识地进行抬臀、缩肛、提肛练习等。

4. 皮肤护理　及时用温水清洗会阴及肛门周围的大便，以免引起肛周皮肤感染。如肛周发红，可涂氧化锌软膏。

三、肠道功能训练注意事项

1. 做好心理护理工作，尊重患者人格，鼓励患者树立信心，使患者认识到排便训练要有耐心和毅力，需要坚持数周甚至数月，不能因为暂时效果不佳半途而废。

2. 训练时间应符合患者的生活规律，并根据具体情况适当调整。

3. 避免长期使用缓泻药，以建立良好的排便规律为目的，尽量少用或不用药。

（郭声敏　郑思琳）

第六节　褥疮护理

一、概述

褥疮或压力性溃疡（pressure ulcer）是身体局部组织长期受压、血液循环障碍、组织营养缺乏导致皮肤失去正常功能，而引起的组织破坏和坏死。褥疮具有发病率高、病程发展快、难以治愈和治愈后易复发的四大特点。久治不愈的褥疮还易并发骨髓炎、败血症和低蛋白血症等。这些并发症不仅使治疗更加困难，甚至因此而导致死亡。

(一) 褥疮的发生原因

(1) 压力：长时间持续的机械压力由身体表面传至骨面，压力呈锥形分布，锥底为受压的身体表面，而骨骼上的组织承受最大的压力。因此最重的损伤常见于肌层而非皮肤。主要见于意识不清、感觉障碍或不能主动变换体位的患者。另外，使用石膏、夹板固定或所用支具、轮椅规格不适宜时，也易使局部组织受压。

(2) 剪切力和摩擦力：当皮肤保持不动而其下的组织移动时会发生剪切情况，若皮肤在其承重面上移动则会产生摩擦力，最轻的摩擦引起皮肤撕裂，但破损限于表皮和真皮层。剪切力、摩擦力与骶部褥疮发生率高有关。若床头抬高，则骶骨部组织所受压力比床放平时更大，尽管骶尾部皮肤与床面附着在一起，但身体却滑向床尾，这就会使从下面的肌肉供应给皮肤的动脉受压，使皮肤缺血而引起基底面积广泛的剪切性溃疡。剪切力的常见原因包括痉挛、坐姿不良、卧姿不良、转移不当等。当合并有压力和剪切力时，摩擦力会进一步加重损害。

(二) 褥疮形成的继发性危险因素

(1) 运动：控制身体姿势能力的丧失或减弱是褥疮最常见的危险因素。引起运动能力减弱的主要疾病有卒中、关节炎、多发性硬化、脊髓损伤、脑外伤、抑郁、躯体无力和精神错乱，应协助患者达到和保持尽可能高的运动水平，采取有效措施增加身体运动。

(2) 营养状况：机体营养状况差、水肿、贫血、极度消瘦、恶病质，以及患有糖尿病、截瘫、持续性植物状态等疾病的患者，由于局部组织血液及氧气供应差，承受压力能力低，极易发生褥疮，而且产生褥疮后的恢复能力也较差。

(3) 年龄：随着年龄增长，有效分配压力的能力被削弱，伴有胶原合成能力下降，导致组织弹力降低且僵硬程度增加，这些因素可使组织容易受损而修复能力减低。

(4) 潮湿：潮湿是褥疮形成的一个重要促进因素，若不能有效控制会使皮肤软化。随着表皮组织的软化，张力降低；受压后给予较大摩擦力时皮肤极易破损。如大小便失禁或汗液、分泌物未及时清除，使局部皮肤浸泡于粪、尿、汗和分泌物中，导致皮肤抵抗力及对压力的耐受性降低，容易破损而诱发褥疮。

二、褥疮预防

褥疮的预防包括环境与设施的管理、预防措施及健康教育等。

1. 环境与设施　①保持环境安静、清洁、通风；②床单位保持整洁，当床单被弄湿，应立即更换，使床单平整，避免起皱；③使用辅助器具减轻皮肤的压力，如轮椅坐垫、减压床垫及受压皮肤使用泡沫敷料等。

2. 预防措施　①认真了解容易导致褥疮发生的潜在危险因素，如病人的精神状态、大小便控制能力、营养状况，以及皮肤的外观、张力和皮肤感觉是否正常等；②对褥疮高危病人制订康复护理计划，如使用啫喱垫、波浪床及泡沫垫等预防褥疮装置，每 2 小时内翻身、检查皮肤 1 次；③失禁病人要局部预防性使用药膏保护皮肤，如氧化锌等；④协助病人进行体位转移时要有足够人手，避免拖拉病人而产生摩擦；⑤改善病人营养状况，营养状态不佳者要多进食高蛋白、高碳水化合物食物及富含微量元素、维生素的食物，体重超标者要制订减肥计划。

3. 健康教育　①对病人及家属做好相关的健康教育，让他们认识到褥疮的危害以及预防褥疮的重要性；②指导病人定时检查自己的皮肤，例如每日睡前或晨起时全面检查皮肤，如发现皮肤压红或破损应及时处理；③睡前及使用轮椅前，应检查床单、椅面有无异物，及时将异物清扫干净；④病人处于坐位时，髋关节、膝关节及足跟应保持直角，使体重平均分布于两侧臀部，截瘫病人坐轮椅时，应每隔 30 分钟抬起臀部减压 1 次；⑤贴身衣物应质地柔软合体，无褶皱；⑥保持皮肤的卫生，定时沐浴，使用温和的沐浴用品，但避免过度搓揉皮肤；⑦鼓励病人尽量增加活动，以促进血液循环，减少血管栓塞的机会。

三、褥疮治疗

褥疮的治疗包括全身治疗和局部治疗两方面。

1. 全身治疗　改善病人的营养状况是促进创面愈合的重要条件，因此褥疮病人应给予高蛋白、高热量、高纤维素饮食，还可按医嘱给予静脉滴注血浆、白蛋白、丙种球蛋白等增强全身抵抗力。同时使用敏感抗生素控制感染，防止感染扩散。

2. 局部治疗　局部治疗的原则主要是解除压迫、保护创面、促进愈合。根据褥疮的不同时期，选择合适的治疗方法。

(1) 清洗伤口：①创面的清洗宜用生理盐水；②消毒剂应慎用，因为消毒剂虽然有杀菌效果，但是也对新生的细胞有毒性作用；③清洗伤口最好采用冲洗方式，以减少医用棉球或棉签上的棉絮掉落在伤口基部组织，影响伤口的愈合，若无法采用冲洗方式，必须将棉球或棉签完全浸湿再进行清洗消毒；④局部感染褥疮伤口可使用抗菌敷料或负压引流装置，褥疮伤口已造成败血症等严重并发症时，应使用全身性抗生素控制感染，抗生素的选择应依据创面的细菌培养和药物敏感试验结果而定；⑤护士应根据褥疮的具体情况确定换药的频率。

(2) 清创：有坏死组织的褥疮，应先清除坏死组织。切除坏死组织可以缩短伤口的愈合过程。有坏死性创面的褥疮应该彻底地清洗，并通过酶性、机械性或自溶性清创方法进行清创。

(3) 伤口敷料的选择：目前普遍认为，湿润的伤口环境可使上皮细胞增生加快，促进伤口的愈合。选择敷料的原则是保持褥疮组织的潮湿环境及周围完好皮肤的干燥。目前用于褥疮的敷料有多种。在临床上应根据褥疮的具体情况选择换药的敷料。伤口敷料分为内层、中层和外层：①内层敷料直接与褥疮伤口接触，应具备吸收伤口渗液、使伤口不过于潮湿的能力，而且保护伤口不受感染，也不会与伤口粘连，如油纱；②中层敷料的主要功能是吸收引流液并缓解外界的摩擦和碰撞，可用棉垫、纱布等；③外层敷料必须使中内层敷料紧密靠合固定，又能符合身体活动的要求而屈伸自如，让病人感到舒适，同时外层敷料还有加压伤口的作用，如绷带。

(4) 负压引流：负压引流疗法是近年迅速发展起来的新的创面治疗技术，有助于刺激肉芽组织生长、充分引流、抑制细菌的生长、保持伤口湿润等。由于负压引流是封闭式引流，可减少异味，使病人感觉舒适，同时减少换药次数，减轻护士工作量。负压引流主要用于难愈合性、感染性伤口，不适用于有瘘管、血管暴露的伤口等。负压引流的具体操作步骤：①评估伤口的情况；②清洗伤口，有坏死组织的伤口应先进行清创；③适当剪裁伤口引流用的海绵，尽量做到与创面大小相符，使伤口创面均可接触到海绵；④覆盖透明薄膜，然后于密封的薄膜上剪出一个直径约 1.5 cm 的空洞，将负压吸管口对准空洞，并做好固定；⑤打开负压，调节负压参数，观察并记录引流情况。

(5) 物理治疗：不同时期的褥疮可根据创面的情况适当选用红外线、紫外线或超短波等物理治疗方法。

（郭声敏　干锦华）

第七节　日常生活活动能力训练

日常生活活动对于一般人是很容易完成的简单动作，而对于病、伤、残造成的功能障碍者，则是难以完成的复杂动作。通过康复训练及护理，使患者尽可能地获得日常生活活动能力，对提高患者生活质量及实现回归社会具有重要的意义。

一、日常生活活动能力训练原则

1. 根据日常生活活动能力评定结果，制订切实可行的训练计划。

2. 设计的活动项目难度应比患者的能力稍高，并针对患者的生活习惯、活动表现及学习态度灵活应用。

3. 训练应与实际生活相结合，指导和督促患者将训练内容应用于日常生活活动中，如进食活动在中、晚餐时训练，更衣活动在早晨或晚间训练。

4. 鼓励患者尽量自己完成所有的训练步骤，必要时护理人员才给予协助。

5. 患者家庭成员参与训练，指导家属学会用恰当的方式帮助患者自理生活。

6. 配合其他治疗性活动，促进体能与运动的协调性，增强活动的技巧性。

7. 使用辅助器之前，应先考虑其他实用方法，只有必须使用时，才提供辅助器及其使用技术。

二、日常生活活动能力训练方法

（一）饮食动作训练

饮食是人体摄取营养的必要途径，营养是保证人体健康的重要条件。康复患者常因进食不能自理而直接影响营养的补充，因此，对意识清醒、全身状况稳定的患者进行饮食动作训练，对促进其身体康复、提高生活活动能力具有很重要的意义。

1. 训练方法

（1）进食训练：①患者身体靠近餐桌，患侧上肢放在桌子上，手臂正确的位置可以帮助患者进食时保持对称、直立的坐姿。②将食物及餐具放在便于使用的位置，必要时碗、盘应用吸盘固定。进食姿势见图 4-17。③用健手握持筷（勺）子，把筷（勺）子放进碗内，拨动筷（勺）子把食物送进口中，咀嚼、吞咽食物。④帮助患者用健手把食物放在患手中，再由患手将食物放于口中，以训练健、患手功能的转换。⑤当患侧上肢恢复一定主动运动时，可用患手进食。⑥丧失抓握能力、协调性差或关节活动受限者，应将食具加以改良，如使用加长加粗的叉、勺，或将叉、勺用活套固定于手上。

（2）饮水训练：①杯中倒入适量的温水，放于适当的位置；②可用患手持杯，健手帮助以稳定患手（图 4-18），端起后送至嘴边；③缓慢倾斜杯子，倒少许温水于口中，咽下；④必要时用吸管饮水。

2. 训练注意事项

（1）为患者提供良好的进食环境，进食前如有活动的义齿先取下。

（2）鼓励患者尽可能自己进食，必要时才给予帮助。

（3）注意观察患者的咀嚼及吞咽能力，防止发生误吸。

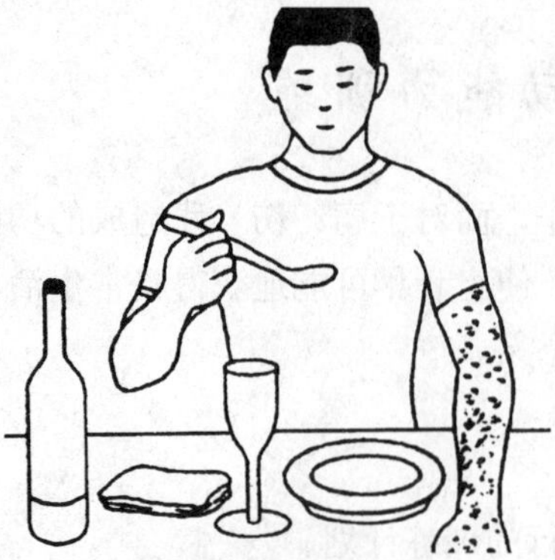

图 4-17　进食训练

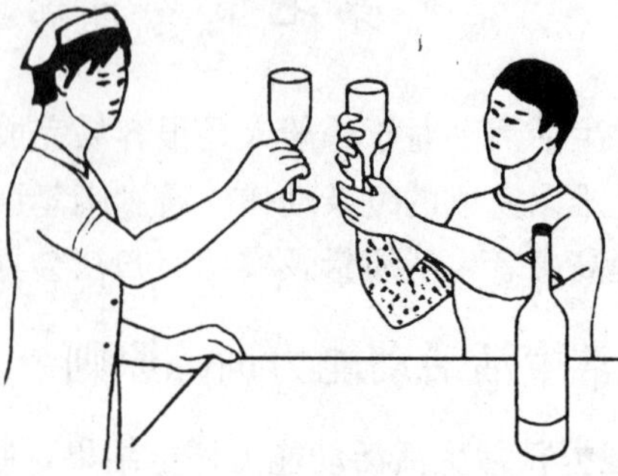

图 4-18　患手持杯喝水

（二）穿脱衣服训练

衣物穿脱是日常生活活动中必需的动作。康复患者因功能障碍，造成衣物穿脱困难，只要患者能保持坐位平衡，有一定的协调性和准确性，就开始指导其利用残存的功能进行穿脱衣物训练，以尽快获得独立生活的能力。下面以偏瘫患者为例介绍瘫痪患者穿脱衣服训练。

1. 训练方法

（1）穿脱开身上衣：穿衣时，患者取坐位，健手找到衣领，将衣领朝前平铺在双膝上，患侧袖子垂直于双腿之间。用健手将患肢套进衣袖并拉至肩峰→健侧上肢转到身后，将另一侧衣袖拉到健侧斜上方→健侧上肢穿入衣袖→整理并系好扣子。脱衣过程与穿衣相反，健手解开扣子→健手脱患侧衣服至肩下→脱健侧衣服至肩下→两侧自然下滑脱出健手→再脱出患手（图 4-19）。

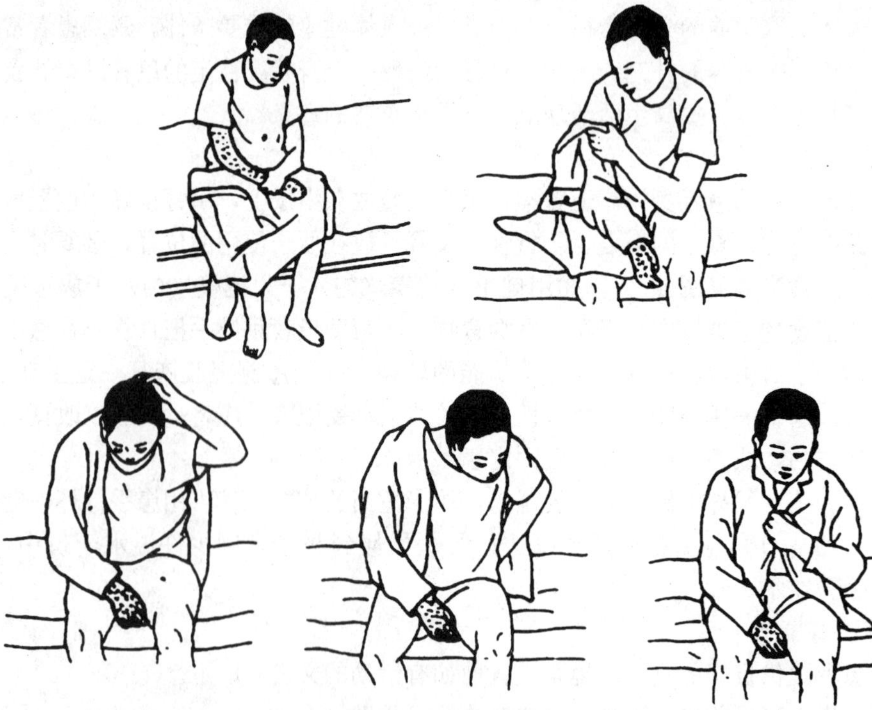

图 4-19　患者穿开衫上衣

（2）穿脱套头上衣：穿衣时，患者取坐位，健手将衣服平铺在健侧大腿上，领子放于远端，患侧袖子垂直于双腿之间。健手将患肢套进袖子并拉到肘以上→再穿健侧袖子→健手将套头衫背面举过头顶，套过头部，整理好衣服。脱衣时先将衣服上推至胸部以上→再用健手拉住衣服背部→将衣服经过头退到前面→脱出健手→最后脱出患手（图 4-20）。

（3）穿脱裤子：穿裤子时，患者取坐位，健手置于腘窝处将患腿抬起放在健腿上。健手穿患侧裤腿，拉至膝以上→放下患腿，全脚掌着地→穿健侧裤腿，拉至膝上→抬臀或站起向上拉至腰部→整理系紧腰带（图 4-21）。

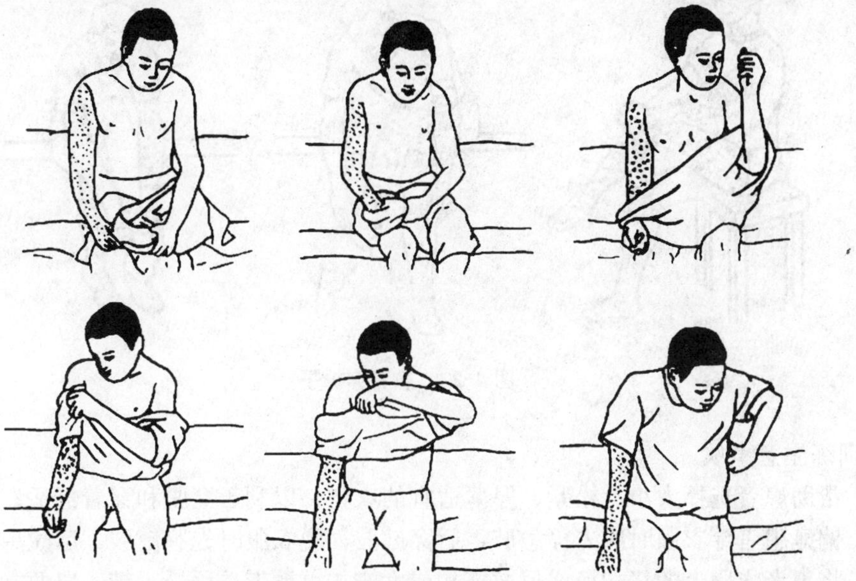

图 4-20　患者穿套头上衣

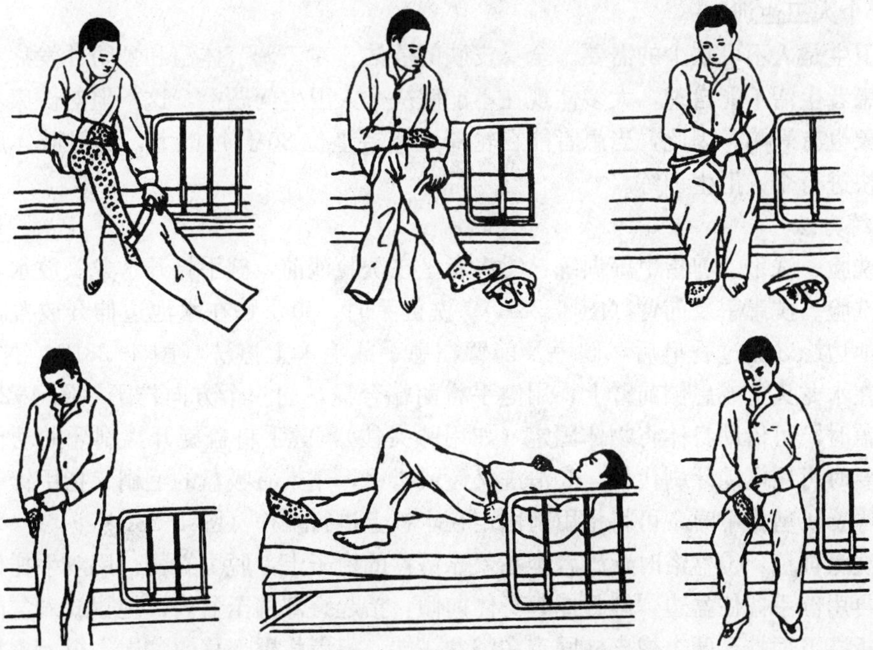

图 4-21　患者穿裤子

脱裤子时，患者取站立位，松开腰带，裤子自然下落→坐下抽出健腿→抽出患腿→健腿从地上挑起裤子→整理好备用。

平衡较好的患者取坐-站式，平衡不好的患者取坐-卧式穿脱衣裤。

(4) 穿脱鞋袜：穿鞋或穿袜子时，患者取坐位，双手交叉将患腿抬起放在健腿上→健手为患足穿鞋或穿袜子→放下患腿，全脚掌着地，身体重心转移至患侧→再将健腿放于患腿上→穿好健足鞋或袜子（图 4-22）。脱鞋或脱袜子顺序与穿相反。

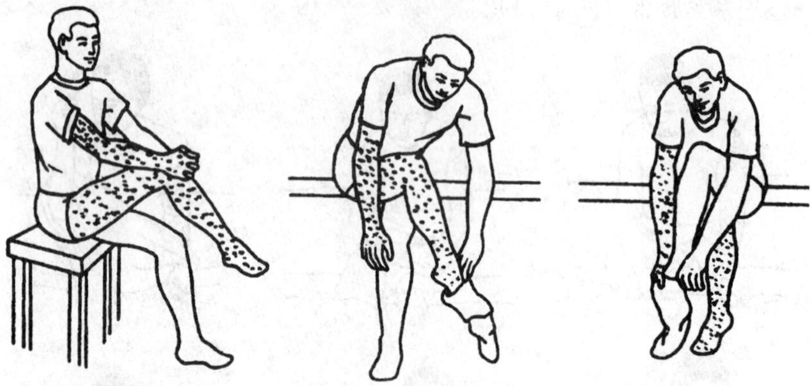

图 4-22 患者穿袜子

2. 训练注意事项

(1) 帮助患者选择大小、松紧、厚薄适宜的衣物，以利于穿脱和穿着舒适。

(2) 偏瘫患者穿衣服时应先穿患肢，后穿健肢；脱衣服时先脱健肢，后脱患肢。

(3) 将患者衣服上的纽扣换成尼龙搭扣或大按扣，裤带选用松紧带，以便操作。

(4) 鞋和袜子应放在患者身边容易拿到的地方，且位置应固定。

(三) 个人卫生训练

清洁卫生是人不可缺少的需要。全身皮肤的清洁，对于调节体温和预防并发症有重要意义。康复患者生活不能自理，大多体现在不能解决个人卫生问题上，这不但对健康不利，且对个人形象也有影响。因此，当患者能在轮椅上坚持坐位 30 分钟以上，健侧肢体肌力良好时，应尽快进行个人卫生训练。

1. 训练方法

(1) 洗脸、洗手、剪指甲等训练：①患者坐在洗脸池前，健手打开水龙头放水，调节水温。健手洗脸、洗患手及前臂（图 4-23A）。洗健手时，患手贴在水池边伸开放置，将毛巾固定在水池边缘，涂过香皂后，健手及前臂在患手或毛巾上擦洗（图 4-23B）。拧毛巾时，将毛巾套在水龙头上或患侧前臂上，用健手将两端合拢，向一个方向拧干（图 4-23C）。②打开牙膏盖时，可借助身体将物体固定（如用膝夹住），健手将盖旋开，刷牙的动作由健手完成，必要时可用电动牙刷代替。③清洗义齿或指甲，用带有吸盘的毛刷、指甲锉等，固定在水池边缘。④剪指甲时，可将指甲剪固定在木板上进行操作（图 4-23D）。

(2) 洗澡训练：①盆浴时，患者坐在紧靠浴盆的椅子上，脱去衣物，用双手托住患腿放入盆内，再用健手握住盆边，健腿撑起身体前倾，抬起臀部移至盆内，健腿放入盆内；亦可用一块木板，下面拧入两个橡皮柱固定在浴盆一端，患者将臀部移向盆内木板上，将健腿放入盆内，再帮助患腿放入盆内（图 4-24）。②洗涤时，用健手握毛巾擦洗或将毛巾一端缝上布套，套于患臂上协助擦洗，也可借用带有长柄的海绵球擦洗背部和身体远端。③拧干毛巾时，将其压在腿下或夹在患侧腋下，用健手拧干。④洗毕，出浴盆顺序与前面步骤相反。⑤淋浴时，患者可坐在淋浴凳或椅子上，这样洗澡较容易进行。

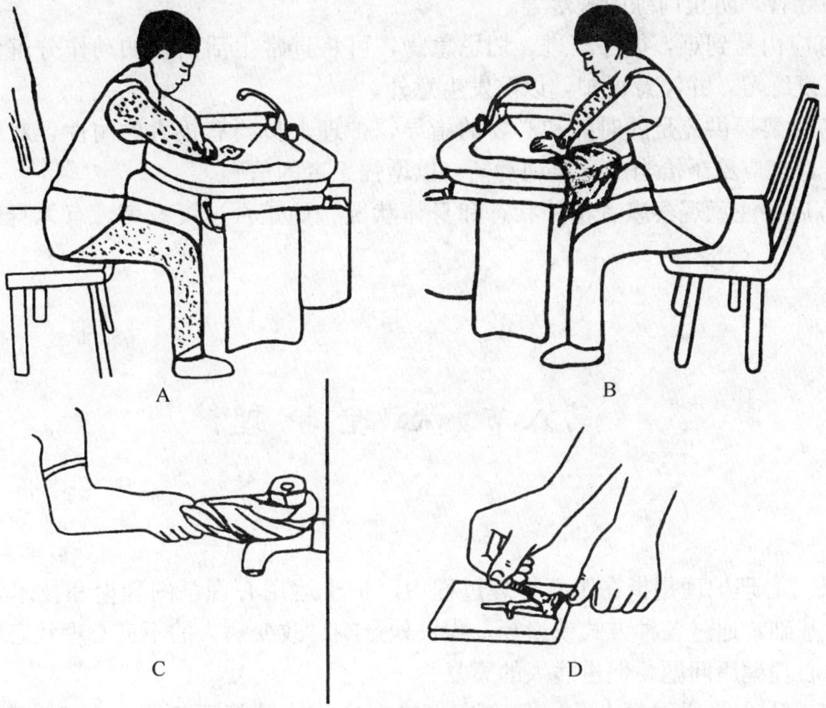

图 4-23　洗手、洗脸、洗前臂以及剪指甲训练

A. 洗患手及前臂；B. 洗健手及前臂；C. 拧毛巾；D. 剪指甲。

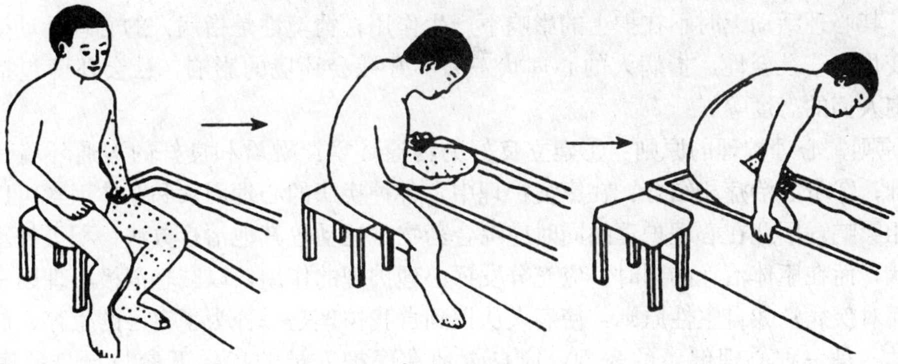

图 4-24　患者入浴盆的动作

2. 训练注意事项

（1）根据季节调节浴室温度，一般在 24℃±2℃，洗澡水温在 40～45℃。

（2）训练时护理人员应在旁保护，患者出入浴室应穿防滑拖鞋，洗澡时间不宜过长，以免发生意外。

（3）注意观察患者体温、脉搏、血压等全身情况，如有异常及时处理。

三、日常生活活动能力训练注意事项

1. 训练前作好各项准备。如帮助患者排空大小便，避免训练中排泄物污染训练器具；固定好各种导管，防止训练中脱落等。

2. 训练应由易到难，循序渐进，切忌急躁，可将日常生活活动的动作分解为若干个细小动作，反复练习，并注意保护，以防发生意外。

3. 训练时要提供充足的时间和必要的指导，护理人员要有极大的耐性，对患者的每一个微小进步，都应给予恰当的肯定和赞扬，以增强患者的信心。

4. 训练后要注意观察患者精神状态和身体状况，如是否过度疲劳，有无身体不适，以便及时处理。

（郭声敏　干锦华）

第八节　心 理 护 理

一、概述

1. 定义　心理护理是指在康复护理过程中，护士运用心理学的理论和技术，以良好的人际关系为基础，通过各种方式或途径，积极地影响、改变病人的不良心理状态和行为，以解决病人的心理健康问题，促进病人的康复。

2. 特点　①个体化与复杂化：每个病人对疾病的体验都不相同，而且在不同的阶段，病人的心理问题也不同；同时，病人的心理状态受到多种复杂因素的影响，因此护士应针对每个病人的心理特点，进行个体化的心理护理。②广泛性与情境性：广泛性是指病人在医院环境下，其心理活动无时不在护士的影响下产生作用；情境性是指病人的心理活动受环境的影响而变化。③社会性：指病人的心理状态离不开社会环境的影响，社会环境包括社会支持、周围人们的态度等。

3. 原则　心理护理的原则：①建立良好的沟通环境：融洽和良好的沟通环境是心理护理的基础；②身心治疗相结合：在康复护理中，各种疾病的心理因素和躯体因素可以互为因果和互相影响，因此在心理护理的同时应综合药物、运动等其他治疗方法，积极处理和改善躯体症状，而在躯体治疗的同时，应充分发挥心理护理的作用，以减轻消极心理因素，使患者积极面对疾病；③自主性原则：使病人认识到自我护理是一种为了自己的生存、健康所进行的活动，是一种心理健康的表现，应自觉地在医护人员的指导下参与自身的康复护理过程。

二、心理护理方法

1. 环境要求　在病房和床位的选择上，针对病人的不同的疾病特点、性格特点、心理特点进行安排。将积极、开朗、乐观的病人与消极、抑郁、悲观的病人安排在同一间病房，或者将康复进展迅速、成功的病人与病情反复、情绪低落的病人安排在同一间病房，使他们能够互相交流情感，用一方积极的情绪去感染和改变另外一方，从而激发病人的积极的心理状态。同时，应主动与病人交流，尊重病人，善于倾听。当病人有疑问时，应及时予以解决，以建立和谐的沟通环境。

2. 放松疗法　放松疗法又称为肌肉松弛训练或自我调整疗法，是一种通过各种固定的训练程序，使病人学会生理上和躯体上放松的一组行为治疗方法。放松训练可以使病人肌肉放松，消除紧张和疲劳，缓解疼痛，镇静和催眠，让病人处于放松、休息状态。放松训练可以在任何体位上进行。

(1) 渐进性放松法：渐进性放松法是指病人依靠自我暗示来有意识地反复练习肌肉的紧张和放松，然后使全身逐渐进入放松状态。

具体操作方法：让病人靠在舒服的椅子上，回想最令人愉快和松弛的情景，双臂放于椅子扶手，处于舒适随意的状态。首先让病人握紧拳头，然后松开，咬紧牙关，然后松开。反复做几次，目的是让病人细心体会什么是紧张，什么是松弛。在领会了紧张与放松的主观感觉之后，才宜进行放松训练。放松训练从前臂开始，因为前臂的松弛度最易掌握。然后依次练习放松面部、颈部、肩、背、胸、腹、下肢。借助生物反馈技术，可加快放松进程。放松训练时周围环境要安静，光线柔和，气温适宜。每天训练 20～30 分钟，每日或隔日一次，最终要求病人在日常生活中可以随意放松，达到自如的程度。

(2) 钟摆样摆动法：将上肢或下肢置于下垂位，前后放松摆动，直到肢端出现明显的麻木感为止，也可以加 0.4～1.0 kg 重量的物体于肢端，然后再摆动，以达到肌肉放松的程度。也可用此方法来训练肩、髋、膝关节的活动。

(3) 深呼吸放松训练：深呼吸放松训练方法简单，常可以起到很好的放松效果。具体做法：让病人处于站位或坐位，双肩下垂，闭上双眼，慢慢做深呼吸。在呼吸变慢、越来越轻松的同时，想象自己的心跳也在渐渐地变慢，变得越来越有力，整个身体变得很平静，周围好像没有任何东西，自己感到轻松自在，静默数分钟结束。

(4) 肌肉放松体操：用于肌张力严重增高无法放松的病人。主要用于颈部、肩部、胸部、背部肌肉的放松训练。做肌肉放松操前在相应的部位进行热敷和按摩，可在仰卧位、坐位、站立位、步行等各种姿势下进行。多数体操配合呼吸运动，让病人吸气时收缩，呼气时放松。

3. 心理支持　心理支持疗法主要针对处于震惊、否定和抑郁阶段的病人。进行支持疗法时，护士要热情对待病人，对病人的痛苦与困难给予高度同情，给予他们关心和尊重。主要治疗程序包括倾听、解释、指导、支持等。

(1) 倾听：护士一定要善于倾听病人的诉说。一方面是为了了解病人的痛苦和问题所在，另一方面护士专心倾听他们的诉说，会使病人体会到护士在严肃认真地关心他们的病情，有助于病人树立起战胜疾病的勇气和信心，也使护士和病人之间建立起充分信任的关系。

(2) 解释：护士在了解病人心理问题的原因后，应对问题进行透彻的分析，并向病人作出适当的解释，提出解决困难的办法和真诚的劝告，以便于病人慢慢地领悟。

(3) 指导：调动病人自己内在的积极性，共同对存在问题进行透彻的分析，让病人认清问题的实质，逐渐领悟出解决问题的有效方法，并树立信心去解决。

(4) 支持：许多病人的恢复是一个漫长的过程，病人往往陷入悲观、无助的境地。因此，护士应多关心病人和病人家属，同他们一起制订康复护理计划，让病人感受到所有的医护人员都在支持他，从而树立信心，积极参与康复。

（余秋琼）

思考题

1. 偏瘫患者的良肢位应如何摆放?
2. 请简述排痰训练注意事项。
3. 饮水测试吞咽功能如何评定?
4. 请简述间歇性清洁导尿残余尿量与导尿次数的关系。
5. 膀胱功能训练的注意事项有哪些?
6. 应如何对便秘患者进行肠道功能训练?
7. 褥疮的常见原因有哪些? 应如何预防褥疮?
8. 对患者进行日常生活活动能力训练时应注意些什么?

实训三　常用体位

【目的】

熟练掌握正确的良肢位摆放技术。

【用物】

治疗床及床上用物、治疗椅、轮椅等。

【步骤】

一、卧位时肢体的摆放

1. 仰卧位

患者仰卧，头偏向患侧为宜；头下垫枕，躯干平直；患侧肩关节置于外旋、外展位，肘、腕伸直，肩胛下放一薄枕，使患肩上抬前挺，防止肩胛骨后缩；前臂处于旋后或中立位，手指伸展或微曲，拇指外展，必要时手心可握毛巾卷以防手指屈曲，以防形成“猿手”，但在痉挛期应避免患者手心抓握物品，防止刺激掌心引起抓握反射。

患者臀部和大腿下面垫一长枕，以避免髋后缩和下肢外展、外旋；膝下可放一小枕，使膝关节略屈；软瘫期可以用丁字鞋将患者足板固定于背屈、外翻位，以防足下垂、内翻，痉挛期则应避免足底放置任何东西，以避免足底受到刺激而引起阳性支持反应，加重痉挛模式。

2. 患侧卧位

患侧在下，健侧在上。躯干稍向后旋转（1/3），后背用枕头支撑；患臂前伸，前臂外旋，将患肩拉出避免受压和后缩；肘关节伸展，腕、指关节伸展；手指伸开，掌心向上；健侧上肢自然放在身上或身后枕上，避免引起患侧肩胛骨相对后缩。

健侧下肢可放于患侧下肢前面，自然屈髋屈膝，下面垫一大枕；患侧下肢处于伸髋屈膝位，踝关节尽量背屈，保持90°。

3. 健侧卧位

健侧在下，患侧在上。患者头部垫薄枕，胸前放一枕头；患臂前伸，肘关节伸展，前臂旋前，腕、指关节伸展放在枕上。

患侧下肢下亦垫一枕头，使髋处于内旋、屈曲位，膝关节屈曲，踝关节尽量背屈，保持90°，健侧肢体自然放置。

二、坐位时肢体的摆放

1. 床上坐位

保持患者髋关节屈曲90°，双上肢对称地放在身体前的小桌子上，患侧上肢下垫一薄枕，患肩前伸，肘关节伸直。患者背部伸展，可用枕头或抬起的床头充分支撑。为避免患者膝关节过度伸展，应在膝下垫一小枕。双足平放，躯干挺直，不可倾斜。

2. 轮椅坐位

选择适合患者体型的轮椅，必要时可以用海绵垫来调整轮椅的高度；也可以借助背板，以保持患者躯干直立。患侧下肢外侧垫海绵枕，防止髋关节外展、外旋。

【注意事项】

1. 仰卧位时头下枕头不宜过高，保持仰卧位的时间不宜过长，以免受紧张性颈反射和迷路反射的影响，加重肢体痉挛。

2. 患侧卧位时要注意保护患侧肩关节。

3. 健侧卧位时头下不可放枕或放低枕为宜，使躯干向健侧伸展，抑制紧张性颈反射。

实训四　膀胱功能训练

【目的】

1. 掌握膀胱功能训练的方法。

2. 掌握间歇性清洁导尿技术。

【用物】

1. 治疗床及床上用物、治疗车、润滑液、手套。

2. 参照第四章第四节“膀胱功能训练”的内容。

【步骤】

一、操作前准备

1. 操作者　着装整齐，用物准备，洗手，戴口罩。

2. 患者　卧于床上配合操作者移动。

3. 环境　光线自然，安静、整洁，注意遮挡。

二、膀胱功能训练

学生两人一组，一人扮演患者，另一人扮演治疗者，进行膀胱功能训练，然后角色互换。

1. 操作者推治疗车到病人床旁，向病人解释说明。

2. 注意保护患者隐私，拉窗帘、床旁围帘，注意调节室温。

3. 叩击膀胱区，检查膀胱充盈程度。若膀胱过度充盈，应先使膀胱内尿液排空后再进行训练。

4. 单手放于患者腹部，指导患者进行腹式呼吸。

5. 于耻骨上区持续有节律地轻敲，促进膀胱收缩。

6. 操作者戴手套，牵拉患者阴毛、捏掐腹股沟、摩擦大腿内侧皮肤，指诊刺激肛门或牵拉肛门括约肌等。

7. 操作者抬起患者一侧下肢，一手放在腘窝，另一手放在踝部，保持45°约5秒，放下，换另一条腿做同样的动作，双腿交替进行。

8. 患者双腿屈曲，脚蹬床面，双手自然放在身体两侧。操作者双手插入患者腰下方，患者和操作者同时用力，向上抬起，保持5秒，放下，休息10秒后重复上一动作。

9. 给患者一个尿壶，让患者试着排尿。

（郭声敏　黄丽衡）

第五章　常见疾病的康复护理

第一节　脑卒中

学习目标

掌握　脑卒中患者的功能障碍评估和康复护理措施

熟悉　脑卒中患者的康复护理问题

了解　脑卒中的概念、分类

一、概述

脑卒中（stroke）又称脑血管意外（cerebral vascular accident，CVA），是由于各种病因使脑血管发生病变而导致脑功能缺损的一组疾病的总称。以起病急骤，出现局灶神经功能缺失为特点。根据病因和临床表现的不同，分为出血性脑卒中（脑出血、蛛网膜下腔出血）和缺血性脑卒中又称脑梗死（脑血栓形成、脑栓塞）两大类。

脑卒中以其高发病率和高致残率成为当前严重威胁人类健康的一类重要疾病，也是地域性较强的疾病。如亚洲的日本、中国，欧洲的芬兰，北美的美国等为高发病率国家，而比利时、墨西哥及菲律宾等为低发病率国家。我国每年新发脑卒中病例为 195 万，平均年发病率为 150/10 万，美国年发病率为 100/10 万。死亡率各国也不尽相同。脑卒中致残率为70%～80%，其中 10%患者为重残，生活上需完全依赖他人辅助，复发率约为 41%。随着社会人口老龄化，其发病率还有增加的趋势。

脑卒中发病的危险因素分为两类：一类是不可控因素，如种族、年龄、性别、遗传等；另一类是可控因素，如高血压、心脏病、糖尿病和短暂性脑缺血发作（TIA）。这些是诱发脑卒中发病最重要的危险因素，可通过有效干预来预防其发生。大力开展缺血性脑血管病的三级预防，对降低其发病率、死亡率及致残率有很重要的意义。脑卒中的患者大多起病较急，有头痛、呕吐、血压及体温变化、意识障碍、运动功能障碍、感觉功能障碍、言语功能障碍等一系列临床表现。由于病变的性质、部位、大小等不同，患者可能单独发生某种功能障碍或同时发生几种功能障碍，其中以偏瘫、失语最为常见。由于脑实质神经细胞的损伤，使患者感觉、运动、言语和认知等功能不同程度地受到损害，最终导致患者不同程度地丧失独立生活及工作能力，需要依赖他人而生存，给个人、家庭及社会保障体系造成巨大负担。大量的临床实践证明脑卒中患者接受早期、科学、合理的康复训练，能有效地提高生存质量。

二、主要功能障碍及评估

（一）运动功能障碍及评估

偏瘫是脑卒中主要的运动功能障碍，是致残的重要原因，其肌肉损伤模式为软瘫期、痉挛期、相对恢复期和后遗症期。运动功能评估主要是对运动模式、肌张力、肌肉协调能力进行评估。常用评定方法有 Brunnstrom 六阶段评估法（表 5-1），共分为六个阶段：Ⅰ期——弛缓阶段、Ⅱ期——痉挛阶段、Ⅲ期——连带运动阶段、Ⅳ期——部分分离运动阶段、Ⅴ期——分离运动阶段、Ⅵ期——正常阶段；简易 Fugl-Meyer 运动功能评分；神经发育疗法（Bobath 法）；上田敏法等评估方法。平衡能力的评定方法目前临床上常用的方法有：简易 Fugl-Meyer 评定法（表 5-2）、静态姿势图法等。

表 5-1　Brunnstrom 六阶段评估法

阶段	特点	上肢	手	下肢
Ⅰ	无随意运动	无任何运动	无任何运动	无任何运动引出
Ⅱ	联合反应共同运动	仅出现协同运动模式	仅有极细微的屈曲	仅有极少的随意运动
Ⅲ	随意出现的共同运动	可随意发起协同运动	可有钩状抓握，但不能伸指	在坐和站立位上，有髋、膝、踝的协同性屈曲
Ⅳ	共同运动模式打破，开始出现分离运动	出现脱离协同运动的活动：肩0°、肘屈90°条件下，前臂可旋前、旋后；肘伸直的情况下，肩可前屈90°；手臂可触及腰骶部	能侧捏及松开拇指，手指有半随意的小范围伸展	取坐位，可屈膝90°以上，足可向后滑动。在足跟不离地的情况下踝能背屈
Ⅴ	肌张力逐渐恢复，有分离精细运动	出现相对独立于协同运动的活动：肘伸直时肩可外展90°，肘伸直、肩前屈30°～90°时，前臂可旋前、旋后，肘伸直、前臂中立位时，上肢可举过头	可作球状和圆柱状抓握，手指同时伸展但不能单独伸展	健腿站，患侧腿可先屈膝，后伸髋，伸膝，踝可背屈
Ⅵ	运动接近正常	运动协调性近于正常，手指指鼻无明显的辨距不良，但速度比健侧慢（≤5 s）	所有抓握均能完成但速度和准确性比健侧差	在站立位可使髋外展到抬起该侧骨盆所能达到的范围，坐位下伸直膝可内外旋下肢，并使足内外翻

表 5-2　简易 Fugl-Meyer 评定法

测试项目	评分标准
Ⅰ无支撑坐位	0 分：不能保持坐位 1 分：能坐，但少于 5 分钟 2 分：能坚持坐 5 分钟以上
Ⅱ健侧“展翅反应”	0 分：肩部无外展或肘关节无伸展 1 分：反应减弱 2 分：反应正常
Ⅲ患侧“展翅反应”	评分同第Ⅱ项
Ⅳ支撑站位	0 分：不能站立 1 分：在他人的最大支撑下可站立 2 分：由他人稍给支撑即能站立 1 分钟

续表

测试项目	评分标准
Ⅴ无支撑站位	0分：不能站立 1分：不能站立1分钟或身体摇晃 2分：能平衡站立1分钟以上
Ⅵ健侧站立	0分：平衡站不能维持1～2秒 1分：平衡站稳达4～9秒 2分：平衡站立超过10秒
Ⅶ患侧站立	评分同第Ⅵ项
合计	

评定方法及结果分析：无支撑坐位时双足应着地。检查健侧"展翅"反应时，检查者要从患侧向健侧轻推患者至接近失衡点，观察患者有无外展健侧上肢90°以伸手扶持支撑面的"展翅"反应。同理，检查患侧"展翅"反应时，从健侧向患侧轻推患者。7项检查均按3个等级计分，最高平衡评分14分。评分少于14分，说明平衡能力有障碍，评分越少，功能障碍程度越严重。

（二）感觉功能障碍及评估

主要有痛觉、温度觉、触觉、本体觉和图形觉的减退或丧失，约65%的脑卒中患者有不同程度和不同类型的感觉障碍。评估患者感觉障碍的程度，具体方法参见有关章节。

（三）认知功能障碍及评估

认知功能属于大脑皮质的高级活动范围，包括感觉、知觉、记忆、注意、理解、识别和智能等。大约35%的患者在脑卒中后会发生认知功能障碍，认知功能障碍损害的程度不仅对脑卒中患者的预后有明显影响，而且还将影响患者的康复进程，因此全面评估认知功能有助于预测预后，还可指导康复计划。常用的认知功能评定方法为简易精神状态检查（mini-mental state examination，MMSE），其包括时间定向、地点定向、语言即刻记忆、注意力和计算能力、短程记忆、物体命名、语言复述、阅读理解、语言理解、言语表达和图形描画等19项内容。总分范围为0～30分，正常与不正常的分界值与受教育程度有关：文盲（未受教育）组17分，小学（受教育年限≤6年）组20分，中学及以上（受教育年限>6年）组24分。分值在分界值以下认为有认知功能缺陷，以上为正常。

（四）言语功能障碍及评估

言语障碍是指个体利用语言如口语、书面语及手势语等进行交际活动过程中出现的运用功能障碍。它包括失语症和构音障碍。言语功能评估主要评估患者的发音情况及各种语言形式的表达能力，包括说、听、读、写和手势表达。脑卒中患者常有以下言语障碍表现：失语症、构音障碍和言语失用症，其评定详见第二章。

（五）摄食和吞咽功能障碍及评估

吞咽障碍主要是确定患者是否存在吞咽困难，了解吞咽困难发生在哪一期（口腔期、咽喉期、食管期），为下一步的临床治疗及判断预后打下基础。由于吞咽的过程涉及多个专业，因此对吞咽困难的评价需要多专业合作完成。评定采用临床检查法评定、吞咽X射线电视透视检查（VFSS）、实验室评定及咽部敏感试验相结合的方式进行。

（六）日常生活活动能力障碍及评估

日常生活活动（ADL）是人们为了独立生活而每天必须进行的一些最基本的活动，如衣、食、住、行、个人卫生等。脑卒中患者由于运动功能、感觉功能、认知功能、言语功能等多种功能障碍并存，常导致日常生活能力的下降或丧失，所以对于日常生活活动能力的评估非常重要。常采用 PULSES 评估法、Kotz 指数、改良 Barthel 指数评估法或功能独立性评定（FIM）等，具体请参考本书第二章。

（七）心理障碍及评估

当患者遭受突然打击出现身体伤病时，必然会产生心理困扰和障碍，出现情绪、认知和行为问题。应评估患者的心理状态、人际关系与环境适应能力，了解有无焦虑、抑郁、恐慌等负性心理状态，评估患者的社会支持系统。

（八）社会活动参与能力障碍及评估

采用社会活动与参与量表评定。该量表分为理解与交流、身体移动、生活自理、与人相处、生活活动、社会参与等六个方面，共 30 个问题，每个问题的功能障碍程度分为“无、轻、中、重、极重度”，相应分值为 1、2、3、4、5 分。社会活动与参与量表立足于残存的功能与环境社会之间综合因素的关系，反映出各种因素之间的相互作用，对于脑卒中患者的残疾程度与回归社会的程度，从生物-心理-社会角度整体客观地分析，进行量化性的分值评定，该方法具有普遍的实用性和可行性。

三、康复护理问题及目标

（一）常见康复护理诊断/问题

1. 躯体移动障碍　与意识障碍、肢体瘫痪有关。
2. 自理能力缺陷　与意识障碍、肢体瘫痪或感觉障碍有关。
3. 言语沟通障碍　与意识障碍或相关的言语功能区域受损有关。
4. 情境性自我贬低　与情绪抑郁、无价值感有关。
5. 焦虑　与伤后突然出现的肢体功能障碍、担心预后有关。
6. 潜在并发症　与肢体瘫痪、康复护理方法不得当有关。

（二）康复护理目标

1. 患者情绪稳定，焦虑程度减轻。
2. 患者未出现因活动受限引起的并发症。
3. 患者的运动功能改善，活动能力提高。
4. 患者的言语、认知功能改善。
5. 患者未发生并发症或并发症能被及时发现和处理。

四、康复护理措施

（一）弛缓期的康复护理

弛缓期是指发病 1～3 周内（脑梗死 1 周左右，脑出血 2～3 周）的患者。临床特点：意识清楚或有轻度意识障碍，生命体征平稳，但患肢肌力、肌张力低下，腱反射减弱或消失。在不影响临床抢救和不造成病情恶化的前提下，应尽早介入康复护理措施，以预防并发症如关节挛缩、肩关节半脱位、肺部感染、褥疮以及继发性损害，为下一步功能康复作准备。

1. 弛缓期的良肢位摆放　良肢位是指为预防或对抗痉挛模式的出现，保护肩关节以及早期诱发分离运动而设计的一种治疗性体位。这种良肢位能预防和减轻上肢屈肌、下肢伸肌的典型痉挛模式，是早期抗痉挛治疗的重要措施之一，每 2 小时更换 1 次体位即可。

（1）仰卧位：该体位易引起褥疮及增强异常反射活动，应尽量少用。应与健侧卧位、患侧卧位交替使用。具体方法：头部放在枕头上，稍偏向健侧，面部朝向患侧，枕头高度要适当，胸椎不得出现屈曲，患侧臀部下方垫一软枕使患侧骨盆前突，以防止髋关节屈曲、外旋，患侧肩关节下方垫枕使肩胛骨向前突。上肢肘关节伸展，置于枕头上，腕关节伸展，手指伸展，下肢大腿及小腿中部外侧各放一砂袋防止髋关节外展、外旋，腘窝处垫一小枕头以防止膝关节过伸，仰卧位时也可定时将上肢抬高过头，一些患者在阅读时可采取这个姿势。任何时间均应避免半卧位，这一体位会加重躯干屈曲及下肢伸展。健侧肢体自然放置，足底下不放任何东西，以防止增加不必要的伸肌模式的反射活动。

(2) 患侧卧位：患侧卧位对偏瘫患者非常重要，在早期便可采取这个体位。患侧卧位可拉长患侧，降低痉挛，增加患者对患侧感知。患侧卧位还有利于患者用健手做一些日常生活活动。健侧上肢放在患者身体上部，如果将其放在身体后面，可引起躯干后倾，导致患侧肩胛骨后缩。健腿髋关节及膝关节弯曲放在枕头上，具体方法：对头部进行支持，如头部感到舒适，患者可保持这个体位并可入睡。头应在上颈部屈曲，避免后伸，躯干略向后旋，后背垫一硬枕，患肘伸直，前臂旋后，手掌朝上。但患侧卧位时间不宜过长，应与健侧卧位交替进行。

(3) 健侧卧位：这种体位易将患侧肢体置于抗痉挛体位，而且可防止褥疮的发生及促进患侧的胸式呼吸。将患者置于健侧卧位要比向患侧卧位难，因此在早期需要别人帮助。具体方法：头放在枕头上，保证舒适，躯干与床面成直角，即患者身体不能向前呈半俯卧位，患侧上肢放在枕头上，抬高至100°左右，肘关节、腕关节及手指伸直，手掌向下，患者健侧上肢放在最舒适的位置上，患侧下肢屈曲放在枕头上，既不内旋，也不外旋，健侧下肢平放在床上，髋关节伸直，膝关节轻度弯曲，背后挤放一个枕头，使躯干呈放松状态。

2. 弛缓期的被动运动　只要生命体征平稳，即可进行被动运动。为防止关节挛缩，在病后第3～4日起患肢所有的关节都应做全范围的关节被动运动，但患肩关节只能进行半关节活动。

被动运动原则：①关节活动范围的被动活动应包括身体的各个关节；②每个关节必须进行功能范围的关节活动，固定关节的近端，被动活动远端；③运动时运作要平稳、缓慢、均匀，训练项目要尽量集中，避免频繁变换体位；④每日训练两次，每次各方向进行3～5遍；⑤每次活动只针对一个关节，固定的位置以尽量接近关节的中心为佳；⑥维持正常关节活动度的被动训练不得出现疼痛；⑦进行关节的被动活动前，要对患者做好解释工作，以取得患者合作；⑧患者的体位应舒适，被固定的部位要稳定、牢固，尤其是对骨折或肌腱缝合术后的患者；⑨对昏迷、肢体瘫痪的患者，应与肌力训练同时进行，尤其是负重关节，防止加重关节的不稳定性。

3. 弛缓期的按摩　对患肢进行按摩可促进血液、淋巴回流，防止和减轻水肿，同时又是一种运动感觉刺激，有利于运动功能恢复。按摩要轻柔、缓慢、有节律地进行，不使用强刺激性手法。对肌张力高的肌群用安抚性质的推摩，对肌张力低的肌群则予以按摩和揉捏。

4. 弛缓期的主动活动　弛缓期的所有主动训练都是在床上进行的。主要原则是利用躯干肌的活动以及各种手段，促使肩胛带和骨盆带的功能恢复。

(1) 翻身训练：尽早使患者学会向两侧翻身，以免长期固定于一种姿势，出现继发褥疮及肺部感染等并发症。偏瘫患者从仰卧向一侧翻身的方法有以下几种。

伸肘摆动翻身法：①双手十指交叉，患手拇指压在健手拇指的上方（即Bobath式握手）（图5-1）；②伸肘；③屈膝；④先将双手摆向健侧，再快速摆至患侧以翻身（图5-2）。

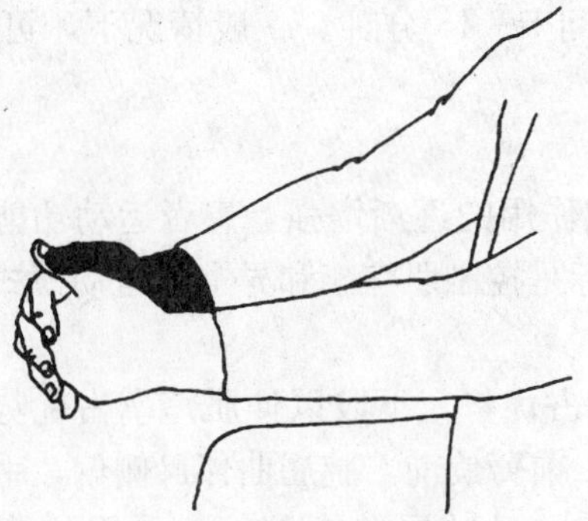

图 5-1　Bobath 握手

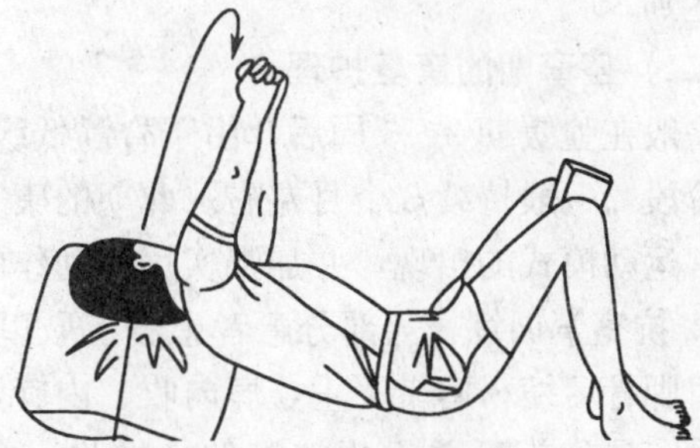

图 5-2　伸肘摆动翻身法

健侧翻身法：①屈肘，健手前臂托住患肘；②健腿插入患腿膝关节下方；③旋转身体，同时以健腿搬动及健肘搬动患肘以翻向健侧。

（2）床上移动：偏瘫患者床上移动法：①健足插入患足后方；②健腿抬起患腿向左右移动；③健足和肩支撑臀部并左右移动；④以健腿、臀部为支点，移动头、肩部。

（3）桥式运动：在床上必须进行加强患侧伸髋屈膝肌的练习，这种练习对避免患者今后行走时出现偏瘫步态、预防褥疮的发生十分重要。由于此项练习时髋关节处于伸展位而膝关节处于屈曲位，抑制了下肢的伸肌痉挛模式，促进了下肢分离运动的产生。当患者能够轻松做这个运动后，就可以避免以后膝关节被锁住现象的发生，因此在疾病早期即应进行这项练习。方法：患者呈仰卧位，帮助患者双腿屈曲，让患者抬高臀部并保持平衡，防止骨盆向健侧旋转（图 5-3A）。当患者能轻松完成上述动作时，患者可将健足抬离床面，单用患侧负重进行上述运动（图 5－3B）。

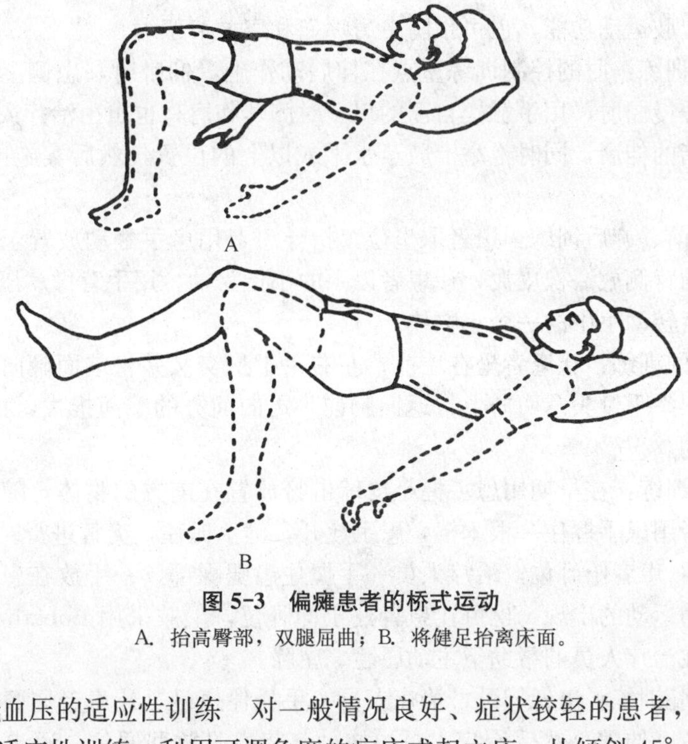

图 5-3　偏瘫患者的桥式运动

A. 抬高臀部，双腿屈曲；B. 将健足抬离床面。

5. 直立性低血压的适应性训练　对一般情况良好、症状较轻的患者，可在医生指导下尽早地进行体位适应性训练。利用可调角度的病床或起立床，从倾斜 45°、训练时间 5 分钟开始，每日增加起立床倾斜的角度 10°～15°，维持时间 5～15 分钟。一般情况下，可在 10 日内达到 80°。

（二）痉挛期的康复护理

一般在弛缓期 2～3 周后，由于脊髓低级中枢支配作用的逐渐增强，患者运动功能进入痉挛阶段，一般持续 3 个月左右。此期的康复护理目标是控制肌痉挛和异常的运动模式，促进正常运动模式的出现，并加强实用性动作的训练。

1. 抗痉挛训练　大部分患者患侧上肢以屈肌痉挛占优势，下肢以伸肌痉挛占优势。表现为肩胛骨后缩，肩带下垂，肩内收、内旋，肘屈曲，前臂旋前，腕屈曲伴尺侧偏，手指屈曲内收，骨盆旋后并上提，髋伸、内收、内旋，膝伸，足趾屈并内翻。常采用的护理措施有：

（1）卧位抗痉挛训练：早期卧床时可指导患者采用 Bobath 式握手，上举双上肢，做该动作时应注意使患侧肩胛骨向前，患肘伸直；坐位时可借助滚筒等进行训练，在坐位时还可指导患者将患肘伸直，手指伸展分开，患侧手掌撑于椅面上，然后将身体的重心缓慢移至患侧；站立时，双手掌平放抵于墙壁上，肘关节伸直，身体重心前移。以上这些方法有利于抑制上肢屈肌痉挛模式。针对下肢可采用仰卧位，双腿屈曲，Bobath 式握手抱住双膝，将头抬起，轻轻前后摆动使下肢更加屈曲，该运动不仅可降低下肢伸肌痉挛，同时也可以抑制上肢屈肌痉挛，此外，前面的桥式运动也有利于抑制下肢伸肌痉挛。

（2）患肢的功能与训练：由于此阶段患者患侧处于异常运动模式、肌痉挛时期，所以在进行患肢的功能活动时，应以抑制其痉挛、控制异常的运动模式、促进分离运动出现为主。

1）肩胛带和肩关节的被动活动：患者仰卧，以 Bobath 式握手上肢，尽量前伸肩胛带，治疗人员可一手放入患者腋下帮助患者将肩胛骨向前、向上移动，但不能向后，坐或立位时，可以 Bobath 式握手上举上肢，高举过头，然后将手放在头顶、头后方，再返回。这样做既可帮助恢复上肢运动功能，也可预防患肩疼痛和肩关节挛缩。

2）肘的控制训练：肘的控制训练重点在伸展动作上，仰卧时，患侧上肢上举，尽量伸直肘关节，然后缓慢屈肘，用手触摸自己的口、对侧耳和肩；也可由治疗人员保持患者患侧肘、腕关节及手指的伸展，同时上举上肢至水平或以上的位置，然后实施拉-推的刺激，以促进肘的伸展。

3）前臂的旋前、旋后训练：患者取坐位，指导患者用患手翻动放置于桌子上的扑克牌或是在患者患手的背侧放一橡皮泥，让患者以手的小指为轴，用手背做“压”的动作；亦可在任何体位让患者转动手中的一个小物体。

4）腕指伸展的训练：让患者坐在墙前，左右手十指交叉并将掌面翻向外，将手背靠近胸前，然后伸肘，举手过头掌面向上，返回胸前，再向前方的墙面推去，抵在墙上，向上、向下、向健侧滑动。

5）手的抓握训练：在早期用患手握小皮球击打放置在前方的物体，随着手抓握能力的改善，可指导患者用患手握住一根木棍，患手放开，健手抓住，交替进行。

6）屈膝训练：患者俯卧位，治疗人员一手握住患腿踝部，一手放在患者臀上，帮助患者屈膝。随着主动运动的出现，也可让患者处于仰卧位，上肢采用 Bobath 式握手上举上肢的抗痉挛模式，在治疗人员的帮助下主动屈髋、屈膝。

7）伸髋、屈膝训练：患者仰卧，治疗人员一手托住患足，让患者屈膝后将患肢放在床缘以下，此时患者已伸髋，然后治疗人员再协助其将患足放回原位，逐步过渡到患者主动练习。

8）屈踝训练：患者仰卧，患足支撑在床上，治疗人员用一只手向下压其踝关节，同时用另一只手将患者的足和足趾提至充分背屈并外翻位。

9）伸髋、屈膝、屈踝训练：患者仰卧，将患腿屈膝垂于床边，伸患髋，治疗人员托其患足于背屈位，将足推向患者头的方向，协助患者在不屈髋的情况下继续屈膝和背屈踝。

2. 实用性动作训练：实用性动作训练原则上按照运动发育的顺序和不同姿势反射水平进行，如翻身→坐→坐位平衡→坐到站起→站立平衡→步行来进行。

（1）坐起训练：在开始坐起训练前，先将床头逐步抬高，以免发生直立性低血压，引起头晕不适，床头抬高开始角度应从 30°～45°起，逐步过渡到 60°，直至最后 90°，然后开始坐起训练，具体方法是：患者首先侧移至床边，将健腿插入患腿下，用健腿将患腿移于床边外，患膝自然屈曲；然后头向上抬，躯干向患侧旋转，健手横过身体，在患侧用手推床，把自己推至坐位，同时摆动健腿下床；必要时治疗人员将一手放在患者健侧肩部，另一只手放于其髋部以协助。

（2）坐位平衡训练：若坐起后不能保持良好的稳定状态，主要是因为平衡功能减退所致，因此要对患者进行坐位平衡训练。坐位平衡训练包括左右平衡和前后平衡训练。①左右平衡训练：患者取坐位，治疗人员坐于其患侧，一手放在患者腋下，一手放在其健侧腰部，嘱患者头部保持直立，将重心移向患侧，再将重心逐渐向健侧转移；此时，治疗人员一手抵住患者患侧腰部，另一只手压在患者同侧肩部，嘱患者尽量拉长健侧躯干，并使头部保持直立位；随着患者主动性逐渐增加，治疗人员可逐渐减少辅助力量（图 5-4）。②前后平衡训练：指导患者用双手拾起地面上的一物品或是双手向前伸，拿起桌上一物品，再向后伸手取一件东西。

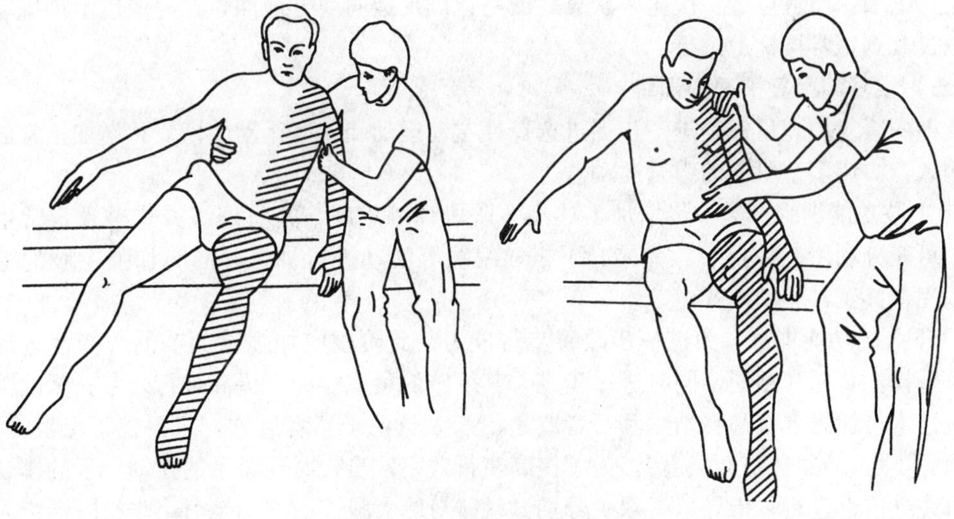

图 5-4 坐位平衡训练

（3）坐到站起的训练：当患侧下肢有一定负重能力时，即开始从坐到站起的训练，其训练的要点是掌握重心的移动。具体方法是：患者 Bobath 式握手，双上肢前伸，头和躯干前倾，重心前移至双足上，然后抬起臀部，伸髋、伸膝而站起，必要时治疗人员可站于患者患侧，一手将患膝向前拉，另一手放在健侧臀部帮助患者抬起臀部。

(4) 站立位平衡训练：为了使患者保持稳定的站立，为下一步的步行作准备，可进行前后及侧方的站立位平衡训练。具体方法是：患者立位，指导患者转头向躯干后方看，然后回到中立位，再从另一侧向后看；或是指导患者分别从前方、侧方及后方桌上取物品。随着功能的改善，可让患者一手或双手从地上拾起大小不同的物品，或者嘱患者接住治疗人员从前方、侧方抛来的球。

(5) 步行训练：一个正常的步行周期包括支撑相和摆动相，分别约占整个周期的60%和40%。而脑卒中患者站立时常出现患侧下肢负重能力差，支撑时相缩短；而迈步时，又由于足下垂、内翻，导致画圈步态、步行缓慢、步态不稳。故首先应加强患侧下肢的负重能力训练，指导患者用患腿站立，骨盆呈水平位，将健足放在患腿前面，与患足成直角，或是患者健足放到患腿足跟后面并与之成直角；注意由治疗人员用双手控制好骨盆使患者患腿负重，并防止膝关节过伸，让患者健腿的脚画八字。随着患侧下肢负重能力的提高，便可开始迈步训练：当患腿向前迈步时，躯干保持伸直，用健手扶栏杆，重心移至健腿，护士站在患者患侧后方，双手扶持其骨盆，患者迈患腿时，需帮助患侧骨盆向前下方运动，并防止患腿迈步时外旋；当健腿向前迈步时，患者躯干伸直，健手扶栏杆，重心前移，护士站在患者患侧后方，一手放置于患腿膝部，防止患者健腿迈步时膝关节突然屈曲，另一手放置于患侧骨盆部，防止其后缩；健腿开始只迈至与患腿平齐位，随着患腿负重能力的提高，健腿可适当超过患足。

(6) 上、下楼梯训练：在进行上下楼梯训练前应给予患者充分的说明和演示，以消除患者的恐惧心理。在训练过程中，护士应加强保护，以免发生摔倒意外。开始可借助一高约15 cm的木台进行，治疗人员站于患者患侧，患者将患足置于台子上，此时，治疗人员用手控制患膝，另一手置于健侧臀部。当重心移至前方时，让患者健足踏上台子，然后让健足从台子上移下来，而且位置一次比一次靠后或是让健足迈向前方地面，在完成以上训练动作后就可以过渡到正常楼梯上进行。

(三) 恢复期康复护理和训练

此期的康复护理目标是进一步促进选择性主动运动和速度运动的恢复，增加正常的运动感觉输入，协调多个肌群的组合运动。

1. 上肢功能训练　进一步增加上述痉挛阶段训练难度，并将训练方式融入日常生活活动中。可充分利用各种打字、弹琴、下棋、编织等活动进行训练，同时加强上肢的综合练习，以完善其正常运动模式。

2. 下肢的功能训练　为进一步改善步行能力，此阶段应加强膝关节的选择性运动以及踝关节选择性背屈和趾屈，同时进一步完善其下肢的负重能力，提高步行效率。为改善骨盆的旋转性，可让患者交叉腿站立和行走或是治疗人员位于患者后方，双手置于患者骨盆处，指导患者步行，同时使骨盆旋转。为了提高步行效率，步行时还需手的摆动。手的摆动训练最初可在立位下进行，指导患者双手分别做触碰对侧大腿部的摆动练习。步行时治疗人员位于患者前方，持患者双上肢配合下肢运动进行摆动。通过以上骨盆旋转和手的摆动训练，将有利于提高患者的步行效率，对仍存在垂足的患者可给予功能性电刺激或肌电生物反馈疗法，必要时可用弹力绷带支持足踝或用足吊带、足托矫正。

3. 日常生活活动能力训练　脑卒中患者的日常生活动作训练是非常重要的，患者通过持之以恒的ADL训练，掌握方法和技巧，独立完成生活自理，将有利于患者恢复生活的信心，提高生活质量。训练内容包括进食、穿脱衣裤鞋袜、整理个人卫生、床椅转移、洗澡等。为完成 ADL 训练，可选用一些适用性装置，比如便于进食的特殊器皿、改装的牙刷、各种形式的器具及便于穿脱的衣服。

(1) 穿、脱套头衫：取坐位，穿衣时用健手帮助患肢穿上袖子，并尽量拉至肩部，将头套入领口钻出，然后健手插入健袖穿出；脱时利用健手将套头衫后领充分上拉，并将头部从领口退出，再利用健手使双上肢从袖中退出。

(2) 穿、脱前开襟上衣：取坐位，穿时指导患者利用健手套上患侧袖子，然后健手将衣服从身后移至健手侧，并套上健肢袖子，最后用健手扯平下襟，系扣子或拉拉锁。脱时利用健手先将患袖从肩部退到肘部，然后将健肢从健侧袖中退出，然后利用健手将患肢袖子完全退出。

(3) 穿、脱裤子：坐位时，患者用健手先穿患腿，再穿健腿，将裤子提至大腿上部站起，用健手系好腰带。脱法与穿时步骤相反。

(4) 穿袜子和鞋：穿袜子时，指导患者首先将患腿交叉搭在健腿上，如果不能主动完成，可用交叉握住的双手抬起患腿（但要避免健手抓住患腿），然后用拇指和示指张开袜口，向前倾斜身体把袜子套在患腿上，注意套袜子之前，患者应使自己的患手臂向前，肩前伸并且伸肘。鞋的穿法可与穿袜子方式相同。

(5) 个人卫生动作：①洗脸时用健手持毛巾洗脸，并利用水龙头拧干毛巾擦脸。②洗健手时可利用改造后的细毛刷（毛刷背后加两个吸盘）吸在洗手池壁上，将健手在毛刷上来回刷洗，擦健手时，可利用患上肢弯曲的前臂和腹部夹住干毛巾，健手在毛巾上来回擦拭。③刷牙时如患侧手有少许功能，可利用患手持牙刷，健手挤牙膏，然后用健手刷牙，如果患侧手功能全失，可用健手单独完成。

(6) 洗澡：通常用淋浴方法，喷头下方靠墙放置一木椅，患者坐在椅上冲洗，利用健手持毛巾擦洗前面，用带长柄的海绵刷擦洗后背。在墙上安置扶手，利于患者站起。

(四) 后遗症期的康复护理

一般病程约 1 年左右，经过治疗或未经系统康复，患者可能留有不同程度的后遗症，主要表现为肢体痉挛、关节挛缩及运动姿势异常等。此期康复护理的目的是指导患者继续训练和利用残余功能，此外，训练患者使用健侧肢体代偿部分患侧功能，同时指导家属尽可能改善患者的周围环境，以争取患者实现最大程度的生活自理。

1. 进行维持功能的各项训练。

2. 加强健侧的训练，以增强其代偿能力。

3. 指导正确使用辅助器，如手杖、步行器、轮椅、矫形器，以补偿患肢的功能。

4. 改善步态训练，主要是加强站立平衡、屈膝和踝背屈训练，同时进一步完善下肢的负重能力，提高步行效率。

5. 对家庭环境进行必要的改造，如门槛和台阶改成斜坡，蹲式便器改成坐式便器，厕所、浴室、走廊加扶手等。

(五) 言语功能障碍的康复护理

言语是为了交流沟通，所以脑卒中患者发病后应尽早开始言语训练。在训练前应全面评估言语障碍的程度及种类，注意心理疏导，加强康复宣教，增强言语训练的信心。

失语症的康复主要是通过训练，使患者动用和提高残存的言语功能，补充多种其他交流途径，改善实际交流能力。

（六）摄食和吞咽功能障碍的康复护理

吞咽障碍是急性脑卒中常见症状，患者因舌和喉头等运动控制障碍导致吞咽障碍，可引起误吸、误咽而致肺部感染及窒息，甚至引起营养物质摄入不足，水、电解质及酸碱平衡失调等，从而影响患者整体康复进程。

1. 吞咽功能训练措施

（1）嘱患者作微笑或皱眉的面部运动，张口后闭上，鼓腮，使双颊部充满气体后轻轻吐气。

（2）患者张口，将舌头向前伸出，然后作左右运动摆向口角，再用舌尖舔下唇后转舔上唇，并抵压硬腭部。

（3）做吸吮动作，如使用婴儿用奶瓶、奶嘴，嘱患者进行吮吸动作。

（4）做咀嚼动作，可空咀嚼或嚼口香糖。

（5）进行吞咽动作练习，如空吞咽，咽小冰块、小块果冻等。以上各种训练根据患者不同情况有针对性地练习，每日数次，以促进吞咽功能的恢复。

2. 进食训练

（1）创造安静的进食环境，便于集中精力进食。进食前应充分休息最少 30 秒。

（2）体位多选择坐位或半坐位，头转向健侧，如不能取坐位可采取健侧卧位。

（3）进食时尽可能让患者自己进行，不能自己进食时才协助。每次进食量不超过一勺，确认完全咽下后再进第二口。

3. 配合针灸风池、廉泉、合谷、天突等穴位以及头部的吞咽区，可帮助患者恢复进食。严重而不能恢复者及时给予鼻饲饮食。

（七）认知功能障碍的康复护理

认知功能障碍训练要与患者功能活动和解决实际问题的能力紧密配合进行，认知训练对患者的全面康复有着极其重要的作用，详见有关章节。

（八）心理和情感障碍的康复护理

1. 心理和情感障碍产生的原因

（1）对疾病的认识异常：患者往往在脑卒中早期表现出对疾病的否认和不理解，尤其是在患者存在偏身忽略和体象障碍时，患者自觉四肢仍能活动，否认有偏瘫。在护理体象障碍和偏身忽略患者时，要不断给予言语信息，口头述说患侧是患者的一部分，同时以各种方式提醒患者，要有耐心，以免使患者产生抑郁、失望等严重负性心理障碍。

（2）抑郁状态：脑卒中弛缓期过后，由于躯体障碍、对预后的担心、工作和地位的丧失等都可造成患者抑郁反应。表现为失眠、食欲和性欲减退、容易哭泣、自责、感到孤独或前途无望等。对抑郁患者应促使其倾诉及宣泄，帮助患者解决一些实际问题，如争取家人探望、协调社会关系，多安排一些他们愿意做的事情，充分发挥他们的生活能力，如安排看电视、读报纸、听音乐等，摆脱疾病带来的困扰，帮助他们从心理上树立战胜疾病的信心。

（3）情感失控：由于感觉输入的异常和大部分皮质功能紊乱，伴有假性延髓性麻痹的脑卒中患者，情绪释放不受高级神经系统控制，造成患者情感失控，容易产生强制性哭笑。应在此基础上进行上述各种功能障碍的康复护理。

2. 心理和情感障碍康复护理

（1）良好的护患关系是良好沟通的切入点，能促进有效沟通；建立良好的病友关系，能振奋患者精神。

（2）运用心理疏导：帮助患者从认识上进行重新调整，消除诱因，帮助患者建立正常的情绪反应模式；促进患者建立主动认知模式，鼓励患者倾诉内心痛苦体验；对患者的需要给予理解、支持、安慰、激励、解释与积极暗示，指导其从正面、有利的方面看待现实，增强患者的心理应激能力。

（3）认知行为干预：根据认知过程影响情绪和行为的理论，首先评估患者认知能力及其与自我放松技巧的关系以及接受新事物的能力，鼓励患者练习自我活动技巧，增加成就感；模仿正面形象，自我校正错误行为，提高患者对现实的认知能力。可通过放松技巧和音乐疗法等方法达到目的。

（九）常见并发症的评估及康复护理

1. 肩关节半脱位　肩关节半脱位是指盂肱关节机械连续性的改变，导致肩峰与肱骨头之间出现可以触及的间隙。肩关节半脱位的评定标准：肩峰下可触及凹陷；X线检查肩关节正位片显示：肩峰与肱骨头之间的间隙超过14 mm，或两侧间隙之差＞10 mm。护理时应注意矫正肩胛骨的姿势，早期良好的体位摆放，同时指导患者经常用健手帮助患臂做充分的上举活动。在活动中禁忌往外下牵拉患肩，肩关节及周围结构不能有任何疼痛，如有疼痛表明某些结构受到累及，必须立即改变治疗护理方法或手法强度。

2. 肩-手综合征　多见于脑卒中发病后1～3个月内，表现为突然发生的手部肿痛，水肿以手背为明显，皮肤皱纹消失，但通常止于患手腕部；手的颜色呈粉红色或淡紫色，触之有温热感，患手指甲变白或无光泽，掌指关节、腕关节活动受限等症状。肩-手综合征应以预防为主，早发现，及时治疗，若进入后期，手部将出现不可逆的功能障碍。具体措施：早期应保持正确的坐卧姿势，避免长时间处于手下垂位；加强患臂的被动和主动运动以防关节挛缩；肿胀的手指可采用向心性压迫缠绕法，通常用直径1～2 mm的线绳由远端向近端缠绕手指，缠绕始于指甲处，并做一小环，然后快速有力地向近端缠绕至手指根部不能缠绕为止，缠完后立即从指端绳环处迅速拉开缠绕的线绳，每个手指都缠绕一遍后，最后缠手掌，此法简便安全，效果满意；也可采用冰水疗法，冰与水比例为2∶1，治疗者与患者的手一同浸入水中，浸泡3次，每次约3秒，两次浸泡之间有短暂间隔。尽量避免患手静脉输液。

3. 褥疮　对于褥疮，预防重于治疗，褥疮预防包括以下几方面。

（1）避免由压力造成的损伤，如对身体不能活动的老人，每2小时要变换体位，搬动时要把其身体完全抬起来，或让患者躺在气垫床上。

（2）保持床单清洁干燥、无皱折，避免擦伤皮肤。

（3）避免由于剪切力、摩擦力、钝力造成的损伤。

（4）避免碰到热源造成烫伤。

（5）保证均衡饮食。

（6）监控皮肤的完整性。

过去对长期卧床的脑卒中患者，凡受压部位变红，都采用按摩方法来防止褥疮的发生。近年来认为此法不可取，因软组织受压变化是正常的保护反应，称为反应性充血，由于氧供应不足引起。解除压力后即可在30～40分钟内褪色，不会使软组织损伤形成褥疮，所以无须按摩。如果持续发红超过30分钟，则提示组织损伤，此时按摩将导致更严重的组织创伤。

4. 偏瘫后要预防“失用综合征”、“误用综合征”和“过用综合征”。

（1）失用综合征（disuse syndrome）：是康复医学的一个重要概念。其定义是：由于机体不活动状态而产生的继发障碍。由于在弛缓期担心早期活动有危险而长期卧床，限制主动性活动的结果是失用性肌无力及肌肉萎缩、失用性骨质疏松、关节挛缩、直立性低血压、褥疮、心肺功能减退、消化功能改变、静脉血栓形成等，同时各种并发症的反复存在，致使患者的主动性活动几乎完全停止。时间一久，形成严重的“失用状态”。因此应早期进行正确的康复和训练，应用各种方法促进患者功能的恢复。随着病情的改善，逐渐增大活动量，同时加强营养，可预防“失用综合征”。

(2) 误用综合征 (misuse syndrome)：误用综合征是在康复治疗中方法错误，引起医源性的继发性损害。因为我国现代康复技术尚未普及，由于康复方法的错误导致的误用综合征是相当普遍的，因此一旦产生就会给患者的恢复造成不良后果，严重的可致终身残疾。常见的有：粗暴的关节被动活动；过早步行训练；康复方法的错误：如肌张力增高情况下实施针灸、按摩手法不仅不能抑制异常肌张力，反而加重了肢体的痉挛；护理方法的错误：对卧床患者未能给予正确的良肢位姿势卧床，如在患者有肩关节半脱位时，护理人员不适当的动作，可诱发偏瘫性肩痛。

(3) 过用综合征：过用综合征的概念是 Loveff 在 1915 年首先提出的，即过度劳累 (overfatigue) 及过度使用 (overuse)。在脑卒中恢复期，患者本身、家属，甚至少数医务人员对疾病康复“急于求成”，使运动治疗的量、次数及强度超过了患者实际能承受的负荷，这样会产生全身性疲劳及局部肌肉、关节损伤。

五、预期结果与评价

(一) 预期结果

脑卒中患者的预后与脑损伤的程度、康复治疗的介入、家庭的支持等众多因素有关。及时的康复介入和良好的家庭支持能够使患者获得最大限度的功能康复，生活自理。但是患者中仍有 40%以上的重度残疾。因此要加强健康教育，建立健康的生活方式，增加运动，使发生脑卒中的风险性降到最低。

(二) 康复护理评价

1. 患者运动功能有所恢复　能够自行在床上翻身更换体位，能离开床自行走动或推着轮椅走动。

2. 患者可以完成日常生活动作　患者可以自己洗浴、修饰、穿衣、进食、如厕。

3. 患者的自我表达能力增强　患者理解别人和表达自己的需要与想法的能力增强，与人沟通时的挫折感降低。

六、康复教育

康复教育和健康指导是对即将出院患者的一种新的护理模式，通过各种健康教育方法向患者提供有关疾病的康复知识，达到提高患者的自我保健、自我康复意识、预防并发症的目的，它体现了以人为本、人文关怀的健康理念，始终贯穿于现代护理程序的整个过程。

脑卒中的康复教育包括：①教育患者主动并持之以恒地参与到康复训练中。②教育患者积极配合治疗原发病，如高血压、动脉硬化、短暂性脑缺血发作、糖尿病、高脂血症、心血管病等，做到血压稳定，将血脂、血糖控制在正常水平。③教育患者养成良好的生活习惯，合理饮食，减肥并控制体重，戒烟禁酒，睡眠充足，适当运动，劳逸结合，保持大便通畅，鼓励患者日常生活活动自理。④指导患者保持情绪稳定，避免不良情绪的刺激。学会辨别和调节自身不良习惯，培养兴趣爱好，唤起他们对生活的乐趣。增强个体耐受、应付和摆脱紧张处境的能力，有助于整体水平的提高。⑤教育患者正确对待疾病及其残疾，认识到康复是一个漫长的过程。争取获得有效的社会支持系统，包括家庭、朋友、同事、单位等社会支持。⑥长期卧床的患者，要教会家属正确的护理方法，防止褥疮、感染等合并症及失用综合征。

病例分析

患者黄某某，女，68岁，因言语不能、右侧肢体瘫痪1小时于9pm急诊入院，入院后查体：神志清楚，双侧瞳孔大小及光反射正常，右侧上下肢肌力Ⅰ级，发病后无抽搐及大小便失禁，体温：36.5℃，脉搏：76次/分，呼吸：20次/分，血压：170/90 mmHg；心电图：心房颤动；头颅CT：轻度脑萎缩，右侧基底节区有小面积脑梗死；血液化验：电解质及生化全项均正常。入院后立即给予抗血小板治疗、持续低流量吸氧、监测生命体征、心电监护、对症治疗等处理。入院后当晚除血压波动在150/90 mmHg～180/90 mmHg，黄太太的情况还算稳定。入院后第一天，黄太太自己能坐起来，饮水时虽然慢，但无咳嗽或反流现象，因此医生允许24小时内她可在有人监督的情况下用吸管饮水，其他治疗不变。

请给黄太太制定急性期的护理计划：即护理问题、护理目标、护理措施。

（佘秋琼　郭声敏）

思考题

1. 脑卒中的病因有哪些？
2. 脑卒中患者的功能障碍有哪些？
3. 脑卒中的分期和各期的康复护理措施有哪些？

第二节　颅脑损伤

学习目标

掌握　颅脑损伤的康复评定和护理措施

熟悉　颅脑损伤的主要功能障碍、康复健康教育

了解　颅脑损伤的临床表现

一、概述

颅脑损伤（traumatic brain injury，TBI）多见于交通事故、工伤、运动损伤、跌倒和撞击等，约占全身损伤的15%～20%，仅次于四肢创伤，年发病率为55.4/10万人口。颅脑

损伤常与身体其他部位的损伤复合存在，其致残率及致死率均居首位，常常遗留不同程度的神经功能障碍，如意识、运动、感觉、言语、认知功能、排便排尿等方面的障碍。严重影响患者的生活和工作，对颅脑损伤患者进行早期和积极的康复护理，使患者受损的功能得以最大限度地恢复和代偿是非常必要的。

（一）损伤分类

颅脑损伤可分为颅和脑两部分的损伤，颅部包括头皮和颅骨；脑部是泛指颅腔内容物而言，即脑脊液、脑组织及脑血管。按损伤方式分为闭合性损伤和开放性损伤；前者指头皮破裂和（或）颅骨骨折，但脑组织不与外界相通；后者不仅有头皮、颅骨、硬脑膜、脑组织的损伤，且脑组织与外界相通。按损伤病理机制分为原发性损伤和继发性损伤；前者指在头部受到撞击后发生的损伤，如脑震荡、脑挫裂伤；后者是在原发性损伤的基础上而出现的一系列症状，如脑缺血、脑缺氧和颅内压增高等。按损伤性质分为脑震荡、脑挫伤与脑撕裂伤、颅内血肿。

（二）临床表现

颅脑损伤的临床表现虽因致伤机制、损伤部位及就诊时间而有差异，但其伤后的常见症状和体征，仍有共性。具体表现如下。

1. 意识障碍　伤后绝大多数病人都会立即出现意识丧失，称为原发性昏迷，也是判断病人有无脑损伤的重要依据。头部外伤后意识障碍可有以下由轻到重的表现：①嗜睡；②昏睡；③浅昏迷；④昏迷；⑤深昏迷。

2. 头痛、呕吐　头部外伤性头痛可因头皮、颅骨的创伤而致，也可由蛛网膜下腔出血、颅内血肿、颅内压的高低或脑血管的异常舒缩所引起。早期的呕吐多因迷走神经或前庭神经等结构受损而致，后期频繁呕吐，则可能是因颅内压进行性增高而导致的。

3. 眼部征象　颅神经大部分与眼部功能有关，所以眼部症状及体征对头外伤病人的伤情判断及估计预后都有重要意义，特别是当病人处于昏迷状态时，眼部体征更是能够客观反映病情的可靠征象。眼部症状及体征包括：①瞳孔；②眼球运动；③眼底改变。

4. 锥体束征　伤后立即出现的一侧上、下肢运动障碍且相对稳定，多系对侧大脑皮质运动区损伤所致；凡伤后早期没有表现锥体束征，以后逐渐出现，同时伴有躁动和意识障碍加重者，常提示有继发性颅内血肿；偏身运动或感觉障碍，多为中央区前或后的脑挫裂伤和（或）出血；若有双侧锥体束征，双下肢肌张力增加，病理反射阳性，腱反射亢进，则多为脑干受压或后颅窝血肿所致；若表现阵发性四肢强直、角弓反张，两臂前旋时，呈去大脑强直发作状态，提示脑干受损；若伤后单肢运动障碍和肌张力减低，可能为局限性脑皮质损伤；若病人有一侧浅反射减退或消失，常提示对侧大脑半球损伤。

5. 生命体征异常　颅脑损伤时常伴有生命体征的改变。若伤后呼吸、脉搏、血压的紊乱时间延长，且无恢复迹象常表明有脑干较严重的损伤；若伤后生命体征已恢复正常，但随后又再次出现血压升高、脉压加大、呼吸和脉搏变慢等改变时，提示有进行性颅内压增高，常暗示颅内有继发性血肿；若患者早期出现休克，除婴儿外，均考虑其他部位合并有创伤性出血。

6. 脑疝　颅内压增高后，由于颅内各腔室间压力不均衡，导致推压某些部分的脑组织向靠近的解剖间隙移位，并引起危及患者生命的综合征。最常见的脑疝是小脑幕切迹疝和枕骨大孔疝。

(三) 处理原则

颅脑损伤病人需要手术治疗的只有15%左右，实际上绝大部分的轻、中型患者及重型中的一部分患者多以非手术治疗为主。即使是手术患者，术后也还需进行较之手术更为复杂的非手术综合治疗，才能使整个治疗得以成功。非手术的治疗包括以下几项。

(1) 纠正水、电解质及酸碱平衡失调。

(2) 维持呼吸道通畅。

(3) 营养支持治疗。

(4) 促醒治疗。

(5) 针对颅内压增高的治疗。

(6) 药物治疗：抗水肿、止血药、皮质激素、冬眠低温疗法、抗癫痫治疗、脑细胞代谢功能活化剂、神经生长因子等。

(7) 维持肌肉和软组织的伸展性，防止挛缩和关节畸形。

(8) 高压氧治疗。

(9) 认知障碍的治疗。

(10) 知觉障碍的治疗。

(11) 行为障碍的治疗。

手术治疗：钻孔探查、骨瓣开颅、开放伤的清创术等。

二、主要功能障碍及评估

(一) 主要功能障碍

颅脑损伤后常出现许多功能障碍，如认知、知觉、语言、运动和行为、情绪等功能障碍。

1. 损伤程度的评估　国际上普遍采用格拉斯哥昏迷量表（Glasgow coma scale，GCS）判断急性损伤期意识情况。按检查时病人睁眼、语言和运动三项反应的情况给予计分，总分为15分，最低分为3分。总分越低，表明意识障碍越重，总分在8分以下者为昏迷。按GCS计分和伤后昏迷时间的长短，可将颅脑损伤病人的伤情分为轻、中、重三型。

2. 认知功能评估　认知属于大脑皮质的高级功能范畴，主要涉及记忆、注意、理解、思维、推理、智力和心理活动等。TBI患者常见的认知功能障碍有记忆障碍和知觉障碍。记忆障碍可采用wechsler记忆量表或者临床记忆量表来评估；知觉障碍可采用Rivermead知觉评价表评估。其他认知功能的评估可参考认知功能评定方法。

3. 运动功能评估　TBI可导致患者发生瘫痪、共济失调、震颤等运动功能障碍。运动功能的评估主要是对运动模式、肌张力、肌肉协调能力进行评估，可通过Brunnstrom分期、Bobath方法、上田敏法、Fugl-Meyer评定法、运动功能评估量表（motor assessment scale，MAS）和MRC（medical research council）等方法来评定。

4. 言语功能评估　TBI可能导致构音障碍、失语和言语错乱等言语功能障碍，而言语错乱是颅脑损伤较常见的一种言语障碍，其特点为错乱性语言，对时间、空间、人物定向障碍，但没有明显的词汇和语法错误；可通过对患者的发音情况和各种语言形式的表达能力（如听、说、读、写和手势）的评定来评估患者的言语功能状态。

5. 其他功能评估　颅脑损伤患者还可能出现行为异常、情绪障碍、癫痫发作以及颅神经损伤的相应功能障碍等，也可以依据症状评估。

（二）健康史及相关因素

1. 受伤史及现场情况　详细了解受伤过程，患者当时有无意识障碍，有无逆行性遗忘，受伤当时有无口鼻、外耳道出血或脑脊液漏发生，是否有头痛、恶心、呕吐等情况；了解现场急救情况。

2. 既往史　了解患者既往健康状况。

（三）心理和社会支持状况

了解患者及家属的心理反应。常见心理反应有震惊、焦虑、恐惧、担心等。了解病人及家属对伤后功能恢复的疑虑及家属对患者的支持度。

三、康复护理问题及目标

（一）常见康复护理问题

1. 焦虑　与伤后突然出现的肢体功能障碍有关。
2. 清理呼吸道无效　与脑损伤后意识不清有关。
3. 营养失调　与脑损伤后高代谢、呕吐、高热等有关。
4. 有失用综合征的危险　与脑损伤后意识和肢体功能障碍及长期卧床有关。
5. 活动能力障碍　与患者的移动能力受限有关。
6. 沟通障碍　与患者言语、认知障碍有关。
7. 潜在并发症　颅内压增高、褥疮、感染等。

（二）康复护理目标

1. 患者情绪稳定，焦虑程度减轻。
2. 患者呼吸道保持通畅，呼吸平稳，无误吸发生。
3. 患者营养状态维持良好。
4. 患者未出现因活动受限引起的并发症。
5. 患者的运动功能改善，活动能力提高。
6. 患者的言语、认知功能改善。
7. 患者未发生并发症或并发症能被及时发现和处理。

四、康复护理措施

（一）心理护理

由于急性颅脑损伤患者事发突然，出血较多，往往处于高度紧张及恐惧之中，加之颅脑损伤导致肢体功能障碍，需要他人照顾，心理面临巨大的打击和压力，常出现消沉、抑郁、悲观和焦虑，甚至会产生轻生的念头及其他异常行为。因此，应与患者多交谈，安慰患者，向他们说明病情，使患者能面对现实，逐步消除恐惧、焦虑，稳定其心理状态，更好地与医护人员合作，促使各项功能的早日恢复。

（二）保持呼吸道的通畅

深昏迷的患者取侧卧位或侧俯卧位，有利于口腔内分泌物排出；及时清除呼吸道分泌物、血液、脑脊液、呕吐物等；对于短期不能清醒者，行气管插管或气管切开，使用呼吸机辅助呼吸；对气管插管或气管切开的病人要注意保持室内适宜的温度和湿度，湿化气道，同时使用抗菌药物预防呼吸道感染。

（三）改善营养状况

严重的分解代谢使体内乳酸堆积后加重脑水肿，影响患者的康复。宜给予高蛋白、高热量饮食，避免低蛋白血症，提高机体免疫力，促进创伤的恢复及神经组织修复和功能重建。早期采用肠外营养，逐步过渡到肠内营养支持，同时保持水盐电解质的平衡。当患者逐渐恢复主动进食活动功能后，鼓励和训练患者吞咽和咀嚼功能。

（四）恢复功能训练的康复护理

1. 运动功能障碍训练的康复护理　患者神志清醒、生命体征稳定者，应尽早活动。可帮助患者进行深呼吸、肢体主动被动运动、床上活动，以及坐位、站位练习。在练习时要注意循序渐进并观察患者的呼吸、心率和血压变化。对于弛缓性瘫痪患者，可采用低频脉冲电刺激疗法增强肌张力、兴奋支配肌肉的运动神经或感觉神经，以增强肢体的运动功能。颅脑损伤病人的运动功能障碍的康复护理与脑卒中相似，详见脑卒中章节。

2. 认知功能障碍训练的康复护理

（1）记忆训练：记忆是过去感知过、体验过和做过的事物在大脑中留下的痕迹，是过去经验在人脑中的反映，是大脑对信息的接受、贮存及提取的过程。改善记忆功能可按照医嘱给予病人尼莫地平或石杉碱甲辅助治疗。在进行记忆功能训练时，要注意训练由简单到复杂，将记忆作业化整为零，然后逐步串接；每次训练的时间要短，速度要慢，开始要求记忆的信息量要少，信息呈现的时间要长，以后逐步增加信息量；患者取得成功时，要及时鼓励，增强患者的信心。

（2）注意训练：注意是心理活动对一定事物的指向和集中。TBI 患者往往不能注意或难以集中足够长的时间去处理一项活动任务，容易受到外界环境因素的干扰而精力分散。常用的训练方法有：猜测游戏、删除游戏、时间感训练等。

（3）思维训练：思维是心理活动最复杂的形式，是认知过程的最高阶段，涉及推理、分析、综合、比较、抽象、概括等认知过程，这些过程往往表现于人们对问题的解决中。常用的训练方法有指出报纸中的信息、排列数字、分类等。

3. 言语功能训练的康复护理参见脑卒中的康复护理部分。

（五）并发症的预防和康复护理

颅脑损伤病人在损伤急性期或者长期卧床后可以引起多种并发症，应加强观察和护理。

1. 颅内压增高和脑疝

（1）体位：抬高床头 15°～30°，以利脑静脉回流，减轻脑水肿。

（2）密切观察病情：建立观察记录单，密切观察、记录患者的意识状况、瞳孔、生命体征、神经系统体征等情况。

（3）对抗脑水肿：遵医嘱应用降低颅内压的治疗，如脱水、激素、低温冬眠治疗等。

（4）避免造成颅内压骤然增高的因素：便秘、咳嗽、癫痫发作等，及时处理这些因素。

2. 褥疮　保持皮肤清洁干燥，定时翻身，详见第四章第六节。

3. 失用综合征　脑损伤患者因意识不清或肢体功能障碍，可能会发生关节挛缩和肌萎缩。患者应保持肢体处于功能位，防止足下垂。每日作四肢关节被动活动及按摩 2～3 次，防止肢体挛缩和畸形。

五、预期结果与评价

颅脑损伤患者其预后与损伤的程度、康复治疗的介入、家庭的支持等众多因素有关。及时的康复介入和良好的家庭支持能够使患者获得最大限度的功能康复，但是，伤者中仍有14%～18%的人永久残疾。因此要加强健康教育，尽可能地减少颅脑损伤的发生。

（一）结局的评定

结局的评定可以通过格拉斯哥（Glasgow）结局量表进行（表5-3）。

（二）康复护理评价

1. 患者的焦虑程度是否减轻，是否学会有效的放松方法，情绪是否平稳。
2. 患者呼吸是否平稳，有无误吸发生。
3. 患者的营养状态如何，营养供给是否得到保证。
4. 患者是否出现长期卧床造成的并发症。
5. 患者的各项功能训练是否有效，各项功能障碍是否得到有效改善。
6. 患者是否发生并发症，若出现是否得到及时发现和处理。

表5-3 Glasgow结局量表

分级	缩写	特征
Ⅰ死亡	D	死亡
Ⅱ持续性植物状态	PVS	无意识，有心跳和呼吸，偶有睁眼、吸吮、打呵欠等无意识动作。特点是无意识但仍存活。
Ⅲ严重残疾	SD	有意识，但认知、言语和躯体运动功能有严重残疾，需他人24小时照顾。特点是有意识但不能独立。
Ⅳ中度残疾	MD	有记忆、思维、言语障碍、极轻度偏瘫、共济失调等，在日常生活、家庭与社会活动中尚能勉强独立，但能独立。
Ⅴ恢复良好	GR	能重新进入正常社交生活，并能恢复工作，但可遗留各种轻度的神经学和病理学的缺陷。特点是恢复良好，但仍有缺陷。

六、康复教育

1. 脑损伤后遗留的语言、运动或智力障碍在伤后1～2年内有部分恢复的可能，应提高患者的自信心，教育患者主动参与功能训练，持之以恒。
2. 指导患者合理饮食、适当运动和保证充足的睡眠。
3. 协助患者制订康复计划，耐心向患者及家属讲解疾病的相关知识、危险因素及预防方法。
4. 指导出院患者正确服药，教会家属协助方法，使患者积极进行自我康复训练。
5. 指导患者参加康复俱乐部，争取获得有效的社会支持。

病例分析

患者，男性，42岁，在车祸中发生严重颅脑损伤。CT示：两侧脑实质内有多个低密度和高密度区，其中以右基底节前外侧低密度区最大，约2 cm×3 cm。头颅MRI示：右基底节前外侧、枕叶、下丘脑等多处软化灶。在当地医院给予颅脑外伤硬膜下血肿（右侧）清除术等积极抢救治疗后，转入某医院康复科。目前，患者仍处于昏迷状态。GCS：不睁眼——1分；无运动反应——1分；无语言反应——1分；合计：3分。生命体征相对稳定，瞳孔约6 mm，对光反应差。

入院诊断：

1. 颅脑外伤，右侧硬膜下血肿清除术后。
2. 继发严重缺氧性脑损伤。

请分析：

1. 近期的康复护理工作有哪些？
2. 该患者长期的康复护理目标是什么？
3. 在患者康复治疗的过程中，应注意哪些事项？

（杨昌美）

思考题

1. 颅脑损伤有哪些分型？
2. 颅脑损伤的临床表现和功能障碍有哪些？
3. 颅脑损伤的康复护理措施有哪些？

第三节 脑性瘫痪

学习目标

掌握 脑性瘫痪的评定和康复护理措施

熟悉 脑性瘫痪的主要功能障碍、康复健康教育

了解 脑性瘫痪的分型

一、概述

脑性瘫痪（cerebral palsy，CP）简称脑瘫。是自受孕开始至婴儿期非进行性脑损伤和发育缺陷所导致的综合征，主要表现为运动发育迟缓及姿势控制异常。脑瘫的最重要致病因素是胎儿脑缺氧或脑部血液灌注量不足。在我国引起脑瘫的主要危险因素有：胎儿发育迟缓、早产儿、低出生体重儿、胎儿宫内窘迫、出生窒息和高胆红素血症。按临床分型分为：①痉挛型（spastic），②不随意运动型（dyskinetic），③强直型（rigid），④共济失调型（ataxia），⑤肌张力低下型（hypotonic），⑥混合型（mixed types）。按瘫痪部位分为：①单瘫，②双瘫，③三肢瘫，④偏瘫，⑤四肢瘫。根据病情严重程度可分为轻、中、重度。发达国家脑瘫发生率约为2‰～3‰，国内0～6岁儿童脑瘫患病率约为1.86‰，目前全国有31万例脑瘫患儿，每年新增4.6万例。康复的基本目标就是应用各种康复技术，对脑瘫患儿进行全面的、多样化的康复治疗和康复护理，帮助他们获得最大的运动、智力、语言和社会适应能力，改善生存质量，以适应家庭和社会生活。

二、主要功能障碍及评估

（一）主要功能障碍

1. 运动发育迟缓及姿势控制异常　脑性瘫痪的运动发育一般不能达到同龄正常儿的发育水平，并具有异常的运动模式及异常姿势。

（1）痉挛型：最常见，约占脑瘫患儿的2/3，主要病变在锥体束。临床以肌张力明显增高、运动发育迟缓和肢体异常痉挛为特征。主要表现在前臂屈肌、髋的内收肌群、股四头肌、股三头肌等的肌肉紧张性增高。出现相应的前臂旋前、手指关节掌屈、拇指内收、手指尺侧偏位；由于髋关节屈曲、躯干前屈，坐位时出现圆背，身体不能竖直等；由于大腿内收肌群的痉挛收缩，站立时尖足着地，步行时出现剪刀步态。痉挛症状常在患儿用力、激动时加重，安静入睡时减轻。由于关节痉挛，自主运动十分困难；严重者出现肌腱痉挛，关节畸形。

（2）不随意运动型：主要病变部位在锥体外系。表现为肢体的不随意动作。在紧张兴奋时，不自主运动增多，安静时消失。患儿表情奇特，挤眉弄眼，或哭或笑，动作不协调，通常累及全身，头部控制能力差。

（3）强直型：比较少见，病变部位比较广泛，主要表现为锥体外系损伤症状。由于全身肌张力显著增高，身体异常僵硬，使患儿四肢被动运动时，检查者可感觉其主动肌和拮抗肌有持续的阻力，四肢肌张力呈铅管状或齿轮状增高，尤其在缓慢运动时的抵抗力最大。腱反射正常，常伴有严重智能障碍。

（4）共济失调型：此型较少见，主要病变在小脑。表现为平衡失调，肌张力大多低于正常，位置觉与平衡觉丧失，步态不稳，如酒后的醉酒步态，不协调性运动和辨距障碍，常有眼球震颤、语言断续和讲话不清。

（5）肌张力低下型：此型患儿肌张力显著降低，呈软瘫状。肌肉松软无力，自主动作极少。仰卧时，四肢均外展、外旋，头部偏向一侧，似仰翻的青蛙。俯卧时不能抬头，四肢不能支撑，腹部贴床。由于肌张力低下，易发生吸吮和吞咽运动困难。另外，此类患儿呼吸运动比较浅弱，咳嗽无力，易发生呼吸道阻塞。肌张力低下型是脑瘫的暂时阶段，一般在2～3岁后大多转变为其他类型，如不随意运动型和痉挛型。

（6）混合型：上述两种或两种以上类型的症状、体征同时出现于一个患儿，称之为混合型。多见于痉挛型与不随意运动型混合。

2. 伴随障碍

（1）语言障碍：脑瘫患儿中约1/3～2/3有不同程度的语言障碍。表现为语言发育迟缓，发音困难，构音不清，不能成句说话，不能正确表达，有的患儿完全失语。不随意运动型脑瘫患儿更易伴有语言障碍。

（2）智能障碍：部分患儿伴有不同程度的智能障碍，其中痉挛型四肢瘫痪及强直型脑瘫患儿智能常常更差。

（3）视觉障碍：约半数以上患儿伴视觉障碍，多为视网膜发育不良或枕叶大脑皮层及视神经核变性，传导通路性损伤。主要表现为内、外斜视，视神经萎缩，动眼神经麻痹，眼球震颤及皮质盲。

（4）听觉障碍：多为核黄疸引起，部分患儿听力减退甚至全聋，以不随意运动型患儿最为常见。

（5）其他感觉和认知功能障碍：脑瘫患儿常有触觉、位置觉、实体觉、两点辨别觉缺失。患儿常常无法正确辨认一些简单的几何图形，对各种颜色的辨认力也很差，其认知功能缺陷较为突出。

（6）癫痫发作：脑瘫患儿中伴随癫痫发作的并不少见，在痉挛性四肢瘫、偏瘫、单肢瘫和伴有智能低下者中更为多见。临床发作类型以全身性阵挛发作、部分性发作、继发性大发作为主。

（7）情绪、行为障碍：患儿表现为好哭、任性、固执、孤僻、古怪、易于激动、情绪不稳定、注意力分散等。

（8）其他：多数患儿生长发育落后，营养不良，且免疫力低下，易患呼吸道感染等疾病。

（二）评估

1. 健康状态评估

（1）患儿一般情况：包括出生日期、出生体重（是否是巨大儿或低体重儿）、身长、头围、胎次、产次、胎龄（足月儿、早产儿、过期产儿）、单胎（或双胞胎）等。

（2）父母亲一般情况：包括年龄、职业、文化程度、有无烟酒嗜好等。

（3）家族史：患儿家族中有无脑瘫、智力低下、癫痫、神经管发育畸形患者，患儿母亲是否分娩过类似疾病的孩子，家族有无其他遗传病史等。

（4）母亲孕期情况：有无妊娠期并发症（如妊娠高血压综合征）、外伤史、先兆流产、孕早期病毒感染、接触放射线、服药史等。

（5）母亲分娩时情况：是剖宫产还是自然产，如果是自然产，是头位还是臀位；是否使用胎头吸引器或产钳助产；是否难产；有无羊水堵塞、胎粪吸入、脐带绕颈所致的出生时窒息等。

（6）患儿生长发育情况：是否按时进行预防接种，是否到过疫区，居住环境周围有无污染源，有无脑外伤史，有无胆红素脑病及脑炎等病史。

2. 躯体功能评估　如肌力、肌张力、关节活动度、原始反射或姿势性反射、平衡反应、协调能力、站立和步行能力（步态）等。

3. 言语功能评估　主要是通过交流、观察或使用通用的量表，评估患者有无言语功能障碍。常见的言语功能障碍，包括失语症（dysphasia）、构音障碍（dysarthria）、言语失用症（apraxia of speech）。

4. 感、知觉功能评估　脑性瘫痪患儿多伴有感觉异常及知觉缺损，尤其是痉挛型脑瘫患儿表现更为明显。可通过温、触、压觉的检查来确定障碍情况，也可通过询问家长，得知患儿是否不喜欢他人抚摸与抱，是否对各种感觉反应不灵敏等。

5. 日常生活活动能力评估　日常生活活动包括运动、自理、交流及家务活动等。运动方面有：床上运动、轮椅上运动和转移、室内或室外行走、公共或私人交通工具的使用。自理方面有：更衣、进食、如厕、洗漱、修饰等。交流方面有打电话、阅读、书写、使用电脑、识别环境标志等。家务劳动方面有：购物、做饭、洗衣、使用家具及环境控制器（电源开关、水龙头、钥匙等）。日常生活活动能力评估，对确定患儿能否独立及独立的程度、判定预后、制订和修订治疗计划、判定治疗效果、安排返家或就业都十分重要。

评估可在患儿实际生活环境中进行，通过观察患儿完成实际生活中的动作情况，以评估其能力。有些不便完成或不易完成的动作，可以通过询问患儿本人或家长的方式取得结果，如患儿的大小便控制、个人卫生管理等。还可采用功能活动问卷（the functional activities questionnaire，FAQ）、快速残疾评定量表（rapid disability rating scale，RDRS）等。

6. 心理社会评估

（1）评估患儿家长对患儿患病的反应、采取的态度和认识程度，以及家庭和社会支持系统情况。面对脑瘫患儿，家长内心十分痛苦和忧虑，一方面会产生负罪感，尤其是母亲，认为是自己的过失造成了孩子的不幸，往往处在深深的自责中，觉得对不起孩子；另一方面对预后非常担忧，考虑是否会导致患儿终身残障（handicap）。家长的情绪和反应会影响患儿，使患儿处于紧张、低沉、不安的环境中。

（2）对不伴有智力障碍的年长儿，评估其对患病的反应和接受程度。由于中枢性运动障碍，患儿的恐惧心理和不安定感很强，害怕摔倒，不敢走路。患儿情绪不稳定，易激动，个性固执、孤僻、有自卑感，并常伴有学习和社交困难。

7. 辅助检查

（1）影像学检查：头部 CT 及 MRI 可以了解颅脑的结构有无异常，确定异常的性质与部位。头颅 CT 可显示某些脑瘫患儿的病变所在，如脑室周围脑萎缩、皮质萎缩或伴皮质下萎缩、脑软化灶或出现脑穿通畸形，或者中间部结构异常如胼胝体发育不全等。头颅 MRI 检查可分辨脑组织结构异常，灵敏度高，但 MRI 检查时间较长，存在小婴儿不合作等问题，可选择性应用。

（2）脑电图检查：据文献报道，约 80％脑瘫患儿的脑干听觉诱发电位测定结果异常，其中偏瘫的脑电图异常率更高。虽然有脑电图异常者不一定有癫痫发作；有癫痫发作史者，脑电图也不一定为异常，但仍宜对所有脑瘫发生抽搐的患者进行脑电图监测，以便确定是否合并癫痫。

（3）脑干听觉诱发电位测定：有些脑瘫患儿的脑干听觉诱发电位测定结果异常，常见的为潜伏期Ⅰ、Ⅲ、Ⅴ波及峰间潜伏期延长等异常表现，不随意运动型患儿异常率较高。

（4）智商测试：小儿智力测验的方法较多，基本上分为两大类：一类是筛查性的智力测验，如丹佛发育筛查测验、绘人测验等；另一类是诊断性智力测验，如盖塞尔发育量表、韦克斯勒儿童智力量表等。由于脑瘫患儿常伴有运动、语言、智力、认识等多种功能障碍，智力测验的结果准确性差，不能真实反映患儿实际的智力程度。

（5）其他检查：如心电图检查、甲状腺功能测定、免疫功能评定。

三、康复护理问题及目标

（一）常见康复护理诊断/问题

1. 生长发育改变　与脑损伤有关。
2. 有失用综合征的危险　与肢体痉挛性瘫痪有关。
3. 营养失调　低于机体需要量，与脑性瘫痪造成的进食困难有关。
4. 躯体移动障碍　与脑损伤时的肢体瘫痪有关。
5. 自理缺陷　与脑损伤时的肢体瘫痪或感觉障碍有关。
6. 言语沟通障碍　与脑损伤，尤其是相关的言语功能区域受损有关。

（二）康复护理目标

1. 患者未出现因活动受限引起的并发症。
2. 患者的运动功能改善，活动能力提高。

3. 患者的言语、认知功能改善。

4. 患者未发生并发症或并发症能被及时发现和处理。

5. 患者营养状况改善。

四、康复护理措施

基本原则应遵循早发现、早确诊、早治疗。应采用综合康复的治疗手段，如物理疗法、作业疗法、言语治疗、药物等，结合心理康复、教育康复和社区康复，尽可能最大限度地降低患儿残疾程度，提高其日常生活活动能力。并结合儿童年龄及发育特点，采取多变化、有趣味的训练方法，鼓励家庭的共同参与，使患儿的运动功能、日常生活能力、交流及社会适应能力得到最大程度的提高。

（一）常用的康复训练方法

1. 运动疗法（movement therapy） 脑瘫运动疗法包括头部控制能力训练、翻身训练、坐位训练、爬行训练、膝立位训练、站立训练、行走训练，以及上肢与手部训练。进行运动康复的治疗，应按照小儿运动发育规律，自上而下，由近到远，从简单到复杂，逐项训练，循序渐进。另外在训练中可穿插游戏和娱乐活动，避免训练枯燥乏味。当患儿对训练产生厌倦感时，要立即停止，切勿采取强迫手段，防止患儿对康复治疗产生恐惧和抗拒。

2. 作业疗法 脑瘫患儿日常生活活动能力训练是脑瘫康复治疗中重要的组成部分，包括：

（1）进食训练：对于咀嚼、吞咽困难的患儿，将食物喂到患儿口内时，要立即用手托起小儿下颌，促使其闭嘴。若食物不能及时吞咽，可轻轻按摩患儿颌下舌根部，以促进做吞咽动作。在喂食时，切勿在患儿牙齿紧咬的情况下，强行将汤匙抽出，以防损伤牙齿，应等待患儿自动松口时，将汤匙迅速抽出，喂食时要使患儿保持坐位或半坐位，头处于中线位，避免患儿头后仰时导致异物吸入气管。让患儿学习进食动作，手把手教其进食，尽快使患儿能够独立进食。

（2）大小便训练：养成定时大小便习惯，并掌握在便盆上排泄的方法。学习使用手纸和穿脱裤子。

（3）穿脱衣服训练：穿脱衣服时应注意患儿的体位，通常坐着穿衣服较为方便。为患儿选择穿脱方便的衣服，一般瘫痪侧的肢体先穿、后脱，通常让患儿先学脱、后学穿。

（4）卫生梳洗训练：根据患儿年龄进行训练，让患儿认识五官等身体各部位名称，熟悉常用的梳洗用具并掌握正确的使用方法。

3. 语言障碍矫治 首先要保持正确的姿势，维持患儿头的正中位置，在面对患儿眼睛的高度与其交谈。不管患儿懂或不懂，都要利用各种机会跟其说话。为了树立患儿学说话的信心，要鼓励患儿发声，当患儿发声时要立刻答应并与其对话，即使说不成句，也应点头示意，同时予以表扬及鼓励。语言训练是一项长期而艰苦的工作，需要极大的耐心并持之以恒。

4. 物理疗法 常用的物理疗法有神经肌肉电刺激疗法、温热疗法、超声波疗法、水疗法。

（二）患儿良肢位的保持

良肢位是指为防止或对抗痉挛姿势的出现，促通正常运动模式，促进正常运动发育所采取的体位。其主要方法是控制关键点，增加稳定性，促进正常运动模式。

1. 头部及肩的控制 脑性瘫痪患儿头部与肩部的位置会影响他的全身，会因头与肩的位置异常而导致异常的姿势与异常的运动，进一步会影响患儿的就餐、穿衣等日常生活活动的能力，必须正确地进行控制。对于头部过伸、肩部向前突出的脑瘫患儿，要用两前臂压住患儿两肩，使肩向后，然后将两手放于患儿头的两侧轻轻向上抬起，并且要轻轻牵拉颈部使之伸长；对于坐位时表现出的肩胛带内收，两上肢屈曲向后，头部过度伸展的患儿，将前臂从患儿颈部后面环绕过去，将肩部推向前、向内，头部就会变伸展为屈曲；若患儿表现为全身软弱无力，头抬起后不能保持正中位时，可将拇指放于患儿两侧胸的前面，其余四指在肩后紧握患儿的双肩，将两肩拉向前方，同时扶持住双肩，如此可使患儿抬起头，并能较轻松地保持这种姿势（图 5-5）。

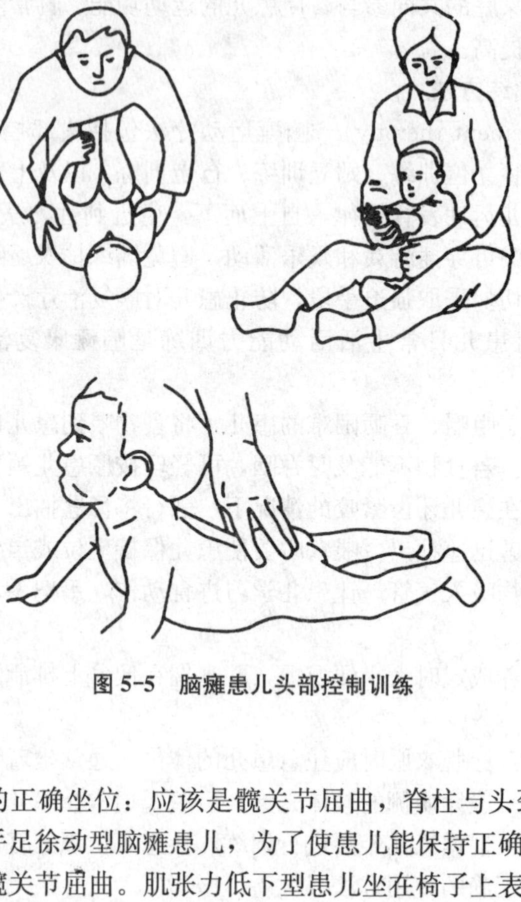

图 5-5　脑瘫患儿头部控制训练

2. 患儿坐位良肢位

（1）患儿在椅子上的正确坐位：应该是髋关节屈曲，脊柱与头颈成一直线，膝关节屈曲，全足底着地。对于手足徐动型脑瘫患儿，为了使患儿能保持正确坐姿，应该抑制头的伸展与肩胛带内收，促进髋关节屈曲。肌张力低下型患儿坐在椅子上表现为脊柱不能竖直，不能抬头。可用两手扶持在患儿的两侧腰骶部，四指在外侧，拇指放于脊柱的两侧，轻轻向下推压，给患儿一个支点，这样可以促通患儿抬头与伸直躯干。

（2）患儿在床上的正确坐位：如果是不随意运动型的患儿，床上的最佳坐位应该是屈曲患儿的双下肢，使患儿形成一种腹部紧贴大腿的坐姿，然后握住患儿的双肩，缓慢加压的同时将两肩向前、向内推压，这样患儿就可以将两手伸出，在前面支持身体或抓玩具。对于痉挛型脑瘫患儿，应注意控制髋关节的屈曲状态，在患儿身后，用两上肢从患儿双腋下伸向大腿，扶住大腿内侧，将患儿拉向自己，使患儿躯干的重量负荷于他自己的座位支撑面上，并要保持两下肢外展的姿势。一定要注意，大多数痉挛型患儿在床上取坐位时不以坐骨结节为支持点，体重负荷于骶骨上，而呈现脊柱屈曲、骨盆后倾的状态，这样的患儿不应让他取伸腿坐位，最好让他坐在椅子或木箱上，使双足能支撑于地面。但是，如果大腿后侧肌群明显紧张，则可坐于三角垫上，伸直双腿。

3. 患儿睡眠良肢位　脑瘫患儿最佳的睡眠体位是侧卧位，这样患儿比较容易将双手放在身体前面，有利于伸展肘关节和促进上肢运动的发展，并抑制角弓反张及头部、躯干和四肢的非对称姿势。

（三）脑瘫患儿的被抱肢位

对于痉挛型脑瘫患儿，由于他们身体总是长期处于僵直状态，故抱这类患儿时，应先把患儿屈曲。也就是说，把孩子双腿先分开，再弯起来，或者患儿双手分开，头略微下垂，也可让患儿把头枕于抱者肩上（图 5-6）。不随意运动型患儿的被抱肢位，与痉挛型患儿有很大不同。主要区别为：当将患儿抱起时，患儿的双手不再是分开而是合在一起的，双侧腿靠拢，关节屈曲，尽量接近胸部，使患者维持好这一肢位后，把他抱在胸前，也可抱在身体的一侧（图 5-7）。共济失调型脑瘫患儿在临床上合并有痉挛型或手足徐动型症状，故对患儿的抱法与前面基本相同，只是患儿临床上表现出什么症状，就选择相应的肢位。弛缓型脑瘫患儿，身体像“软面条”一样无力，当抱这类患儿时，除了帮助把双腿蜷起，头微微下垂外，最重要的是给他（她）一个很好的依靠。另一种方法是护理者把手从患儿的左腋下穿过，手掌托住他的右臀部。

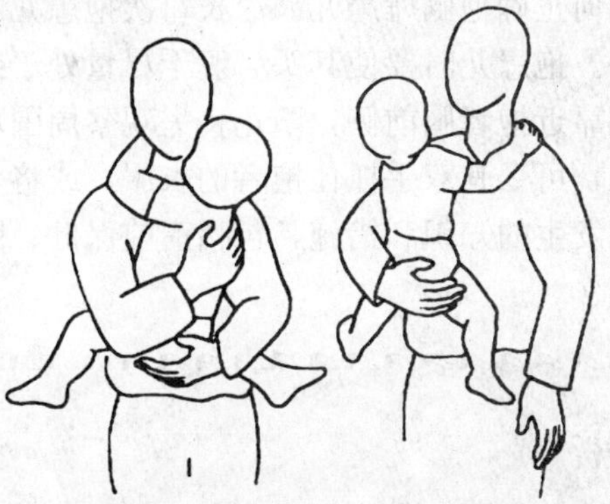

图 5-6　痉挛型脑瘫患儿抱姿

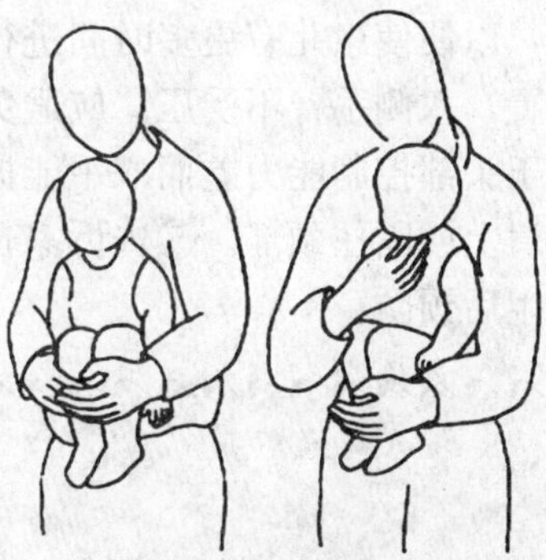

图 5-7　不随意运动型脑瘫患儿抱姿

（四）给予患儿及其家长情感支持，满足其心理需要

脑瘫患儿是不幸的，承受着身心双重痛苦。康复护士应给予患儿更多的爱心，对其运动、语言、智力等方面的功能障碍不歧视、不嘲讽，对患儿态度和蔼、亲切，耐心细致地照顾患儿，让其感受到温暖和关爱。经常与患儿交流，包括眼睛的、语言的、身体的。给患儿讲故事，组织其一起做游戏。对学龄期患儿教其掌握正确的书写动作、执笔姿势，进而学习写字、画画。

对于患儿家长，要给予充分的理解和支持。首先帮助家长正确认识早期治疗的重要性，使其了解早期治疗可最大限度地减轻残障程度，提高患儿的自理能力。另外平时应经常与家长沟通，了解他们的想法和要求，耐心解答他们提出的问题，减轻家长的焦虑心理，使他们树立信心，并积极配合和参与对患儿的康复训练，为患儿的治疗创造一个良好的氛围。

五、预期结果与评价

（一）预期结果

通过康复护理措施的实施，脑瘫患儿运动障碍得到改善，姿势异常得到纠正，其稳定性得到加强。预后程度与早期发现、早期康复治疗、康复护理、家庭的支持等众多因素有关。及时的康复介入和良好的康复护理及家庭支持能够使患者获得最大限度的功能康复，实现生活自理。

（二）评价

1. 首先评价每个康复护理问题是否得到解决，如患儿运动功能是否有所恢复，是否能够自行在床上翻身更换体位，能否离开床自行走动或推着助行器走动。

2. 针对某一未解决的康复护理问题，要动态地评价所制订的康复护理措施是否有效，若措施效果不佳，应及时更改，并观察其效果。

3. 最后应评价康复护理问题是否有遗漏。

六、康复教育

脑瘫的康复教育包括：①向患儿家长介绍脑瘫的一般知识，包括病因、临床表现、治疗方法及预后等。②教给患儿家长日常生活活动训练的内容和方法，避免过分保护，应采用鼓励性和游戏化的训练方式。③告诉家长脑瘫患儿正确的卧床姿势：侧卧位适合各种脑瘫患儿，在患儿卧床两边悬挂一些带声响或色彩鲜艳的玩具，吸引患儿伸手抓玩，让患儿经常受到声音和颜色的刺激，以利康复。④教会家长如何正确抱脑瘫患儿。家长每次抱患儿的时间不宜过长，以便使患儿有更多时间进行康复训练。抱患儿时要使其头、躯干尽量处于或接近正常的位置，双侧手臂不受压。应避免患儿面部靠近抱者胸前侧，防止丧失观察周围环境的机会。对于头部控制能力差而双手能抓握的患儿，可令其双手抓住抱者的衣服，或将双手搭在抱者的肩上或围住颈部。⑤告诉家长预防脑瘫发生的知识和措施，包括产前保健、围生期保健和出生后预防。

病例分析

患儿，男，5岁，孕32周出生，生后2天出现黄疸，持续20天。现运动发育落后，竖颈（一），翻身（一），角弓反张，胸廓不对称；原始反射残存非对称性强直颈反射（ATNR）（＋），侧弯反射（＋）；肌张力增高；流涎，吞咽及咀嚼困难，发音障碍，睡眠不佳，便秘。家长主诉患儿自3岁开始出现癫痫发作，脑电图检查示：双侧对称同步尖慢波。

入院诊断：

1. 脑性瘫痪（不随意运动型）；
2. 癫痫。

请分析：

1. 如何进行进食及排泄的康复护理？
2. 如何进行睡眠及各种姿势的康复护理？
3. 癫痫发作时如何处理？
4. 如何指导家长对患儿进行穿脱衣物的康复护理？

（郭声敏　佘秋琼）

思考题

1. 脑瘫患儿的康复问题和评估方法有哪些？
2. 脑瘫患儿的康复护理措施有哪些？
3. 如何对脑瘫患儿的家长进行康复健康教育？

第四节　脊髓损伤

学习目标

掌握　脊髓损伤的定义及脊髓损伤的康复护理措施。
熟悉　脊髓损伤的主要功能障碍、康复护理评定。
了解　脊髓损伤的病因。

一、概述

脊髓损伤（spinal cord injury，SCI）是指由于各种因素导致的脊髓结构、功能的损伤，造成损伤平面以下的脊髓神经功能的障碍，表现为运动障碍、感觉障碍和自主神经功能障碍。致病因素分外伤性与非外伤性，以外伤性造成脊髓损伤为多见。外伤性脊髓损伤发病以青壮年为主，男性约为女性的4倍。我国SCI的主要原因是交通事故、高处坠落、运动损伤等。SCI是一种严重的致残性损伤，颈脊髓损伤造成的四肢瘫痪称四肢瘫，胸段以下脊髓损伤造成躯干和下肢瘫痪而未累及上肢时称截瘫，严重影响患者生活自理能力和社会活动能力。

二、主要功能障碍

脊髓损伤后主要表现为：脊髓休克、运动和感觉障碍、肢体痉挛、体温控制障碍、大小便功能障碍、性功能障碍等，并可进一步引起褥疮、肺部感染、肺不张、尿路感染、尿路结石、肾功能不全、直立性低血压、心动过缓、深静脉血栓、骨质疏松等一系列并发症。此外，脊髓损伤患者因有不同程度的功能障碍，会产生严重的心理负担及社会压力，存在心理障碍。

三、康复护理评定

（一）感觉、运动功能障碍的评估

运动和感觉功能障碍是脊髓损伤的主要临床特征。完全性脊髓损伤造成神经损伤平面以下的感觉、运动功能完全丧失。不完全性损伤可表现为不同的临床综合征。

1. 脊髓神经损伤平面的评估　神经平面是指脊髓具有身体双侧正常感觉、运动功能的最低节段。脊髓损伤后感觉和运动平面可以不一致，左右两侧亦可能不同。神经平面的判断以运动平面为主要依据，但在 T_2～L_1，无法评定运动平面，只能依据感觉平面判断。脊髓神经平面的感觉水平皮肤标志、运动功能肌肉标志见表5-4。

表 5-4　脊髓神经平面的感觉水平皮肤标志、运动功能肌肉标志

脊髓神经平面	感觉水平皮肤标志	运动功能肌肉标志
C_2	枕骨粗隆	
C_3	锁骨上窝	
C_4	肩锁关节顶部	
C_5	肘前窝外侧	肘屈肌群（肱二头肌、肱肌）
C_6	拇指近节背侧皮肤	腕伸肌群（桡侧伸腕长短肌）
C_7	中指近节背侧皮肤	肘伸肌群（肱三头肌）
C_8	小指近节背侧皮肤	指屈肌群（中指屈肌）
T_1	肘前窝内侧	指外展肌群（小指展肌）
T_2	腋窝顶部	
T_3	第 3 肋间	
T_4	第 4 肋间（乳线）	
T_5	第 5 肋间（在 T_4～T_6 的中点）	
T_6	第 6 肋间（剑突水平）	
T_7	第 7 肋间（在 T_6～T_8 的中点）	
T_8	第 8 肋间（在 T_6～T_{10} 的中点）	
T_9	第 9 肋间（在 T_8～T_{10} 的中点）	
T_{10}	第 10 肋间（脐）	
T_{11}	第 11 肋间（在 T_{10}～T_{12} 的中点）	
T_{12}	腹股沟韧带中点	
L_1	T_{12}～L_2 之间的中点	
L_2	大腿前中部	髋屈肌群（髂腰肌）
L_3	股骨内踝	膝伸肌群（股四头肌）
L_4	内踝	踝背伸肌群（胫前肌）
L_5	足背第 3 跖趾关节处	趾长伸肌群（踇长伸肌）
S_1	外踝	踝跖屈肌群（腓肠肌和比目鱼肌）
S_2	腘窝中点	
S_3	坐骨结节	
S_4～S_5	肛门周围	

脊髓神经损伤平面的评估采用选取感觉水平皮肤标志和运动功能肌肉标志进行。感觉损伤平面的评估于感觉水平皮肤标志判断针刺觉和轻触觉。运动功能损伤的评估选取保持运动功能（肌力 3 级或 3 级以上）的运动功能肌肉标志判断（参阅第二章第一节）。

2. 脊髓损伤程度的评估按照美国脊髓损伤协会（ASIA）标准，运动不完全性损伤患者必须是感觉不完全性损伤，且保留有肛门括约肌自主收缩或者脊髓损伤运动平面以下三个节段以上残存有运动功能。ASIA 损伤程度量表将损伤程度分为 5 级（见表 5-5）。

表 5-5　ASIA 损伤程度分级

级别	临床表现
A 级完全性损伤	骶段（S_4～S_5）无任何感觉或运动功能
B 级不完全损伤	损伤平面以下包括骶段有感觉但无运动功能
C 级不完全损伤	损伤平面以下存在运动功能，大部分关键肌肌力在 3 级以下
D 级不完全损伤	损伤平面以下存在运动功能，大部分关键肌肌力为 3 级或 3 级以上
E 级正常	感觉和运动功能正常

损伤是否为完全性的评定以最低骶节段（$S_4 \sim S_5$）有无残留功能为准。作肛门指检，残留感觉功能时，刺激肛门皮肤与黏膜处有反应或刺激肛门深部时有反应；残留运动功能时，肛门指检时肛门外括约肌有自主收缩。

（二）肢体痉挛的评估

肢体痉挛也是脊髓损伤常见的功能障碍。肌痉挛对行走、上肢活动功能有明显影响，评估其严重程度目前临床多用改良的 Ashworth 评估量表。评估时检查者徒手牵伸痉挛肌进行全关节活动范围内的被动活动，通过感觉到的阻力及其变化情况把痉挛分成 0～4 级（见表 5-6）。

表 5-6　改良 Ashworth 痉挛量表

分级	评估标准
0	无肌张力增加，被动活动肢体在整个 ROM 范围内均无阻力
1	肌张力稍增加，被动活动肢体到终末端时有轻微阻力
1^+	起始 50%ROM 有轻微“卡住”感，终末 50%ROM 有轻微阻力
2	肌张力轻度增加，被动活动大部分 ROM 均有阻力，但仍可活动
3	肌张力中度增加，被动活动在整个 ROM 内均有阻力，活动比较困难
4	肌张力高度增加，患侧肢体僵硬，阻力很大，被动活动十分困难

（三）日常生活活动能力（ADL）评估

在脊髓损伤恢复期，大家对日常生活活动能力最为关注，因为 ADL 关系患者预后，能否重返社会。ADL 评估是作业疗法中最重要的部分，因为日常生活动作如进食、排泄、穿脱衣服、洗漱等是人们生存的最基本活动。脊髓损伤患者可采用改良的 Barthel 指数评估，或对脊髓损伤患者做 FIM 评估（参阅第二章第三节内容）。

（四）心理评定

脊髓损伤患者存在心理障碍，对疾病的康复有直接的影响，有必要对患者进行心理评定。脊髓损伤后患者存在五个不同的心理过程：①震惊阶段；②否定阶段；③抑郁或焦虑反应阶段；④对抗独立阶段；⑤适应阶段。应对患者作出焦虑或抑郁的评价（参阅第二章第六节）。

四、康复护理措施

脊髓损伤的处理原则是以预防为主、综合治疗和早期康复。

（一）脊髓损伤早期的康复护理措施

脊髓损伤早期一般指受伤开始至伤后一个月内，包括现场急救、卧床期和损伤初期。

1. 现场急救　对脊髓损伤的急症病人进行现场急救时，搬动病人前首先检查肢体活动及感觉有无异常。如无异常，可使头颈部处于固定位置下移动病人，平卧位于硬板上，头颈部两侧加垫避免摆动。如检查有神经症状，则纵轴方向轻轻牵引头颈，固定好移至硬板上，迅速转送医院。

2. 尽早解除脊髓压迫症状　对于脊髓横断完全性损伤病人，在 24 小时内给予停止损伤病理变化的处理，如脊髓切开、局部冷冻、高压氧、药物应用等，都可以改变脊髓损伤后继发变化，有利于截瘫的部分功能恢复。

3. 皮肤护理　必须经常保持皮肤清洁，避免身体局部长时间受压，要定时为病人翻身，尤其要注意预防褥疮，要经常查看皮肤有无变红破损。褥疮一旦出现，必须及时处理，防止扩大，并促进早日愈合。

4. 体位处理　为防止挛缩畸形，患者宜卧于有垫褥的硬板床上。要鼓励病人多采取俯卧位，逐渐增加俯卧时间，直到能在俯卧位睡眠。不仅能防止和矫治下肢屈曲挛缩，亦有助于预防褥疮发生和促进膀胱的排空。对痉挛较明显的患者，还要在卧床或长时间坐位时经常用枕头、软垫等将两膝适当分开。

5. 配合物理治疗师鼓励病人早期于床上进行康复训练　在生命体征稳定之后就应立即开始全身各关节的被动活动，1～2 次/天，每一关节在各轴向活动若干次即可，以避免关节挛缩。要注意动作轻柔、缓慢、有节奏，活动范围应达到最大生理范围，但不可超过，以免拉伤肌肉或韧带。

6. 直立适应　①起坐训练：在无头晕等低血压表现的前提下，逐步从卧位转向半卧位或坐位。②站立训练：患者起坐训练无直立性低血压等不良反应后，可进行站立训练，一般采用站直立床训练，倾斜的高度每日逐渐增加，循序渐进。下肢可使用弹性绷带，同时可使用腹带，以减少静脉血液淤滞。

7. 呼吸及排痰训练　对呼吸肌麻痹的患者应进行腹式呼吸训练、咳嗽、咳痰及体位排痰训练，促进呼吸功能。

8. 大、小便训练　早期采用留置导尿管训练膀胱功能，定时开放导尿管，形成反射性膀胱。要求患者定时排便，便秘者可用润滑剂、缓泻剂或行灌肠等治疗。

（二）脊髓损伤恢复期的康复护理措施

一旦患者生命体征稳定、骨折部位稳定、神经损害或压迫症状稳定、呼吸平稳后即可进入恢复期治疗。

1. 肌力训练　训练的目标是使肌力达到 3 级以上，以恢复肌肉功能。脊髓损伤者为了应用轮椅、拐杖或助行器，在卧位、坐位时均要重视锻炼肩带肌力，包括上肢支撑力训练，肱三头肌、肱二头肌训练和握力训练。对于采用低靠背轮椅者，还需要进行腰背肌的训练。步行训练的基础是腹肌、髂腰肌、腰背肌、股四头肌、内收肌等训练。卧位时可采用举重、支撑，坐位时利用倒立架、支撑架等。

2. 肌肉与关节牵张训练　脊髓损伤存在肢体痉挛，为改善肢体痉挛应进行肌肉与关节牵张训练，包括腘绳肌牵张、内收肌牵张和跟腱牵张。腘绳肌牵张是为了使患者直腿抬高大于 90°以实现独立坐。内收肌牵张是为了避免患者因内收肌痉挛而造成会阴部清洁困难。跟腱牵张是为了保证跟腱不发生挛缩，以进行步行训练。牵张训练是康复治疗过程中必须始终进行的项目。

3. 日常生活活动训练　应训练患者的日常生活活动能力，如进食、穿衣、梳头、刷牙、洗脸、剃胡须等。

4. 坐位训练　床上坐位可分为长坐（膝关节伸直）和短坐（膝关节屈曲）。实现长坐才能进行床上转移训练和穿裤、袜和鞋的训练，其前提是腘绳肌必须牵张度良好，髋关节活动超过 90°。

5. 转移训练　包括独立转移和帮助转移。帮助转移指患者在他人的帮助下转移体位。独立转移指患者独立完成转移动作，在转移时可以借助一些辅助工具。

6. 轮椅训练　注意每坐 30 分钟，必须用上肢撑起躯干，或侧倾躯干，使臀部离开椅面减轻压力，以免坐骨结节发生褥疮。

7. 小便训练　病情稳定后，将留置导尿管改为间歇导尿法。制订饮水-排尿-导尿时间表，24 小时饮水总摄入量不超过 2000 ml。具体方案为：早中晚三餐饮水各 400 ml，在 10 am、4 pm、8 pm 各饮水 200 ml，8 pm 到次日 6 am 不再饮水。

8. 行走的训练　根据不同的截瘫水平，选择适合的支具固定膝、踝关节。利用双杠或双拐、助行器等练习站立和行走。或利用减重训练系统练习站立和行走。

（三）脊髓损伤的心理康复护理措施

脊髓损伤后，病人对突发损伤茫然不知所措，对于病情的预后也是处于不了解或抱有不切实际的幻想。这一时期，医学上称之为“休克期”。随着时间的延长，病人感到经医院治疗效果不明显，但又不想承认现实，医学上称之为“否认期”。当数月过去，病人仍无好转，而且残疾带来很多生活上的不便时，病人会变得痛苦，性情暴躁，向家人发泄情绪，医学上称之为“愤怒期”。如果家人在此期间能忍受病人的种种异常表现，鼓励病人正确对待疾病的后果，让病人和外界残疾人交往，树立战胜残疾的信心，力争回到社会上成为一个有用的人，病人就会转而正视现实，承认现实，顽强地生活下去，进入医学上所称的“承受期”。

（四）脊髓损伤并发症的康复护理措施

1. 水肿　多发生于下肢，可以采取适当的体位，把下肢适当抬高，颈以下水平损伤者可将床尾抬高 10°～15°；使用序贯收缩气囊促进静脉回流；按摩患肢，促进肌肉内血液流动和淋巴回流。

2. 直立性低血压　常见于损伤后开始恢复活动时。可以逐步抬高床头，并逐步延长坐的时间；腹部可以采用弹力腹带，减少腹腔血液淤滞；采用起立床逐步训练直立体位；避免焦虑情绪；在轮椅坐位时，腰前倾有助于缓解直立性低血压。

3. 血栓性疾病　主要为深部静脉血栓。主要防治措施为：改善肢体血液循环状态，鼓励早期活动，应用弹力袜或弹力绷带帮助静脉回流；保证水分摄入充分，防止脱水现象；被动活动或按摩肢体。

五、康复教育

1. 日常生活饮食　原则上以高纤维、低脂肪、低油、低胆固醇饮食为主。应避免高热量食物，煮食烹调时应避免使用猪油，摄取足量蛋白质。

2. 褥疮是急性期最常见并发症之一，每两小时翻身一次，即使半夜也要定时翻身。

3. 应注意防寒防感冒，避免引起诸多并发症，冬季阳光充足时可晒太阳，春季不要过早换减衣物。

4. 活动各个关节，尤其是瘫痪部位以下大小关节均需要活动，要按正常关节活动范围活动。

5. 加强二便管理教育，一定使患者学会自己处理大小便，四肢瘫患者的家属要学会协助患者处理大小便问题。

6. 配合社会康复和职业康复部门，协助患者作好回归社会的准备，帮助家庭和工作单位改造环境设施使其适合患者生活和工作。

（杨　敏　胥方元）

思考题

1. 脊髓损伤的概念。

2. ASIA 损伤程度分级。

3. 脊髓损伤的康复护理措施。

第五节　周围神经病损

学习目标

掌握　早期和恢复期周围神经病损的康复护理措施。

熟悉　周围神经病损的康复护理评定。

了解　周围神经病损的定义和分类。

一、概述

周围神经病损是指周围神经干或其分支因损伤或疾病而致靶组织的运动、感觉或自主神经的结构和功能障碍。周围神经病损分为周围神经损伤和神经病两大类，常因神经挤压、神经牵拉、神经断裂、感染、中毒和营养代谢障碍等所致。临床按外伤对轴索造成的损害程度可分为神经失用、神经轴突断裂和神经断裂三类。神经失用多因挤压或药物损害所致，一般可在 6 个月内完全恢复；神经轴突断裂多为挤压或牵拉所致，可自行恢复，轴突自损伤部位向远端再生，速度为每日 1～2 mm；神经断裂多为严重拉伤或切割伤引起，必须手术修复。临床上常见的周围神经病损有臂丛神经损伤、桡神经损伤、正中神经损伤、尺神经损伤、腓总神经损伤、特发性面神经麻痹等。周围神经病损在临床上发病率较高，损伤后功能障碍比较严重。近年来，随着医学不断进步，使周围神经病损的治疗效果大大提高，但功能障碍的恢复离不开康复治疗和护理。因此，积极合适的康复处理不仅能预防或减轻并发症，而且能促进神经的修复与再生，使患者最快地恢复实用功能，减少残疾发生。

二、主要功能障碍

周围神经病损临床主要表现为受损神经干支配区域出现疼痛、运动障碍、感觉障碍、自主功能障碍以及反射减弱或消失等。

常见的周围神经病损有三叉神经痛、肋间神经痛、坐骨神经痛、急性感染性多发性神经根炎、特发性面神经炎（Bell 麻痹）、糖尿病性周围神经病、尺神经损伤、正中神经损伤、腓总神经损伤、胫神经损伤等。

三、康复护理评定

周围神经病损后，除了须仔细而全面地采集病史、进行全身体格检查外尚应进行康复评定，以便正确判断病损的部位、病理变化的性质和过程以及功能障碍的程度和预后。

（一）运动功能障碍的评定

依据病史和物理检查材料，作肌力测定、关节运动范围测定和日常生活活动能力测定。上肢病损注意检查手的灵活性和做精细动作的能力；下肢应作步态分析。测定时要裸露检查部位，体位要标准，正确检查被测肌肉的收缩活动，防止代偿运动，从而评定出障碍程度和残存的潜力（评定的具体方法见第二章第一节运动功能评定）。

可采用英国医学研究院神经外伤学会对运动功能恢复情况的评定方法，该方法将神经损伤后的运动功能恢复情况分为六级（表 5-7），这种分法对高位神经损伤很有用。

表 5-7　周围神经病损后的运动功能恢复等级

恢复等级	评定标准
0 级（M_0）	肌肉无收缩
1 级（M_1）	近端肌肉可见收缩
2 级（M_2）	近、远端肌肉均可见收缩
3 级（M_3）	所有重要肌肉能抗阻力收缩
4 级（M_4）	能进行所有运动，包括独立的或协同的运动
5 级（M_5）	完全正常

（二）感觉功能障碍的评定

感觉功能障碍的评定参见第二章第二节。感觉功能恢复评定可采用英国医学研究院神经外伤学会的六级分级（表 5-8）。

表 5-8　周围神经病损后的感觉功能恢复等级

恢复等级	评定标准
0 级（S_0）	感觉无恢复
1 级（S_1）	支配区皮肤深感觉恢复
2 级（S_2）	支配区浅感觉和触觉部分恢复
3 级（S_3）	皮肤痛觉和触觉恢复，且感觉过敏消失
4 级（S_4）	感觉达到 S_3 水平外，两点辨别觉部分恢复
5 级（S_5）	完全恢复

（三）自主神经功能障碍及评估

自主神经功能障碍表现为无汗、少汗或多汗，皮温增高或降低，色泽苍白或发绀，指甲粗糙脆裂，多采用发汗试验测定。

（四）腱反射检查

包括肱二头肌反射、肱三头肌反射、桡骨骨膜反射、膝腱反射、跟腱反射等。需患者充分合作，并进行双侧对比检查。

（五）电生理学评定

电生理学评定对周围神经病损具有重要的诊断和功能评定价值。常用的方法有：肌电图、神经传导速度及躯体感觉诱发电位等检查。

（六）其他评定

疼痛评分，ADL 评定，家庭、职业等社会环境的调查，生活满意度的评定等。

四、康复护理措施

（一）早期康复护理措施

早期康复护理目标是去除病因，消除炎症、水肿，减少卧床并发症，预防伤肢肌肉萎缩和关节挛缩。

1. 病因治疗　尽早去除病因，防止神经损伤进一步加重。

2. 运动疗法　运动疗法是周围神经病损的重要康复护理措施。具体措施有：①保持功能位：应用矫形器、石膏托、毛巾将受累肢体各关节保持在功能位。②被动运动和推拿：可直接或借助器械对受累处进行被动运动，或患者用健侧肢体帮助患侧肢体进行自主运动。亦可采用推拿方法，以改善血液循环、延缓肌肉萎缩。③主动运动：如神经病损程度较轻，肌力在2～3级以上，在早期可进行主动运动。

3. 物理因子的应用　早期应用超短波、微波、红外线照射，蜡疗，超声波疗法，低、中频电刺激等，有条件可用水疗。

4. 矫形器的应用　周围神经损伤早期使用夹板，可以防止挛缩等畸形发生，例如腕、手指可使用夹板固定。足部肌力不平衡所致足内翻、足外翻、足下垂，可用下肢短矫形器，大腿肌群无力致膝关节支撑不稳、小腿外翻、屈曲-挛缩，可用下肢长矫形器矫正。

（二）恢复期康复护理措施

急性期炎症水肿消退后，即进入恢复期。此期康复护理的目的是促进神经再生、促进运动和感觉功能的恢复、增加关节活动度和感觉功能的恢复，最大限度地恢复其生活能力和社会活动。

1. 物理因子疗法（physiotherapy）　可继续选用早期康复的护理方法，并采用神经肌肉电刺激疗法以保持肌肉质量，迎接神经再支配；采用氦-氖（He-Ne）激光沿神经走行表浅部位取穴照射并与指数曲线电流刺激疗法相结合，对促进神经再生效果显著；在出现轻微主动运动时，采用肌电生物反馈疗法，可发挥患者主动活动的潜力。

2. 运动疗法　根据病损神经核肌肉瘫痪程度，制订运动处分，运动量由助力运动-主动运动-抗阻运动顺序渐进，与蜡疗、泥疗、红外线疗法、电光浴水疗等疗法配合效果更佳。

3. 作业疗法　根据肌力及肌肉耐力的检查结果，进行有关作业疗法训练，如进行ADL训练、编织、打字、木工、雕刻、缝纫、刺绣、泥塑、修理仪器、文体和娱乐活动等。注意逐渐增加作业难度和时间，并防止由于感觉障碍而引起机械摩擦性损伤。

4. 感觉训练　先进行触觉训练，选用软物（如橡皮擦）摩擦手指掌侧皮肤，然后进行震动觉训练。后期训练主要是对多种物体大小、形状、质地和材料的鉴别，可将一系列不同大小、形状、质地、材料制成的物体放在布袋中让患者用手触摸辨认，如钥匙、扣子、硬币等。

5. 药物治疗　早期应用具有营养神经作用的药物，如神经生长因子、维生素B_1和B_{12}、烟酸、辅酶A、ATP等，以促进神经再生。

6. 手术吻合和矫治　根据神经再生受阻的原因，可行手术吻合断裂的神经，切除损伤神经的骨刺、骨痂，将神经从瘢痕中松解出来。对挛缩畸形肢体进行手术矫治。

7. 心理康复护理　周围神经病损患者，往往伴有急躁、焦虑、抑郁、躁狂等心理问题，担心病损后不能恢复、就诊的经济负担、病损产生的家庭和工作等方面的问题。可采用医学教育、心理咨询、集体治疗、其他患者示范等方式来消除或减轻患者的心理障碍，使其发挥主观能动性，积极地进行康复治疗。

五、康复教育

1. 尽快适应生活　鼓励患者积极参加家务活动，指导患者学会日常生活自理，在避免损伤的前提下，应尽可能多用患肢，将康复训练贯穿于日常生活中。

2. 合理休息　充足的睡眠有利于神经修复，注意睡眠时要保护、抬高患肢。

3. 注意保护、防止伤害　告知患者要经常意识到无感觉区的存在，促进感觉功能恢复，增加感觉输入，加强深、浅感觉训练；并学会保护患肢，防止再损伤；应避免他人碰撞患肢，必要时佩戴支具使其保持功能位。劳动和工作时戴手套，在拿热杯、壶、金属勺子时要防止烫伤。选购号码合适的鞋，鞋内垫软垫，行走距离不要过长。

4. 家庭支持　家属要学会一些被动、简易器械牵引的方法，配合患者在家继续治疗，促进患者功能早日恢复。

5. 改善心理状态　指导患者减轻或解除因损伤带来的焦虑、忧虑、躁狂等心理障碍。

（杨　敏）

思考题

1. 周围神经病损的概念。
2. 周围神经病损后运动功能恢复等级。
3. 周围神经病损的康复护理措施。

第六节　骨　　折

学习目标

掌握　骨折的康复护理评定与康复护理措施。

熟悉　骨折后存在的主要功能障碍与康复教育。

了解　骨折的概念、病因以及影响骨折愈合的因素

一、概述

骨折（fracture）是指骨或骨小梁的连续性和完整性离断，常伴有皮肤、肌肉、韧带、关节囊、滑囊等软组织以及血管、神经的损伤，多因暴力（直接暴力或间接暴力）致肌肉猛烈收缩、积累劳损或骨骼本身疾病引起。在骨折后患者除存在全身创伤的反应外，常伴有畸形、反常活动、骨摩擦音或骨摩擦感等体征。

影响骨折愈合的因素包括年龄、营养状态、骨折周围组织的血运、损伤程度、感染情况以及治疗方法等，其中损伤的严重程度和治疗方法对肢体功能的恢复有很大影响，如骨折所致周围组织损伤严重，或治疗方法不当使骨折未能得到应有的修复、患肢长期制动等就有可能导致关节周围组织挛缩，关节内粘连，肌肉、肌腱短缩，关节不稳定，骨化性肌炎，骨关节炎等，甚至因神经损伤而出现麻木、疼痛及功能障碍。因此，早期开展康复护理对减少并发症、促进肢体功能恢复非常有必要性。

康复治疗在骨折的愈合过程中有着非常重要的作用，通常在骨折发生早期就可以应用物

理疗法以促进血液、淋巴循环，减轻患侧肢体的肿胀、疼痛，软化瘢痕，防止粘连形成，促进骨痂形成、肌力恢复以及减少并发症发生等。功能锻炼是康复治疗的重要手段，它包括骨折周围、邻近部位以及全身性的功能锻炼，可以改善骨折周围组织及全身的血供，维持关节的正常活动范围，牵伸肌肉、肌腱等软组织，从而避免软组织萎缩、关节僵硬、骨质疏松等并发症的发生，并且促进骨折及早愈合。另外，在功能锻炼的基础上进行适当的作业治疗，可以使患者尽快恢复生活自理能力及工作能力。另外，在患者恢复过程中应根据恢复的不同阶段及损伤严重程度适当配以辅助工具（手杖、拐杖、轮椅、功能支架等），加强康复护理效果，使患者骨折尽早愈合并最大限度行使功能。

二、主要功能障碍及评估

（一）功能障碍

1. 关节活动范围受限　这是骨折后常发生的并发症，多发生于骨折断端附近的关节，由于骨折后疼痛、担心活动后出现新的损伤以及观念上的错误，常使患者骨折后没有进行骨折部位邻近关节的适当运动；并且，由于关节内的骨折及邻近关节部位的损伤使关节需固定，因此更易出现关节内及周围组织发生粘连；由于肢体制动或一部分病人自身依赖性强、自理能力差、过分依赖他人照顾，活动明显减少，使肌肉难以进行有效的收缩，关节活动少且活动不到位，使关节面之间的挤压减少，影响关节液的分泌及流动，使关节软骨的间质液与滑液之间正常循环受阻，造成关节软骨的营养障碍，且易出现萎缩、磨损和退变；此外，关节及关节周围组织间隙渗出物增多，造成纤维蛋白沉积，发生组织间纤维性粘连，导致关节挛缩，肌肉、肌腱僵硬短缩，最终使关节活动范围受限。

2. 关节稳定性下降　骨折后容易发生邻近关节的附属结构，特别是关节周围的韧带受损，如果在受损后不能得到及时的修复，可遗留或继发关节松弛，导致关节在某个方向活动时失稳，因而影响关节的正常活动，并且出现疼痛、负重能力降低，晚期还会出现关节退行性变、骨性关节炎等。

3. 肌力和肌肉耐力减退　由于骨折后固定、制动，使肌肉主动收缩降低，反射性肌肉收缩减少，神经冲动次数减少、速度减慢，因而影响骨骼肌的代谢，使肌肉出现萎缩，肌力下降。通常制动的初期肌肉萎缩进展迅速，以后逐渐减慢。故尽早预防肌肉萎缩十分必要，若长期肌萎缩不予纠正，肌肉则可能发生变形、坏死甚至纤维样变，最终肌肉丧失收缩、伸展等功能。

4. 患肢血液循环障碍　由于发生于骨折的肢体制动，使肌肉和关节的活动停止，肌肉对血管、淋巴管的挤压作用消失，并且卧床引起心血管系统血流速度减慢，血液黏滞性增加，加之受重力作用的影响以及外加固定物的压迫，使患肢血液回流减慢，肢体出现肿胀、疼痛，严重者甚至引起深静脉血栓，进一步影响和限制关节的活动，最终形成恶性循环。

5. 肢体负重能力下降　骨折及制动极易发生骨质疏松，使骨骼强度、韧性降低，骨折愈合延迟，负重不能，且易导致再次骨折出现；或由于畸形愈合、不愈合，使骨骼变形失去其杠杆作用，不能形成支撑及传导载荷。以上均使患者无法正常地使用该患肢，进而使患肢负重能力下降。

（二）评估

1. 全身状态及伤侧局部状况　对患者整体状况进行评估，包括年龄、性别、身心功能状况、营养状态以及精神状态。另外，患者受伤局部及周围的感觉、运动状况及血运的情况也需进行评估，甚至包括治疗后的反应。

2. 肢体长度和周径测量　采用无伸缩性的带尺，以骨性标志为定点测量肢体长度以及周径，并与健侧对应位置作对比，观察是否改变及改变的程度（如肢体是否存在短缩或增长、周径是否缩小或增大），以判断骨折错位及分离情况，肢体有无肌肉萎缩或肿胀情况等。

3. 肌力测定　采用徒手肌力测定法进行评估。

4. 步态分析　对患者步态进行分析，了解是否存在异常步态以及其性质和程度。

5. 生活活动能力评定　骨关节损伤患者日常生活活动（ADL）能力评定，上肢应侧重于手的功能性活动，如穿脱衣物、梳洗、进食等日常生活动作的执行；下肢应侧重于行走、负重等练习。

6. 影像检查　X射线是骨折的常规检查方法，可以了解骨折的类型、移位情况、复位固定和愈合情况等，有重要的参考价值。

7. 其他　必要时进行肌电图、运动诱发电位等检查。

康复评估应在患者康复治疗前、中以及治疗计划完成后进行，为康复计划的制订、疗效的评定提供可靠的客观依据。

三、康复护理问题及目标

（一）康复护理涉及的问题

1. 焦虑　由于肢体伤残常易导致患者学习、工作中断，使生活、工作受到严重影响，因此患者易出现焦虑情绪。

2. 躯体移动障碍　由于受伤后躯体活动受限、肌力减退而使患者移动困难。

3. 活动耐力差　与疼痛、肌力减小、肢体负重能力减弱等多因素有关。

4. ADL能力减弱　当患者骨折后，发生疼痛、固定、关节活动受限、肌力减小都可能使患者生活受到极大的影响。

（二）康复护理目标

1. 配合积极的康复护理，创造有益于骨折患者康复的优良环境，稳定患者情绪，鼓励患者积极配合治疗，使患者有信心战胜疾病。

2. 尽可能减少或杜绝因肢体制动所致的并发症，防止继发性神经、血管或肌肉损伤。

3. 促进血液、淋巴循环，减轻和消除伤肢局部的肿胀、疼痛。

4. 根据上肢的情况，适当进行康复训练，并循序渐进，以维持并逐渐改善患者关节活动范围，增强肌力以及肌肉耐力。

5. 帮助患者学会使用辅助器具进行活动，使患者能独立完成力所能及的活动，尽早重返学习、工作岗位。

四、康复护理措施

骨折患者康复的目的是通过各种康复手段，维持及改善关节活动范围，恢复肌力以及肌肉耐力，最大限度地恢复患者的活动能力。其治疗方法包括物理理疗、运动疗法、作业疗法、心理疗法以及其他治疗方法。

康复护理中应遵循的原则：确保患肢断端固定、坚实、可靠；固定、训练应同步进行，以预防制动综合征；根据骨折愈合的不同阶段适当采取不同的康复训练方法。

骨折后的康复训练可分为两个阶段进行。第一阶段为骨折尚未愈合，固定未解除时，即愈合期；第二阶段为骨折已临床愈合，固定解除后，即恢复期。

（一）愈合期

在骨折复位、固定或牵引3日后，损伤反应开始消退，肿胀和疼痛减轻即可开始康复训练性治疗。

1. 骨折早期　伤后1～2周内，患者主要表现为伤肢肿胀、疼痛，骨折断端不稳定，未行内固定者易再移位。此期康复护理的目标为：消除肿胀，缓解疼痛及稳定骨折；加强未制动肢体和关节的功能训练，预防肌肉萎缩和关节僵硬。具体措施：

（1）抬高患肢以利于肿胀消退。

（2）肌力练习：患肢肌力训练以等长收缩为主，于紧急处理骨折后1～2天，局部疼痛减轻，石膏固定下开始训练。首先进行健侧肢体肌肉等长收缩训练，然后训练患侧，收缩维持10秒/次，间隔20秒，重复训练10次为1组，每天至少进行5～10组，训练强度由小到大，以不引起疲劳为宜。

（3）关节活动训练：即患肢非固定关节的被动及主动训练。原则上骨折部相邻上、下关节不进行活动，其他部位均应进行正常活动。上肢应注意肩关节外展、外旋训练与手掌指关节的屈曲训练，下肢应注意踝关节的背屈等，此训练从伤后第2天开始，每天训练3次，每次5～10分钟，关节活动范围应逐渐增大。

（4）负重训练：只要病情许可应尽早进行负重练习，如下肢骨折后髓内钉固定的患者可在支具保护下进行部分负重训练，卧床时可在床尾放置坚硬物，让双足支撑达到部分负重作用，以促骨折及早愈合，减少长期卧床所致并发症。

（5）其他物理理疗：如采用红外线、超短波、超声波、音频、低中频电疗、低频磁疗、直流电离子导入等理疗方法，以改善血液循环而利于消炎、镇痛、消肿，并促进骨折愈合。

2. 骨折中期　即伤后2周至骨折临床愈合。此期患肢肿胀逐渐消退，疼痛减轻，稳定性骨折断端产生纤维连接并逐渐形成骨痂，骨折部位趋于稳定。康复训练的目的是防止进一步肌肉萎缩，促进肌力以及肌肉耐力的提高，扩大关节的活动范围，避免关节挛缩、僵硬。其训练方式除继续采用等长收缩活动训练患肢肌力外，可在他人或健肢的帮助下逐步开展骨折断端邻近关节的被动活动，并逐渐从被动活动过渡到主动活动。

（1）患肢不负重的关节活动度训练：如股骨骨折患者坐在床沿边做小腿屈曲运动；对于累及关节面的骨折，由于关节功能障碍常较严重，应于固定2～3周后每天短时间取下固定物，采用持续被动运动（continuous passive motion，CPM）治疗仪帮助患者进行运动，并逐渐开始进行受累关节不负重的主动运动，训练中逐渐增大关节活动范围，运动后继续固定，通过运动促使关节软骨面相互挤压和摩擦，使关节液流动，防止粘连，改善软骨营养，促进关节软骨的修复。

（2）接近临床愈合时应增加康复训练的次数，加大运动幅度和力度，并注意与其他关节以及肌肉的活动锻炼相结合，锻炼强度以患者无明显疲劳、骨折部位不疼痛或仅是轻微疼痛为度。运动量及时间较早期均有明显增加，因长时间制动易并发关节挛缩，训练量应在每日2次，每次20分钟左右为宜。若患者在锻炼后肿胀、疼痛明显，经休息后缓解不明显应考虑有可能出现新的损伤或并发症，应减少活动，抬高患肢，待肿痛消失后调整运动量，进行康复训练。

（二）恢复期

骨折8～12周后，骨性骨痂已经形成或骨折基本愈合，患肢可去除外固定并负重，此期康复治疗目的是最大限度地恢复受累肢体的运动功能，恢复关节活动度和肌力，进一步恢复日常生活能力和工作能力。

1. 关节活动范围训练　以主动运动和被动牵伸运动为主，辅以关节牵引。主动运动时由患者自己掌握运动量以及运动范围，一般以骨折端的压力无明显增加或减弱为标准，使患侧肢体无损伤。主要是使受累关节进行各轴位各方向的主动运动，以牵伸挛缩、粘连的组织，维持并扩大关节活动范围。每一动作以中慢速重复多遍练习，每日练习数次。注意运动以不引起明显疼痛和肌痉挛为度，活动幅度应逐渐增大，切忌使用暴力。

2. 被动运动　由他人，最好由医务人员进行，由于患肢刚拆去石膏，肢体僵硬，软组织挛缩、粘连严重，患者难以进行主动运动，被动运动时应进行各个关节的各轴位的被动或助力运动，训练中动作应平稳缓和，不引起明显的肌痉挛和疼痛，以免引起新的损伤或骨化性肌炎。

3. 助力运动　由他人帮助、健肢协助或器械辅助进行自助的肢体活动，针对患者肌肉不足，无力带动关节进行全范围活动的情况，在开始活动时给予被动力量作为启动力，以弥补肌力不足。运动时动作应注意平稳、柔和，随关节活动范围增加而逐渐减少辅助力量，尽量靠近受累关节，避免骨折线受力，致再次骨折或骨化性肌炎。

4. 按摩　对有骨折以及损伤的肢体进行按摩，使受累部位的组织放松，改善血液循环，减轻肿胀疼痛，与理疗配合进行效果更佳。

5. 关节牵引　对关节出现僵硬者可进行机械性关节牵引，以被动牵伸延长挛缩组织，其方法为将受累关节近端适当固定，在其远端按需要的方向（屈、伸、内收、外展、内旋、外旋）施加适当重量进行牵拉，使组成关节的骨端能在关节囊和韧带等软组织的弹性范围内发生移动。对于中度及重度关节挛缩者，在两次功能训练的间歇期，配合使用夹板或矫形器固定患肢，以维持并加强牵伸效果，减少纤维组织回缩。每次牵引训练时间为10～15分钟，每日进行2～3次。牵引重量以引起可耐受的酸痛感，但无肌肉痉挛为宜，牵引前后可辅以按摩、理疗。

6. 肌力训练　肌力训练是恢复和增强肌肉功能的唯一途径，其有效方法是逐步增强肌肉的工作量，引起肌肉的适度疲劳。

（1）肌力0～1级：宜采用水疗、按摩、低频脉冲刺激、被动运动、助力运动、肌电生物反馈或肌电生物反馈电刺激治疗。

（2）患肢肌力2～3级：以主动运动为主，适当辅以助力运动、水中运动、摆动运动，做助力运动时助力要小，避免出现被动运动代替助力运动，同时可辅以肌电生物反馈或肌电生物反馈电刺激治疗。

（3）肌力4级或4级以上：以抗阻训练为主，可采用等长、等张和等速练习，争取肌力的最大恢复。训练时应注意运动量，遵循疲劳和超量恢复的原则，充分调动患者的主观积极性，持之以恒。

7. 平衡、协调训练　平衡训练中除有意识地、随意地控制平衡外，还应注意下意识的平衡控制，锻炼患者在立位、负重情况下的平衡能力，为行走作准备，并锻炼其利用残存的感觉（视觉、听觉、触觉等）管理随意运动的能力，使运动过程中上肢、下肢及躯干的动作协调。

8. ADL训练及工作能力的训练　在患者骨折恢复期，应尽早开始日常生活活动能力训练（如进食、洗脸、梳头、穿衣、如厕和家务活动等）。通过进行各种ADL训练，除恢复日常生活能力外，可促进患者提高活动能力，改善其动作技巧，增加其协调性和灵活性，并提高身体素质。另外，可结合患者实际，进行职业前训练以恢复工作能力。

9. 其他　可采用红外线、热敷、蜡疗等物理治疗手段促进血液循环、改善关节活动功能，并可进行中药内服、外敷、熏洗，针灸及推拿等传统治疗方法促进机体恢复原有生理功能。在治疗中，应切实做好康复护理，使患者最大限度地提高生存质量。

（三）部分常见骨折的康复治疗及护理

1. 上肢骨折　上肢骨折的康复目标是恢复肩、肘、腕关节的功能性活动，保证手功能的恢复。因此，在进行关节活动训练以及肌力训练的同时应加强作业治疗，使患者尽快恢复生活自理能力以及工作能力。

（1）肩关节周围骨的骨折：在骨折愈合期，维持关节的功能位十分必要，肩关节的功能位为外展45°～75°（儿童较成人为大），前屈30°～45°，外旋15°～20°，上肢骨折（如肩胛骨骨折，肱骨外科颈、肱骨干骨折）患者固定期间，除进行指、腕关节的主动运动外，应在指导下进行耸肩、下压和摆动活动，解除固定后，应用外展支架以及关节活动度训练逐渐加大肩关节外展、外旋的锻炼强度，恢复其关节活动度并最大限度地恢复肩关节功能。

（2）肘关节周围骨的骨折：肘关节的功能位为屈肘90°，有效活动范围在69°～120°之间，前臂外旋45°左右位置。常见的肘关节周围骨骨折有肱骨髁上骨折、髁间骨折、尺骨鹰嘴骨折及桡骨小头骨折，通常在骨折发生后，肘关节固定于功能位。康复治疗中，对于不涉及关节面的骨折，在术后2～3周，可每日定时去除外固定，进行肘关节被动屈、伸、旋转运动，逐步过渡到主动运动；伸展型肱骨髁上骨折者在早期可进行肱二头肌、旋前圆肌静力性抗阻收缩，避免肱三头肌和旋后肌的收缩；屈曲型肱骨髁上骨折者则以肱三头肌静力性收缩为主，避免肱二头肌和旋后肌收缩；对于关节内骨折患者手术固定后，应早期使用CPM治疗；另外应注意尽早开始进行手、腕关节的主动活动，避免邻近关节出现活动受限，肌肉功能减退，同时有利于肘关节周围骨骨折的康复。

（3）腕关节周围骨的骨折：腕关节的功能位是背屈20°～30°，略尺侧偏。腕关节附近的骨折在固定后，常导致腕关节活动受限，手部肿胀、疼痛，手腕部功能减退或缺失。在康复治疗以及护理中应注意抬高患肢，加强患肢向心性手法按摩，应尽早并尽可能活动手、腕关节，鼓励患者进行腕部肌群的等长收缩练习以及手指主动屈、伸、外展、内收的运动锻炼，以促进血液、淋巴液回流，消除手部肿胀，改善腕、手功能；另外可采用冷/热交替刺激法治疗、蜡疗、超短波治疗、经皮电刺激等治疗方法，改善局部血液循环，改善腕、手功能。

2. 下肢骨折　下肢骨折康复治疗及护理的重点是恢复患者下肢的负重能力和行走能力。因此，要求下肢骨能保持必要的负重能力，各主要关节既存在明显的稳定性，同时又具有一定活动度，同时需要较好的肌肉功能以支持，包括肌弹性、延展性、收缩力等，使肌肉具有强大的肌力、肌肉耐力以保证站立、行走功能的完成。

下肢骨折在予以固定后，应及早指导并鼓励患者进行下肢等长收缩训练，包括股四头肌静力性收缩运动，每日数次，每次5～10分钟；而远离骨折部位的部分应进行等张运动锻炼。恢复期固定解除后，可在他人、器械或健肢的帮助下逐步开展髋、膝、踝、趾关节的主动活动，首先让患者进行患肢不负重的锻炼，如坐在床沿边做小腿屈曲运动以进行膝关节功能训练；在骨折部位内、外骨痂基本形成后，进一步加强训练强度及形式，包括增大关节活动范围的训练，增强肌力、肌肉耐力的训练，逐步使肢体负重，如离床站立、拄拐杖行走等。

（1）髋关节附近的骨折：以股骨颈骨折多见，多见于50～70岁的中老年人，由于局部血供较差，及复位固定困难，不易愈合，致残率高。为避免长期卧床引发的新的合并症，目前多倾向于进行人工髋关节置换术。在术后2天，即可开始进行髋关节持续被动运动以及助力运动，每日2次，每次1小时，并于术后3～5天开始在卧位进行保健体操练习，趾、踝的主动练习等。术后1～2周，当病人具有一定肌力和平衡能力时，可在保护下逐步进行下肢部分负重练习，到手术后6周实现能够完全负重。禁止患侧髋关节做屈曲超过90°、内收超过身体中线、伸髋外旋、屈髋内旋等动作。

（2）膝关节周围的骨折　膝关节周围的股骨髁、胫骨平台均为松质骨，其机械强度低，而膝关节又承受强大的应力，如骨折累及关节面，可导致关节面不平整，膝关节的负重力线改变，同时易发生关节挛缩、粘连，因此引起膝关节活动受限，导致创伤性关节炎和关节退行性改变加速，因此，早期开始康复训练十分重要。首先，对于发生股骨髁及髁上骨折、胫骨平台骨折、髌骨骨折患者，在内固定术后应尽早接受CPM治疗；髌骨骨折患者在进行钢丝固定术后，及早进行膝屈曲活动，可采取患者将小腿自然垂于床边，借助小腿重量使膝关节屈曲，以预防膝关节挛缩、粘连，同时有助于膝关节功能的恢复，膝关节周围的骨折在术后3～4天均可进行股四头肌等长收缩运动训练，其他正常关节采取主动运动形式进行功能锻炼；在术后7天髌骨进行小范围的被动滑动活动，术后2周开始进行膝关节助力屈伸练习，而于第3周开始，每日在去除外固定、衬托或支架保护的情况下，开始弓步压腿、扶床下蹲、负重伸膝等助力运动，并逐渐过渡到主动屈、伸运动。对于胫骨平台骨折患者不宜过早负重，以免引起胫骨平台塌陷，如下床可借助拐杖或步行器确保患肢在不负重的前提下步行训练，若骨折累及关节面，还可采用牵引方式，维持膝关节的正常间隙，以期维持膝关节的活动范围。膝关节周围的骨折患者应尽量采用静力性肌肉收缩训练以增强肌力，减少膝关节过分负重屈伸，以避免关节过度磨损。

3. 脊柱骨折后的康复　脊柱骨折可分为上颈椎骨折、下颈椎骨折、胸椎骨折、腰椎骨折、骶尾椎骨折等，以T_{12}～L_2骨折较常见。本文介绍单纯性椎体骨折，其康复目的是促进骨折愈合，恢复脊柱的稳定性和柔韧性，防止慢性腰痛，恢复劳动能力。

（1）无需石膏固定者：伤后应卧硬板床，在骨折部可垫一软垫，使脊柱处于过伸位，坚持进行四肢活动练习、呼吸训练以及腰背肌等长收缩练习等，应避免进行脊柱前屈和旋转活动，采取直腿抬高运动方式锻炼腹肌收缩力，以维持腰背肌平衡，增强脊柱的稳定性，在练习时动作应平稳、缓和，避免引起疼痛。在伤后1个月，加强躯干肌训练，综合考虑伸、屈肌群，注意二者间的平衡，同时进行加强腰背肌训练（具体详见“腰椎间盘突出症术后康复护理”）以及腹肌训练。伤后2～3个月逐渐离床活动，进行脊柱后伸、侧弯和旋转练习。注意下床时应平轴翻身呈俯卧位后，一脚先下地支撑，然后双手支撑床面抬起上半身，再将另一腿移动下地。避免做背部前屈的动作与姿势。

（2）需过伸位给予石膏背心固定者：早期卧床时即应进行腰背肌的等长收缩训练。在石膏背心固定1～2周后，即可离床活动，进行颈部、上肢以及下肢活动练习，继续进行腰背肌的等长收缩训练。石膏固定者于8～10周后可以拆除，逐步开始腰部活动训练。

五、康复教育

1. 骨折对患者的躯体和心理都会产生巨大的影响，产生抑郁或焦虑情绪，针对患者骨折后常见的抑郁或焦虑现象，护理人员应给予充分理解，与患者建立良好的医患关系，积极进行心理疏导、心理治疗；对于身体伤残致精神和心理出现障碍、行为表现异常的患者，应采取及时有效的心理康复干预，使患者情绪稳定，积极配合治疗，达到全面康复的目标。

2. 协助医生向患者及家属介绍有关骨折方面的知识，如骨折的病因、骨质疏松症的预防、骨折的治疗、康复过程等，让患者明白康复治疗的必要性、重要性，指导并督促患者按照康复计划进行康复训练。早期应注意固定的稳妥，在肿胀消退和疼痛减轻后再开始运动，循序渐进，持之以恒。对非固定关节和肢体要保持全范围活动，防止关节囊挛缩，关节粘连，加强肌力训练，减少肌力的下降和肌肉的萎缩。做好合并症的防护工作，促进肢体功能得到最大限度的恢复。

3. 骨折后易发生骨质疏松，因此可能在不恰当运动时有再次骨折的可能，应做好安全教育，包括进行生活安全、劳动安全、交通安全的教育等。

4. 其他教育　注意加强营养，调整饮食结构；加强日常生活活动能力与工作能力的训练；定期复诊，观察骨折愈合情况，评价康复效果，调整康复计划，适时去除固定支架；鼓励患者重返社会。

（李卫平　胥方元）

思考题

1. 骨折的定义，影响骨折愈合的因素有哪些？
2. 骨折康复的评定以及护理措施。
3. 骨折后应该怎样进行功能锻炼？

第七节　颈 椎 病

学习目标

掌握　颈椎病的康复护理评定与康复护理措施。

熟悉　颈椎病患者存在的主要功能障碍与康复教育。

了解　颈椎病的概念、病因、常用检查方法以及分型。

一、概述

颈椎病（cervical spondylosis）是指因颈椎间盘退变、突出，颈椎骨质增生，椎间孔变形，韧带增厚、变性、钙化等退行性改变刺激或压迫其周围的神经、肌肉、血管以及脊髓等组织，所引起的一系列临床症状和体征。病理改变除颈椎间盘本身退变外，还常继发一系列病理改变，如椎间关节失稳、松动，髓核突出或脱出，骨刺形成，韧带肥厚，椎管狭窄等，导致邻近的神经根、脊髓、椎动脉及颈部交感神经等组织受到刺激或压迫，而引起各种症状和体征。

（一）病因与诱因

1. 劳损　颈椎位于胸椎与头颅之间，在承重情况下经常活动，还要维持头部的平衡，故易发生劳损，特别是 $L_4 \sim L_5$、$L_5 \sim L_6$ 最易发生退行性变，长期低头工作或长期使头颈部处于某一单一姿势位置，都易发生颈椎病，这是颈椎病发生的最常见原因。

2. 不良姿势　长期不良姿势（如躺在床上看电视、看书、高枕、坐位睡觉等）易发生颈椎病。另外，在卧车上睡觉，由于肌肉保护作用降低，在刹车时易出现颈部损伤。

3. 头颈部外伤　50%的髓型颈椎病与颈部外伤有关。由于颈椎骨质增生、颈椎间盘膨出、椎管内软组织病变等，使颈椎管处于狭窄临界状态，当颈部外伤时常诱发相应症状的产生。

4. 慢性感染　主要是咽喉炎，其次为龋齿、牙周炎、中耳炎等。

5. 风、寒、湿因素　外界环境的风、寒、湿因素侵蚀机体，使肌肉产生痉挛，小血管出现收缩，淋巴回流减慢，软组织血循环障碍，继之产生无菌性炎症而引起头晕、头痛、颈肩部疼痛、颈部活动受限等一系列症状。

6. 颈椎结构的发育不良　先天性小椎管、颈椎退变等也是颈椎病的病因基础之一。

（二）常用检查方法

1. 颈椎动脉扭曲试验　患者头略向后仰，病人头部左右旋转，如病人出现头晕即为阳性。

2. 颈椎 X 线、CT 和 MRI 检查　可发现颈椎钩椎关节增生、椎间孔狭小、椎间关节不稳、颈椎间盘突出等。椎动脉造影可以见到椎动脉狭窄或者扭曲现象。

（三）分型

按临床表现不同，通常可将颈椎病分为以下类型：

1. 颈型　多发生在伏案较多的青壮年人群，主要表现为颈部酸、胀、痛等不适，偶有肩背部不适症状，在颈后棘突、棘突间或棘突旁常有相应的压痛点。X 线显示颈椎生理曲度改变，椎间关节不稳等。

2. 神经根型　相对多见，表现为根性疼痛，疼痛范围与受累节段颈脊神经所支配的区域相一致。疼痛性质为放电样、烧灼样、刀割样或针刺样疼痛。患者常见的阳性体征可有椎间孔挤压试验阳性，臂丛牵拉试验阳性，受累神经支配区域的感觉、肌力与腱反射异常。X 线显示生理曲度变窄，骨赘形成，韧带钙化等。

3. 脊髓型　临床上表现为手足无力，以下肢更为明显，有双下肢发紧、束缚感，抬步沉重，行走不稳有踩棉花感，手常坠物，胸有束带感，严重者二便失禁，四肢瘫痪。X 线片上显示椎体后缘骨质增生、椎管狭窄，MRI 可显示存在脊髓压迫。

4. 椎动脉型　常见症状为头昏、头痛、耳鸣、眼胀、视物不清、睡眠差、记忆力减退等，典型的临床表现为头部旋转时眩晕，甚至猝倒。查体可出现椎动脉扭曲试验阳性。X 线显示上颈椎节段性不稳或枢椎关节骨质增生。

5. 交感神经型　症状可涉及多系统、多器官，可表现为头晕、眼花、视力下降、耳鸣、听力下降、胸闷、心动过速、心律不齐、心前区疼痛、消化不良、多汗、肢体发凉等一系列交感神经症状。查体时头后仰压颈试验往往呈阳性，颈活动不受限，颈旋转试验阴性。X 线片有失稳或退变表现，椎动脉造影阴性。

6. 混合型　兼有上述两种以上类型的症状和体征。

二、主要功能障碍及评估

（一）主要功能障碍

颈椎病是因颈椎间盘退变或骨赘形成而导致颈脊神经、颈髓、椎动脉以及交感神经受刺激或压迫所出现的一系列临床症状。

1. 颈型颈椎病的症状仅局限于颈部，以颈痛为主。

2. 神经根型颈椎病由于颈丛和臂丛神经根受刺激或压迫所致。主要表现为头、颈、肩、臂以及上胸背疼痛、麻木、肌力下降，并且伴有颈项僵硬、活动受限。

3. 脊髓型颈椎病　由于颈椎间盘突出、骨赘形成、黄韧带肥厚、后纵韧带钙化，导致颈椎硬膜囊或颈髓受压而出现一系列颈髓压迫症状。早期主要表现为四肢肢体沉重、乏力，活动欠灵活，可出现下肢烧灼感、麻木感，行走笨拙，同时伴有排便困难，约有30%患者有眩晕发生。晚期可出现单肢瘫、一侧偏瘫、截瘫、四肢瘫、大小便失禁、性功能障碍等。病变平面以下可出现肢体肌力减弱，感觉减退，肌张力增加，腱反射亢进等。

4. 椎动脉型颈椎病是由于椎间关节增生导致椎动脉受刺激或压迫所致。其眩晕多与体位有关，常于起床、卧倒、翻身、转头时突然发生，一般持续数秒至数十秒，长者可达几小时甚至1～2天，可反复发作。严重时可引起呕吐、跌倒等症状。该型颈椎病的发生往往与动脉硬化有关，应注意患者有无高血压、冠心病等病史。

5. 交感型颈椎病　交感神经纤维分布较广，颈脊神经、硬脊膜、椎间关节、颈部软组织内、椎前筋膜以及前纵韧带均含有交感纤维，当上述组织受到刺激和压迫时均可引起交感神经兴奋症状。交感型颈椎病临床表现症状多样，常有头晕（与体位无关，往往晨轻夜重），眼胀、视物模糊、视力下降，耳鸣、听力减退，吞咽困难、咽部有异物感，易疲劳、失眠多梦、记忆力减退，易出汗，情绪易激动，心慌、胸闷等。

6. 混合型颈椎病　当患者同时出现上述两种或两种以上类型的颈椎病症状或体征，并且有影像学检查的阳性表现，即可诊断为混合型颈椎病。

（二）评估

1. 症状评定

（1）疼痛：各型颈椎病都存在疼痛症状，根据各型病变的类型和部位的不同其疼痛范围与区域有区别，颈型颈椎病为颈部疼痛，神经根型颈椎病一般为颈后部和肩臂部疼痛，当臂丛神经受压或刺激时，疼痛可放射到患侧上肢及手。当头半棘肌痉挛收缩，可刺激枕大神经，引起偏头痛。

（2）麻木：椎间盘突出、关节突骨质增生、钩椎关节增生、后纵韧带钙化可致神经根或脊髓受压而出现麻木症状，当脊髓受压明显可出现下肢无力、躯干麻木，并引起步态异常。

（3）头昏、耳鸣：交感神经受刺激时，可引起头昏、头痛、耳鸣、面部潮红、咽部有异物感、恶心、胸闷、心慌，甚至呕吐、视物模糊、视力下降等。第1、第2颈神经受到卡压可导致紧张性头痛。

（4）颈椎活动受限：枕寰关节对颈椎屈曲与伸展的活动度的作用占50%，对旋转度的作用占50%，因此上颈椎疾病最易引起颈椎活动度受限。当神经根水肿或受压时，颈部出现强迫性姿势，就会影响颈椎的活动范围导致颈椎活动受限。

2. 运动功能评定

（1）颈椎旋转：患者取坐位或仰卧位，以枕部中心为轴心，矢状面中心线为固定臂，头向一侧转60°，然后再向另一侧转头，旋转的范围约60°。

（2）颈椎后伸：患者取坐位或站位，以肩峰中心为轴心，额状面中心线为固定臂，头向后移动为后伸，在颈椎主动后伸中，颈椎关节、关节间隙及椎间孔截面积减小，如果关节突关节固定或关节囊刺激，就会引发局限性疼痛，而后伸时枕骨下肌群紧张，则会引起枕骨下区疼痛；当颈前肌群受损，则会引起颈前区疼痛；肩、头区域或肩胛区域的牵涉痛则提示关节受刺激；上臂、前臂或手相应皮节的牵涉剧痛提示臂丛神经根疾患可能。

（3）颈椎前屈：患者取坐位或站位，以肩峰中心为轴心，额状面中心线为固定臂，头向胸前移动为前屈，正常为45°，即颈椎屈曲时下颌与前胸间有两个手指尖宽的距离，此属于正常颈椎前屈活动范围。当颈椎前屈时，椎骨关节突关节张开，可使关节疾患得到缓解。

（4）颈椎侧屈：患者取坐位或站位，以 C_7 棘突为轴心，C_7 与 L_5 棘突连线为固定臂，头部向肩部靠拢为颈椎侧屈，正常为45°。当颈椎侧屈时颈部同侧疼痛提示有椎关节疾患，若对侧疼痛或紧张则提示颈部肌肉有损伤或肌张力增加，由于侧屈可使同侧关节突关节间隙以及椎间孔截面积减小，因而引发肩部、头部出现弥散性牵涉痛，另外，若颈部侧屈受限则提示关节囊有纤维化或退变性关节病可能。

3. 肌力评定

（1）肌力测定：通常采用徒手肌力评定法（manual muscle testing，MMT）对易受累的肌肉进行肌力评定，并与健侧对照。

（2）握力测定：可使用握力计进行测定，以上肢自然下垂于身体两侧，手用力握2～3次，取最大值，该测定可反映手屈指肌肌力，正常值为体重的50%。

三、康复护理问题及目标

（一）常见康复护理问题

1. 由于颈椎疾病反复发作，常使患者伴有明显焦虑症状，担心有关预后问题。

2. 患者所表现的疼痛症状均与颈椎间盘退变或骨赘形成有关。

3. 脊髓型颈椎病患者由于神经受压、肌力下降等因素，使患者躯体移动障碍。

4. 多数患者缺乏有关颈椎病防治方面的知识，应着实做好宣教工作，改善生活、工作环境，改变不良习惯与姿势，以减少颈椎病的发作。

（二）康复护理目标

1. 减轻患者焦虑症状，使患者治疗信心增强。

2. 尽量缓解患者疼痛症状，使疼痛得到控制。

3. 通过有效的治疗，帮助或协助患者独立或部分独立进行躯体移动。

4. 做好颈椎病防治的宣教工作，让患者对疾病的形成、转归能有所了解。

四、康复护理措施

（一）调整睡姿与枕头

保持正确的睡姿对维持颈椎正常的生物力学结构至关重要，正确的睡姿应是仰卧与左、右侧侧卧这三种姿势相互交替，应避免长时间使用单一睡姿，使人体生物力学结构失衡，过长时间的俯卧或半俯卧（又称过度侧卧）会压迫心、肺以及乳房，并扭曲颈椎，压迫肩关节和臂神经。所以选择正确的枕头，使仰卧与侧卧时枕头均能同时符合颈椎的正常生物力学结构非常重要。

（二）强化颈部肌肉和韧带功能

积极锻炼颈部肌肉，可以有效地增强颈椎生物力学结构的稳定性，强化正常的颈椎生理曲度，促进局部及全身的血液和淋巴循环，并能有效预防、减轻颈椎病。但不是所有的颈部锻炼都是有益的，对于已经出现颈椎生物力学结构失稳的患者，若盲目进行激烈的摇头、颈前伸、左右晃动、低头等锻炼，甚至有可能导致不可挽回的、致命的后果。正确的锻炼方法：在坐位或俯卧位状态，双上肢伸直，并置于身后，双手十指交叉，两臂努力后伸，并尽最大努力缓慢抬头，将后颈部肌肉及双肩胛骨间肌肉尽力绷紧，持续 10 s 后，恢复正常体位，放松绷紧肌肉，休息 10 s。反复重复上述锻炼，至感觉疲劳或微出汗时即可停止。注意不宜一次锻炼过度，每天可进行 3～5 次锻炼，有头昏、眩晕症状的患者不应在站立位进行锻炼，以免因头晕而跌倒，此锻炼方法可有效促进颈椎生理曲度的恢复，并增强相关肌肉强度，增强颈椎稳定性。患有颈椎骨结核、骨肿瘤、骨折等特殊疾病者禁止进行颈部锻炼。

（三）饮食治疗

颈椎病为退行性疾病，是由椎体增生、骨质退化、骨质疏松等引起的，适当加强营养，以富含钙、蛋白质、维生素 B 族、维生素 C 和维生素 E 的饮食为主是有必要的，钙是组成骨的主要成分，以牛奶、鱼、猪尾骨、黄豆、黑豆等含量较丰富；蛋白质对于形成韧带、骨骼、肌肉是不可缺少的营养素；维生素 B、维生素 E 则可缓解疼痛、解除疲劳。另外，中医理论认为，颈椎病病因复杂，属湿热阻滞经络而致者，应多进食葛根、苦瓜、丝瓜等清热解毒、通络的果菜；属寒湿阻滞经络者，应多进食狗肉、羊肉等温经散寒之食物；属血虚气滞者，应多进食公鸡、鲤鱼、黑豆等食物。

（四）其他

1. 长时间低头工作者应注意纠正工作中的不良体位，并定时进行抬头锻炼，或增加工作台面高度，尽量减少低头的幅度。长时间固定姿势工作者，也应定时活动颈部，锻炼增强颈背部肌肉。

2. 寒冷将导致肌张力增高、肌肉痉挛而失去弹性，从而出现损伤，并且肌张力增高也会增加椎间盘压力，使椎间隙变窄而加重神经根受压症状，受寒还可能导致神经根周围的炎症加重。

3. 颈椎牵引可以使头颈部肌肉松弛，椎间孔椎间隙增大，小关节松开，椎管纵径延长，因而消除刺激症状，以恢复颈椎正常功能。而对于椎动脉型、交感型、脊髓型颈椎病患者，其具有正常的、稳定的生物力学结构，而颈椎正常生物力学结构的基础就是生理曲度，由于牵引时颈椎生理曲度变直，椎间孔进一步缩小，有可能加重症状，故不宜进行牵引。

五、康复教育

（一）自我锻炼

颈椎病是常见病、多发病，多产生不适症状，影响人们的生活质量、学习与工作，应该引起大家的重视，注意在平时进行自我锻炼以防止颈椎病发生。

1. 颈部运动　头部向前、后、左、右方向进行侧屈运动，每个方向十次，然后缓慢摇头进行旋转运动，左、右各转十次。

2. 上肢运动　双上肢大范围摇动，左、右臂各摇动二十次。

3. 抓空练习　两臂平伸，双手五指进行屈伸运动，各作五十次。

（二）纠正生活中的不良姿势，防止慢性损伤

退行性改变是颈椎病发病的重要原因，而颈肩部的慢性软组织劳损是加重颈椎退变的重要原因，生活中一些长期的不良姿势是形成慢性劳损的主要原因，因此纠正日常生活中的不良姿势，保持正常的体位对预防颈椎病有十分重要的意义。例如俯卧时常将头扭向一侧以保持呼吸通畅，但这样就会发生 C_1～C_4 扭伤，当颈轴侧弯到失代偿时，患者就会出现头昏、头痛和眼、耳、鼻、喉等症状，并且长期不良姿势损害颈椎的正常生物力学结构，加速各颈椎的椎间盘退变；另外，把头靠在床栏杆上或沙发扶手上看小说、看电视，这样的屈颈、屈背、扭腰不良姿势，会因脊柱椎间韧带损伤而致该段脊柱失稳；妇女在带孩子睡觉时，常面向孩子侧卧，如果枕头高度不对，将置颈胸椎于强迫体位，形成侧弯，也可导致颈椎病等脊柱病。

（三）严防急性头、颈、肩外伤

头颈部的跌扑伤、碰击伤及挥鞭伤都易发生颈椎及其周围软组织的损伤，直接或间接引发颈椎病，应积极预防，一旦发生应及时检查并彻底治疗。但有些外伤不易引起人们注意，如在坐车时打瞌睡，当遇到急刹车，会出现头部突然后仰而造成颈椎挥鞭性损伤；有人生气时殴打孩子，孩子躲避时急性扭颈，可引起颈肌及其周围软组织损伤；婴幼儿期颈部肌肉尚不发达，颈软，如父母抱孩子姿势不合适，可能造成过伸性颈椎损伤；青少年在体育锻炼时不得要领或不重视运动前的预备活动，易导致颈椎运动性损伤。一旦发生损伤，应及时治疗，以防止发展成为颈椎病。

（四）预防慢性劳损

有些工种需要在某种强迫体位中工作较长时间，如果不予重视，容易发生慢性劳损，并逐渐发展成脊柱病。例如缝纫刺绣工、打字员、坑道作业人员、会计师、牙科医生、长期看显微镜的人员，以及长期伏案工作的人群，若不注意调节桌椅的高度与自己的身体相适应，不重视平衡运动（与工作姿势相反的姿势锻炼，如伏案工作者做伸懒腰动作），长时间持续将会发生肩颈部软组织负荷过重，容易发生腰背软组织劳损，进一步发展成为颈、胸、腰椎关节功能紊乱。为预防慢性劳损，应该根据不同的年龄和体质条件，选择一定的运动项目，进行增强肌力和增强体质的锻炼。在工作时间或业余时间还应该进行平衡运动。

（五）其他

注意颈部的保暖，冬季可用围领或围巾保护。作好康复教育，颈椎病是良性疾病，经积极防治大多数患者预后良好，对于脊髓型颈椎病非手术治疗无效者，可选择手术治疗。

病例分析

49岁女性患者，会计师。患者长期伏案工作，两年前无明显诱因出现头部胀痛，伴颈、肩部不适感，后出现颈、肩、上胸背、臂部有疼痛、麻木感，以伏案工作后加重，平卧休息后好转。后上述症状加重，休息缓解不明显，并出现头昏加重，眼胀，睡眠差，颈项僵硬、活动受限，双上肢疼痛、麻木。查体：颈项前屈、后伸以及左右侧屈均出现疼痛、活动受限、僵硬，两侧颈肌紧张，C_4～C_5棘突旁压痛明显，椎间孔挤压试验阳性，臂丛牵拉试验双侧阳性。生理反射存在，病理反射未引出。颈椎MRI示：C_3～C_4、C_5～C_6椎间盘突出。请分析：

1. 该患者的诊断考虑是什么疾病？
2. 目前患者主要存在哪些症状、体征及功能障碍？
3. 对于该患者的康复治疗中应该采取哪些康复护理措施？
4. 针对患者的情况，怎样做好康复教育？

（李卫平）

思考题

1. 简述颈椎病的概念、病因以及分型。
2. 颈椎病存在哪些功能障碍?
3. 简述颈椎病的康复护理评定以及康复护理措施。

第八节　肩关节周围炎

学习目标

掌握　肩周炎的康复护理评定与康复护理措施。

熟悉　肩周炎患者存在的主要功能障碍与康复教育。

了解　肩周炎的概念、病因、病理分型。

一、概述

肩关节周围炎（scapulohumeral periarthritis）简称肩周炎，又称为“五十肩”、“冻结肩”，常发生于40～60岁左右，是肩周肌、肌腱、滑囊以及关节囊的慢性损伤性炎症，主要表现以肩关节疼痛为主，夜间为甚，早期呈阵发性酸痛，继之发生肩关节活动范围逐渐受限，严重影响患者穿衣、梳头等日常生活活动能力，是一种常见病、多发病。发病女性多于男性，左肩多于右肩。患者多有肩部局部受凉病史，并有感觉冷气进入肩部现象，或感觉有凉气从肩关节内部向外冒出，故又称“漏肩风”。

（一）病因

目前病因尚不完全清楚，一般认为是与老年肩关节周围软组织退变和劳损有关，当病变波及关节，限制关节的活动，甚至形成粘连。也有作者认为本病发生与自身免疫反应有关，与内分泌失调有关。部分患者可自愈，不复发，但病程较长，一般需要几个月至2年。

（二）病理分期

根据病理变化可将肩周炎病程分为三期。

1. 早期（凝结期）　主要以肱二头肌长头肌腱炎、冈上肌腱炎、肩峰下滑囊炎以及肩周围的创伤为诱因，出现肩部肌腱、韧带、关节囊充血、水肿、渗出，形成瘢痕，造成肌腱、关节囊挛缩，关节软骨与滑膜粘连，关节外肌与滑膜囊粘连，活动受限。此期以疼痛为主。

2. 中期（冻结期）　除关节囊严重挛缩外，肩周肌肉、肌腱、滑囊和关节囊等软组织均受累，退行性变加剧，滑膜充血、增厚，组织缺乏弹性，此期以肩关节活动受限为主。

3. 后期（解冻期）　经治疗或自然恢复，约经7～12个月炎症逐渐消退，疼痛逐渐缓解，肩部关节活动度逐渐恢复。

二、主要功能障碍及评估

（一）主要功能障碍及评估

肩周炎早期的功能障碍主要是因肩关节疼痛而致活动范围受限，由于疼痛存在，活动时加剧，故而不敢活动，久而久之造成关节周围的软组织形成粘连，滑膜增厚，组织缺乏弹性，进一步限制肩关节活动，最终致冻结肩。

1. 疼痛　肩关节疼痛可为阵发性或持续性，一般位于肩前外侧，可牵涉到颈部、肩胛部、三角肌以及上臂和前臂背侧，急性期时疼痛剧烈，活动与休息均可出现，严重者有触痛，疼痛时汗出难耐，夜间加重常使患者不敢患侧卧位，影响睡眠。

2. 肩关节活动受限　因肩痛、肌痉挛、关节囊和其他肩部软组织挛缩及粘连，而直接导致肩关节活动受限，主要以外展、外旋、后伸障碍明显，病情严重者不能刷牙、洗脸、梳头、脱衣等，甚至难于将患侧的手放入裤袋中取物，开始时因肌挛缩而受限，后逐渐加重，致各个方向活动均受限，严重的病例由于长期肌痉挛，可有冈上肌、冈下肌、三角肌等肌萎缩和血管痉挛，出现腕部和手指水肿、疼痛和关节僵硬。

3. 日常生活活动能力下降　疼痛及肩关节活动受限，导致日常生活和工作受到极大影响，甚至梳头、穿衣、提物及处理个人卫生等活动都明显受限。

4. 心理障碍　患者可因为严重而持续的疼痛造成情绪波动，严重者可产生焦虑、忧郁等症状，如病程迁延较长可产生悲观失望等情绪。

（二）评估

肩关节功能评定方法有多种，Constant-Murley 法是目前国内外应用较多的一种方法，该方法全面、科学而又简便，总分 100 分，评定包括四个部分：疼痛 15 分；日常生活活动（ADL）20 分；关节活动度（ROM）40 分；肌力 25 分。其中 35 分来自患者的主观感觉（疼痛 15 分，ADL20 分）；65 分来自医生的客观检查（ROM40 分，肌力 25 分），具体项目见表 5-9。

表 5-9　Constant-Murley 肩功能评定法

Ⅰ疼痛（最高 15 分）	评分
无疼痛	15
轻度疼痛	10
中度疼痛	5
严重疼痛	0
Ⅱ ADL（最高 20 分）	
ⅰ. 日常生活活动的水平	
全日工作	4
正常的娱乐和体育活动	3
不影响睡眠	2
ⅱ. 手的位置	
上抬到腰部	2
上抬到剑突	4
上举到颈部	6
上举到头顶部	8
举过头顶部	10
Ⅲ ROM	
ⅰ. 前屈、后伸、外展、内收 4 种活动分别按下列标准评分（每种活动最高 10 分，4 项最高 40 分）	
0°～30°	0
31°～60°	2
61°～90°	4
91°～120°	6
121°～150°	15
151°～180°	10
ⅱ. 外旋（最高 10 分）	
手放在头后肘部保持向前	2
手放在头后肘部保持向后	2
手放在头顶肘部保持向前	2
手放在头顶肘部保持向后	2
手放在头顶再充分向上伸直上肢	2
ⅲ. 内旋（最高 10 分）	
手背可达大腿外侧	0
手背可达臀部	2
手背可达腰骶部	4
手背可达腰部（L_3 水平）	6
手背可达 T_{12} 椎体水平	8
手背可达肩胛下角水平（T_7 水平）	10
Ⅳ肌力（最高 25 分）	
MMT 0 级	0
Ⅰ级	5
Ⅱ级	10
Ⅲ级	15
Ⅳ级	20
Ⅴ级	25

三、康复护理问题及目标

（一）常见的康复护理问题

1. 躯体活动障碍　由于肩关节疼痛，患者常将患肢放于身旁保护，避免被碰撞，并且在穿脱衣物、梳头、洗脸等活动中，由于肩部活动疼痛、受限，整个患肢的活动以及上身的活动都出现障碍。

2. 自理缺陷　伴随肩关节活动受限和肩关节疼痛，使患者的日常生活活动自理能力以及工作能力均明显下降。

（二）康复护理目标

1. 加强患者有关肩周炎方面知识的宣教，鼓励患者要有信心战胜疾病，尽量减轻患者的焦虑情绪。

2. 与医生及治疗师一起协同治疗，做好康复护理工作，帮助减轻患者疼痛，逐渐增大肩关节活动度直至恢复正常。

3. 指导患者处理疾病迁延过程中的生活自理问题，逐步提高并恢复患者的日常生活活动能力及工作能力。

四、康复护理措施

（一）早期

肩周炎发生早期，康复主要以缓解疼痛为主。在肩周炎发病初始，疼痛症状较轻，仅仅只是酸痛或不适感，但常因天气变化或劳累而反复引发，逐渐发展为肩部持续性疼痛，尤其是在肩关节进行内旋、后伸、上举、外展等运动时表现更为明显，甚至剧痛难忍，限制了关节的活动，并且逐渐发展为休息时疼痛症状也逐渐加重，出现夜间睡眠时疼痛剧烈，严重者夜不能寐，不敢向患侧压肩侧卧。肩周炎为肩关节周围组织的慢性损伤性炎症，属慢性病变，长期影响患者的正常生活、工作。对于肩周炎的治疗，以前多使用止痛药物对症止痛治疗，现多数学者认为，服用止痛药物只能暂时缓解疼痛症状，关节活动受限并未得到改善，而且停药后多数患者又反复出现疼痛而致焦虑情绪产生。若患者能在服用止痛药之外，局部接受理疗，改善局部血液循环，减少炎性物质的局部刺激，并坚持患肢关节以及肌肉功能的锻炼，其关节的疼痛及活动受限可完全予以纠正，预后应当是不错的。另外，对患肩还可采取用三角巾悬吊固定，以减轻患者活动不当出现的疼痛，采用热敷、封闭等方法对患肩进行辅助治疗等。

（二）后期

肩周炎后期主要以功能训练为主，一般在肩周炎疼痛症状明显后的3～4周肩关节逐渐开始活动受限，并且关节囊、韧带等软组织发生粘连、挛缩，最终导致肩关节僵硬、活动受限。由于肩周炎的慢性迁延阶段主要表现为肩关节功能障碍，因此功能锻炼、关节松动术治疗、推拿按摩是主要的治疗方法，并应配合理疗，以将关节活动范围逐渐增大，改善关节活动度。医疗体操是肩周炎功能锻炼的主要方式之一。

1. 体操棒训练　（1）双手握住体操棒于身体前部，双手臂伸直进行肩前屈锻炼，反复用力向上举、斜举过肩部，并尽量向头后部延伸；（2）双手握住体操棒于身体后部，双手握棒进行肩后伸锻炼，反复后伸用力（图5-8）。

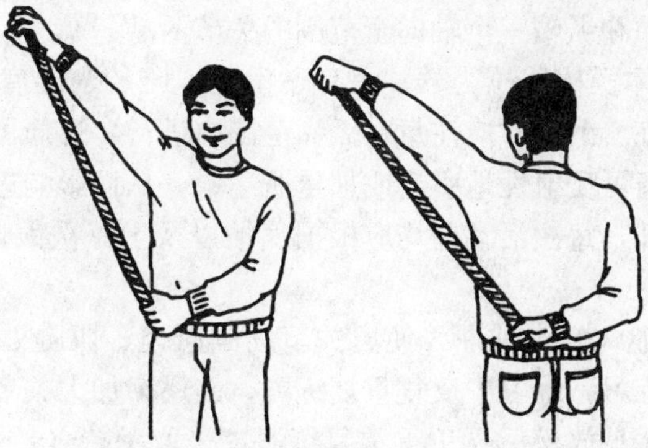

图 5-8 体操棒训练

2. 手指爬墙练习 面对墙或患侧对墙站立，抬起患侧前臂，以示指和中指贴墙，沿墙向上慢慢作爬墙式运动，尽力达到所能到达的最大高度，注意保持躯干直立，勿耸肩，两方向各反复重复 10 次练习，每日 2～3 次。

3. 患肢主动辅助关节活动练习 患侧手臂上举，反复摸后脑勺；患侧手放于体后，上抬摸背部。如果患侧手臂活动不便，可用健侧手帮助患侧手上抬。

4. 上肢前伸、外展、上举 患者面向墙上的“肋木”或‘肩梯’，患手抓住“肋木”从低向高、由上到下练习。

5. 摇轮训练 面对肩关节环绕轮，取站立位，手握把柄，做摇轮动作。无训练轮时，可用健侧手扶椅背，腰部前屈，患侧上肢自然下垂，手握 2～5 kg 重物，上肢前后、左右摆动，顺、逆时针划圈各 1 分钟，每日 2～3 次。

6. 扶持牵拉 ①双手扶持身后的固定物体，作挺胸、挺腹及后弯腰动作以牵拉患肢向后伸展；②患者双手扶持固定物体（如床沿、桌边）下蹲，用体重牵拉患肢向外上举直。

五、预期结果与评价

1. 肩关节疼痛减轻或完全缓解。

2. 肩关节活动功能得以最大限度的恢复，粘连松解及关节活动范围恢复正常。

3. 患者日常生活活动能力以及工作能力改善或完全恢复。

六、康复教育

（一）肩周炎的预防

由于老年人活动能力减弱，活动减少，机体各方面的生理功能下降，肩部与上肢周围组织的血液循环也明显减弱，肩关节的关节囊、肌腱容易变性、钙化，因此易发生肩部周围组织的损伤及炎症。如老年人平时坚持长期上肢及肩部适量运动，在肩部损伤后及时治疗，坚持肩关节活动度锻炼，可以有效地减小肩周炎的发生的概率。

（二）自我锻炼

肩周炎在康复治疗后的保健也至关重要，应引导患者正确认识本病，帮助患者恢复信心，使患者积极主动参与锻炼，注意劳逸结合，适量运动，保证在无痛或可忍受的轻度疼痛下进行锻炼，彻底治愈肩周炎。

1. 徒手体操 可以用健肢带动患肢进行各种练习，或患肢自主完成体操练习，使肩关节尽量完成横轴、矢状轴和纵轴三个轴向全范围的关节活动。

2. 器械体操　利用体操棒、拉力器、吊环、滑轮、哑铃、爬肩梯、肩关节综合练习器等进行肩关节的功能锻炼。锻炼时应注意在无痛范围内进行，疼痛可提示活动是否过度或出现了新的损伤，并且疼痛可反射性地引起或加重肌痉挛，从而影响患者锻炼的积极性，影响肩关节的功能恢复。另外，每次活动前均应根据病情以及上一次锻炼后的反应调整运动量，选择适当的运动量。

3. 下垂摆动练习　躯体轻微前屈，使肩关节周围肌肉、肌腱处于放松状态，做肩关节内外、前后、绕臂摆动练习，练习中反复重复练习，并逐渐加大关节活动度，直至手指出现发胀或麻木；直腰，稍休息放松后再负重重复练习，采取手持（1～2 kg）重物进行肩关节的前后、内外、环绕摆动（30～50 次），注意运动以不产生疼痛或不诱发肌肉痉挛为宜。该运动也可在俯卧位下将患肩垂于床外，然后做肩部放松摆动或手提重物摆动练习。

4. 推拿按摩与运动　肩部的推他按摩可以使肩周组织的局部血液循环加强，减轻肌肉痉挛，松解肩关节的粘连挛缩。如果在推拿按摩基础上，配合肩关节的被动活动、助力运动，可增大肩关节的活动范围，注意在治疗时手法一定要缓慢、轻柔，禁忌动作粗暴，以免出现新的损伤，导致症状加重。

（三）肩周炎的预后

肩周炎一般病程较长，特别是已经出现肩关节功能活动受限的患者，往往病程迁延数月甚至两年之久，甚至长期遗留肩关节活动障碍。因此，患有肩周炎的老年人在康复的进程中应该每天坚持进行肩关节的功能锻炼，并逐步增加锻炼时间、次数，逐渐增大关节活动范围，才能取得较好的效果。锻炼时以引起轻微疼痛为度，避免引起剧烈疼痛。

（四）其他

注意局部保暖，避免病痛关节受风寒和潮湿刺激而加重病情。

病例分析

患者，男性，53 岁。无明显诱因出现右肩部疼痛 3 周，开始时仅轻微疼痛，后疼痛逐渐加重至夜间不能入睡，患者无明显外伤史，查体发现肩关节作内旋、后伸、上举、外展等运动时疼痛明显，活动受限，肩部肌肉萎缩，压痛阳性，不能向患侧压肩侧卧。

请分析：

1. 该患者最可能的诊断是什么？
2. 对该患者应该采取哪些康复护理措施？
3. 该患者可进行哪些功能训练，如何进行锻炼？

（李卫平）

思考题

1. 简述肩周炎病因、病理分型。
2. 简述肩周炎的康复护理评定与康复护理措施。
3. 如何预防肩周炎，肩周炎患者应怎样进行功能锻炼？

第九节 腰椎间盘突出症

学习目标

掌握 腰椎间盘突出症的康复护理评定与康复护理措施。

熟悉 腰椎间盘突出症的主要功能障碍与康复教育。

了解 腰椎间盘突出症的病因、临床表现、康复治疗原则。

一、概述

腰椎间盘突出症（lumbar disc herniation，LDH）主要是指腰椎，尤其是 L_3～L_4、L_4～L_5 和 L_5～S_1 的纤维环破裂，髓核组织突出压迫和刺激相应水平的一侧或双侧坐骨神经所引起的一系列症状和体征。它是一种常见病、多发病，是引起坐骨神经痛的主要原因，多发生于20～50岁的青壮年，以 L_4～L_5、L_5～S_1 椎间盘发病最为多见，占腰椎间盘突出症的90%以上，并且随年龄增大，其发生的危险性增加，腰椎间盘突出症的诱发因素很多，椎体及椎间盘的退行性变、职业、吸烟、肥胖、心理因素、医源性损伤、体育活动以及寒冷等因素都可导致椎间盘突出。

腰椎间盘突出症的分型有多种，可根据髓核突出的位置、程度、方向、退变程度及其与神经根的关系、影像学检查进行分类，病理上腰椎间盘突出可分为退变型、膨出型、突出型、脱出后纵韧带下型、脱出后纵韧带后型和游离型等，其中退变型、膨出型、突出型、脱出后纵韧带下型采取非手术治疗也可取得较满意的疗效，而脱出后纵韧带后型和游离型则应以手术治疗为主。掌握腰椎间盘突出症的分型，对于选择治疗方法至关重要，特别是在非手术治疗中，正确应用分型，可以提高治疗疗效，防止发生意外的损伤。

（一）病因

引起腰椎间盘突出的原因包括内因和外因，腰椎退行性改变是其发病的内因；外因则与外伤、劳损、过劳、受寒、受湿等因素有关。椎间盘的退行性改变、长期的震动、腰椎过度负荷、外伤、腰椎穿刺术等因素都是腰椎间盘突出症的主要病因，另外年龄、身高、遗传、妊娠、吸烟、糖尿病等因素也会影响腰椎间盘突出症的发病。而常见的诱发因素还有导致腹压突然增高的因素（如剧烈咳嗽、便秘时用力排便等），腰部外伤，腰部受力姿势不当，腰椎突然负重，以及职业因素等（如汽车驾驶员长期处于坐位和颠簸状态，易诱发椎间盘突出），另外脑力劳动者由于长期处于坐位，活动量相对较少，腰肌肌力相对较弱，腰椎间盘负荷相对较大，使其患腰椎间盘突出症的概率也升高。

（二）临床表现

1. 腰部疼痛　腰痛是腰椎间盘突出症患者的主要症状，也是最早的症状。绝大多数患者均有数周或数月的腰痛史，初次发作多为负重后或腰部活动中突发性的腰痛，也有患者在无明显诱因下出现腰部胀痛不适，多在卧硬板床休息后缓解，但以后可反复发作，休息后症状减轻，咳嗽、打喷嚏或用力排便时均可使疼痛加剧。患者的疼痛程度轻重不一，严重者可影响翻身和坐立。

2. 下肢放射痛　下肢坐骨神经区域放射痛是本病的主要症状，常出现一侧或双侧的下肢放射性疼痛，呈放电感或针刺感，在腰痛消失或减轻时较为明显。疼痛由臀部开始，逐渐放射至大腿后侧、小腿外侧，有的可放射至足背外侧、足跟或足掌，严重影响患者站立和行走。根据患者腰椎间盘突出所压迫神经根的位置不同其疼痛范围可能为一侧或双侧，或为交替性放射性疼痛。

3. 腰部活动障碍　由于疼痛，患者在进行腰部活动时，各方向的活动均受到影响，尤其以后伸活动障碍较为明显，有少数患者则在前屈活动时也明显受限。

4. 脊柱侧弯　同样是由于疼痛，多数患者采取保护性姿势以减轻疼痛，在站立及行走中，身体向一侧弯曲以减轻疼痛而使腰椎脊柱有不同程度的侧弯。通常侧凸的方向可以提示突出物的位置与神经根的关系。

5. 主观麻木感　对于患病时间较长的患者，主观上常有麻木感，多局限于小腿后外侧、足背、足跟或足掌，是椎间盘压迫本体感觉和触觉纤维引起的。

6. 患肢温度下降　由于神经根受压，感觉出现异常，不少患者有患肢发凉的感觉，客观检查也显示患肢的温度的确较健侧降低；也有患者出现足背动脉搏动减弱，这是由于交感神经受刺激所致，该症状需与栓塞性动脉炎相鉴别。

7. 中央型巨大腰椎间盘突出者可出现会阴部麻木、刺痛、排便及排尿困难，男性阳痿，双下肢坐骨神经痛。

（三）康复治疗原则

在临床治疗中，腰椎间盘突出症的治疗可采用非手术治疗和手术治疗，而绝大多数均采用非手术治疗方法。卧床休息、腰椎牵引、推拿按摩、物理因子治疗、经皮阻滞疗法、手法治疗、康复训练是非手术治疗的主要治疗方式；手术治疗方法可采用开窗髓核摘除术进行治疗，术后同样要注意进行腰部功能锻炼。

二、主要功能障碍及评估

（一）主要功能障碍

腰椎间盘突出症根据其突出的部位、类型不同，功能障碍也不尽相同。典型的患者常有腰部及下肢局部的压痛和放射痛，脊柱侧凸，感觉、肌力和腱反射改变。

1. 脊柱曲度改变　腰椎间盘突出症患者常出现腰椎生理性前屈减小、消失，甚至反常后凸、侧凸，腰骶角变小，这是为避免神经根受压机体自我调节造成的，患者越年轻，其自我调节能力越强，脊柱侧凸、平直或后凸的程度就越重。

2. 肌张力改变　肌张力可呈现减低、松弛或亢进状态。

3. 脊柱活动度改变　正常情况下腰部活动度前屈可达 90°，左右侧屈、后伸可达 30°，而对于腰椎间盘突出症的患者由于活动时疼痛，导致其腰部活动度受限。

4. 其他　患者往往出现受压神经支配区感觉异常，跛行，中央型腰椎间盘巨大突出者可出现会阴部麻木、刺痛、排便及排尿困难，男性阳痿。

（二）评估

1. 健康史及相关因素

（1）一般情况：患者的年龄、性别、身高、职业和生活习惯等。

（2）外伤史：了解患者有无急性腰部扭伤或损伤史，患者受伤时的体位、外力撞击的着力点、受伤后的症状和体征、腰痛的特点和程度、是否采取制动以及治疗的措施等。

（3）既往史：患者有无长期腰部劳损及其他疾病病史，以及类似的外伤病史。

2. 心理和社会支持状况

患者的心理状态、所具备的相关疾病知识以及对治疗方法的了解程度、对康复护理的期望，患者的家庭结构、经济收入等。

三、康复护理问题及目标

（一）康复护理问题

1. 腰腿部疼痛　与椎间盘纤维环破裂、髓核受压变形而突出、神经根受压及痉挛有明显关系。

2. 生活自理能力下降　由于患者腰腿疼痛、肌力下降，使患者生活自理也受到影响。

3. 躯体移动障碍　与神经受压、肌力下降等有关。

4. 便秘　与马尾神经受压有关。

（二）康复护理目标

1. 在进行康复治疗后，加强康复护理，使患者腰部疼痛、下肢的放射痛减轻甚至消失。

2. 恢复或部分恢复患者的生活自理能力。

3. 促使患者能独立或部分独立进行躯体活动。

4. 患者便秘、尿潴留症状缓解。

四、康复护理措施

（一）非手术治疗护理

1. 卧硬板床休息　卧床休息可使患者的腰痛和腿痛症状缓解或逐步消失，尤其是轻中度腰椎间盘突出的患者，由于腰椎间盘压力在平卧位时最低，其承受的压力较立位时减少50%，有利于椎间盘营养供应，使损伤纤维环得以修复，突出髓核回纳，椎间盘周围静脉回流，消除水肿，加速炎症消退，避免对神经根的刺激，从而缓解疼痛。由于长期卧床可造成肌肉失用性萎缩、心血管疾病和骨质疏松等，绝对卧床最好不超过1周，限制性的生理活动应在症状略有减轻后就开始。卧床3周后，可戴腰围（护腰带）下床活动，有利于腰椎的恢复。

2. 以足够宽大的硬床上铺褥垫为宜，卧位时可将床头抬高20°，使膝关节屈曲以放松背部肌肉及脊柱，增加舒适感。

3. 教会病人正确的坐起、下床姿势，指导其用手臂支撑帮助起身，尽量避免弯腰，并佩戴腰围保护。

4. 指导病人进行等张运动训练及腰背肌肌力的锻炼，以主动活动为主，可辅以按摩；避免弯腰、长期站立或上举重物，以免引起腰肌痉挛。

5. 腰椎牵引　腰椎牵引有骨盆牵引、自身体重悬挂牵引等方法。牵引时应根据个体差异注意牵引重量，不同的牵引方法的持续时间与牵引重量各不相同。

6. 手法治疗　包括中国传统医学的推拿按摩，西方医学的Maitland脊柱关节松动术，Mckenzie脊柱力学治疗法等。要根据病人病情轻重程度、病变的部位、病程、患者体质等选择适宜的手法，避免使用暴力。

7. 利用物理因子所具有的镇痛、消炎、促进组织再生、兴奋神经肌肉和松解粘连等作用，开展对腰椎间盘突出症患者的治疗。

(二) 手术后锻炼腰肌

腰椎间盘突出症于术后第一天开始进行功能锻炼。

1. 第一阶段：术后第1天就开始，共3～5天，进行下肢运动锻炼。

(1) 患者取仰卧位进行双下肢直腿抬高运动及下肢屈伸运动，以防止神经根粘连，初次为30°开始，保持时间为15秒，以后逐渐开始增加抬高的度数，10次/组，2～3组/天。

(2) 踝关节背伸、背屈运动：每个运动保持10秒，20次/组，3～4组/天。

2. 第二阶段：术后第5天开始，主要进行腰背肌锻炼。

(1) 5点支撑法（术后5～7天）：平卧于硬板床上，用头、双脚、双肘5点支撑将臀部抬起，尽量抬高臀部，保持10秒，20次/组，2～3组/天（图5-9A）。

(2) 3点支撑法（术后7～9天）：平卧于硬板床，用头、双脚3点支撑，将臀部撑起，尽量抬高臀部，保持10秒，20次/组，2～3组/天（图5-9C）。

(3) 4点支撑法（术后9～10天）：即拱桥支撑法，平卧于硬板床上，用双手、双脚将身体全部撑起，呈拱桥状，保持10秒，20次/组，2～3/天（图5-9B）。

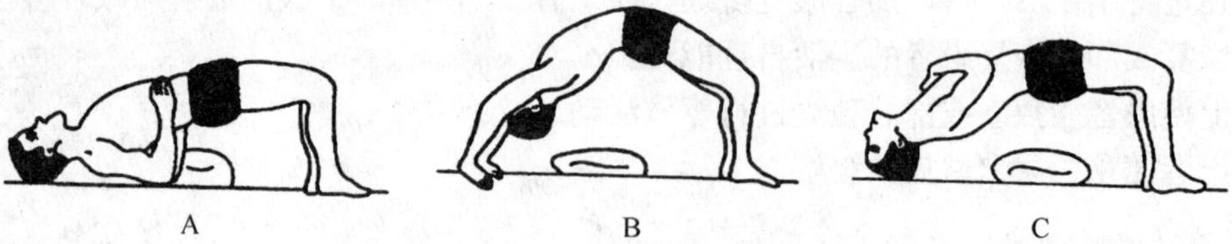

图5-9 腰椎间盘突出的锻炼

A. 5点支撑法；B. 4点支撑法；C. 3点支撑法。

3. 第三阶段（术后30天开始）

指导腰椎间盘突出患者正确使用腰围，选择腰围与患者的体型相应，一般上至上肋弓，下至髂嵴下，不宜过紧，避免活动时造成脊柱扭曲。在佩戴腰围情况下练习下床活动。同时指导患者进行站立练习、行走姿势训练、坐立练习：站立时双脚分开与肩同宽，挺胸挺腹，双手叉于腰部，使腰背肌收缩；行走时抬头挺胸收腹，坐位时必须端正，避免弯腰。

(三) 饮食护理

饮食应采取少量多餐，尽量食用易消化、富含营养的食物。注意要多食用蔬菜、水果等粗纤维食物，使人体既能够摄取丰富的维生素，还使肠道内有较多纤维素而保持水分，促进肠蠕动，防止便秘，以防因为便秘而增加腹压，引起患者的症状加重。还可多吃一些含钙量高的食物，如牛奶、虾皮、海带、芝麻酱、奶制品、豆制品等，以利于钙剂的补充，并注意营养结构。

五、预期结果与评价

1. 患者疼痛是否减轻、消失或得到控制。
2. 患者是否恢复或部分恢复生活自理能力。
3. 患者是否能独立或部分独立进行躯体活动。
4. 患者便秘、尿潴留症状是否缓解。

六、康复教育

1. 患者在患病后 3～6 个月以内，应避免过度冲撞、扭转、跳跃等剧烈活动，在提重物或从地上搬起重物时应采取屈膝、下蹲的姿势提取重物（图 5～10A 为正确，B 为错误）；建立良好的生活方式，避免睡软床，经常改变坐姿，注意腰部保持正确姿势（图 5～11A 为正确，B 为错误）；尽可能避免久坐、跑、跳，打喷嚏、咳嗽时可将膝盖、髋关节稍微弯曲以免腰椎损伤；坚持加强腰背肌锻炼半年以上，以增强腰部肌肉及脊柱稳定性；减少慢性腰痛的发作，防止腰部损伤。

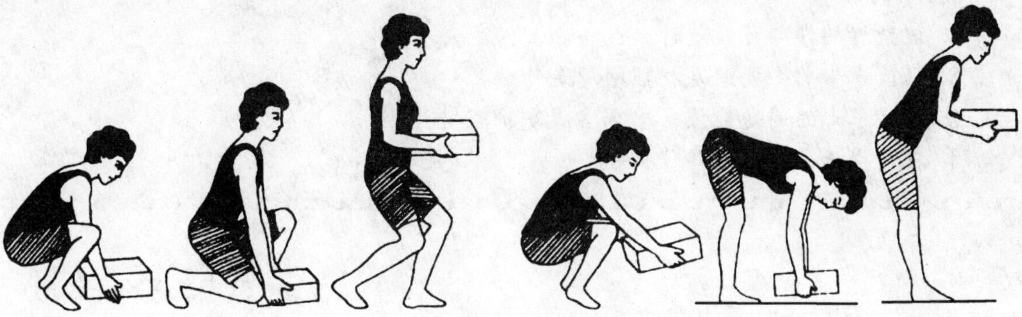

A　　　　B

图 5-10　腰椎间盘突出患者搬物姿势

A. 正确；B. 错误。

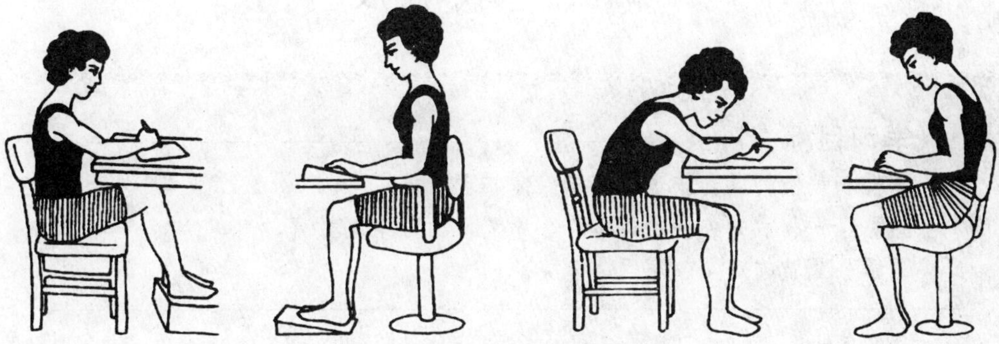

A　　　　B

图 5-11　腰椎间盘突出患者坐姿

A. 正确；B. 错误。

2. 卧床休息宜选用硬板床，保持脊柱生理弯曲。注意保暖，避免寒冷刺激。工作中注意劳逸结合，姿势正确，不宜久坐、久站，在剧烈的体力活动前应先进行准备活动。

3. 饮食均衡，宜食用富含蛋白质、维生素的食物，选用脂肪、胆固醇含量低的食物，戒烟控酒，避免体重过重，保持良好心境。

4. 定期复查。

病例分析

男性患者，54 岁，行政干部。腰部疼痛及左下肢放射性疼痛 2 个月，卧床休息可减轻，咳嗽、打喷嚏时加重，翻身困难，无小便带血和疼痛，站立行走时间歇性跛行，明显影响日常生活。X 线平片示：腰椎骨质增生。查体：脊柱向右侧弯，左腰椎旁压痛伴放射痛，直腿抬高试验左侧 50°、右侧 70°，左小腿前外侧感觉减退，拇长伸肌、拇长短肌肌力左侧＜右侧。

请分析：

1. 该患者的诊断可能是什么？
2. 目前患者的主要康复护理问题是什么？
3. 针对患者的问题应该采取哪些康复护理措施？
4. 日常生活中应注意些什么？

（李卫平　胥方元）

思考题

1. 腰椎间盘突出症的临床表现以及康复治疗原则是什么？
2. 简述腰椎间盘突出症的康复护理目标与措施。

第十节　截　　肢

学习目标

掌握　截肢的康复护理评定与康复护理措施。

熟悉　截肢后的主要功能障碍、康复评估与康复教育。

了解　截肢的定义、病因、分类。

一、概述

（一）定义

截肢（amputation）是指通过手术方法将失去生机、丧失功能的肢体，或因局部疾病严重危害人体生命的部分或全部肢体截除。其中包括截骨（从一个或多个骨将肢体的一部分切除）和关节离断（将通过关节部位的肢体截断）两种。

（二）病因

1. 肿瘤截肢　以四肢骨肉瘤为主。

2. 外伤性截肢　意外伤害如交通事故、工伤、烧伤、冻伤、自然灾害以及战伤等引起肢体缺血坏死。

3. 血管性截肢　由于周围血管疾病如动脉硬化症、动脉闭塞性疾病、糖尿病、末梢循环障碍等导致肢体坏死。

4. 感染性截肢　感染如慢性化脓性骨髓炎、气性坏疽等导致肢体功能预后不良。

5. 先天性畸形截肢　肢体畸形无任何功能。

6. 神经性疾病　神经损伤后，肢体神经营养障碍如脊髓损伤、脊椎裂等出现四肢褥疮、感染经久不愈。

（三）分类

选择截肢水平，应从病因与功能两方面来考虑，既要将全部病变、异常和无生机组织切除，又要使该部位的残留肢体可以获得最佳的功能，其命名通常根据截肢部位，以依据解剖学截肢部位的名称来命名。

1. 上肢截肢　上肢截肢部位选择时应尽量保留残肢的长度，如前臂截肢的最短长度是肘下 6cm，根据截肢部位的不同分为肩胛胸廓截肢、肩关节离断、上臂截肢、肘关节离断、前臂截肢、腕关节离断、部分手截肢等。

2. 下肢截肢　下肢截肢部位选择时应保留较长残肢，如小腿截肢以中下 1/3 交界处为佳，其最短长度是髌韧带附着点以下。具体分为：骨盆截肢、髋关节离断、大腿截肢、膝关节离断、小腿截肢、部分足截肢等。

二、主要功能障碍及评估

（一）主要功能障碍

截肢后肢体正常的解剖结构部分缺失，相应的生理功能也随之丧失，截肢水平越高功能丧失就越严重。对于上肢截肢患者，由于上肢的主要功能是完成人的日常生活活动和劳动，因此日常生活活动和劳动将严重受影响，前臂截肢者手功能全部丧失，仅有在肩肘关节协同下进行按压和提物的能力，拇指缺失时手失去对掌、捏握功能，残留手掌时，只有推、拉、托、提、压的功能。下肢的功能主要是承重与行走，当下肢截肢时即会影响躯体的承重、平衡，导致行走的安全性、步态以及行走速度均出现问题，并且截肢后患者患肢残端可能出现残端水肿、患肢痛、残肢挛缩与畸形等症状。

（二）康复评估

康复评估贯穿截肢康复流程的全过程，截肢后的评估工作是截肢康复的核心，评定内容以及范围较广泛，在不同阶段各有其评估重点的内容。

1. 全身状况的评估

（1）一般情况：如患者年龄、性别、截肢日期、截肢原因、截肢部位、截肢水平、术后伤口处理等，尤其要注意截肢的原因，是否患有其他系统疾病，其他的肢体功能如何，以判断患者能否装配假肢，能否承受佩戴假肢后的康复功能训练，以及利用假肢活动的能力，是否会影响截肢后的功能康复。

（2）心理评估：评估患者的心理素质及精神状态，疾病、家庭、社会等因素对患者心理情绪及精神状态的影响，了解患者家庭、工作情况，经济状况，住院及假肢费用的来源，心理承受能力。

2. 残肢的评估

残肢的情况对假肢的安装和佩戴假肢后的代偿功能有着直接的影响，理想的残肢对假肢有较好的悬吊、承重和控制能力，在穿戴假肢后，经过康复训练会得到良好的代偿功能，非理想残肢会给假肢穿戴带来困难，导致穿戴假肢后代偿功能发挥不理想，甚至影响假肢的穿戴。

（1）残端的外形：残端的外形一般要求为圆柱状外形，这对假肢的制作和佩戴非常重要，它可以满足假肢残端与假肢接受腔全面接触、全面承重的装配要求，减少因残端与假肢接受腔接触不良、受力不均衡而发生的一系列并发症。

（2）残端的长度：包括骨和软组织的长度测量。理想的残端长度，上臂截肢在肩峰下16～24 cm；前臂截肢在肘下6～18 cm；大腿截肢的残端应在膝上、坐骨结节下25 cm左右；小腿截肢的残端应在膝下、胫骨平台内侧下15 cm左右。这对于选择假肢的种类，假肢的安装、悬吊、稳定性和代偿能力等都有直接影响。

（3）残端的皮肤：残端皮肤感觉正常、血运良好，能给残肢端提供较好的软组织垫，无溃疡、感染、破损、窦道或皮肤病；重点承重区皮肤无松弛、臃肿、瘢痕、游离植皮以及皱褶。皮肤感觉异常、血运不好时不宜安装假肢。

（4）残端的关节活动：应注意残端能否完成各个轴面各个方向的自主运动，有无关节活动受限。例如当髋、膝关节活动受限时，将使下肢假体的代偿功能受到很大影响，甚至不能安装假肢。

（5）残端的肌力：前臂残肢存留肌肉的多少和产生的肌电信号是判断能否佩戴肌电假手的重要依据，下肢肌力差，佩戴假肢后会出现异常步态，并且维持站立、行走的主要肌群都必须要有足够的肌力，因此对上下肢各主要肌群应进行仔细的肌力评定，在截肢后第6周，残端创面完全愈合后即可开始进行肌力测定，肌力至少要达到3级以上才能装配假肢。

3. 其他肢体的评估：其他肢体的状况直接影响截肢后的康复过程，如一侧肢体麻痹，将影响对侧上肢假肢的佩戴，影响下肢假肢的功能训练。

4. 假肢的评估

（1）使用假肢能力的评估：在假肢装配前，要对患者使用假肢的能力进行评估，并进行对线检查，使其穿戴假肢后的代偿功能达到最佳，并且符合人体形态的要求。评估包括①心血管功能：由于膝下截肢者在使用假肢行走时比正常多消耗能量25%～45%，膝上截肢者则多消耗能量65%～100%，因此对有心脏疾病者应慎重选择。另外，闭塞性脉管炎截肢患者若对侧肢体有间歇性跛行，使用假肢会加剧肢体的供血不足；患有脑器质性病变者，记忆和学习能力减退，也会影响假肢的使用。②视觉：视觉反馈对于补偿截肢的感觉非常重要，若视觉障碍程度已达到患者看不清自己足的位置将对其使用假肢带来诸多困难。③肌力以及关节活动度：膝上截肢的患者使用假肢，必须具有健全的髋关节主动后伸及外展功能；膝下截肢患者，必须具有健全的膝关节伸直功能。

（2）使用假肢时间的评估：假肢分临时假肢和永久假肢。截肢术后残肢尚未完全定型稳定时，为功能训练所制作、装配的穿着接受腔为临时假肢，一般采用石膏或高分子材料制作而成，在截肢手术后，如手术切口拆线愈合良好，约在术后3周即可安装临时假肢。永久性假肢是在经过临时假肢的应用后，残肢状况稳定，肌肉不再继续萎缩，残肢已成熟定型，接受腔适配良好不需要再修改，这时运用耐久性强的材料制作的假肢为永久性假肢。

3. 配戴永久性假肢的评估

（1）评估内容：对于配戴永久性假肢的评估，除了临时假肢的评估内容外，上肢假肢还应重点对患者参与日常生活活动的能力进行评估，如果一侧为假手，应观察其辅助正常手动作的功能。而下肢假肢的重点评估为步态及行走能力，如行走的距离、上下阶梯、过障碍物等。最后应对假肢的部件以及整体质量进行评估，如假肢的代偿功能是否良好，患者使用后的满意度以及质量可靠性程度等。

（2）对于假肢装配后的整体功能评价如下（表5-10）。

表5-10　装配假肢后整体功能评价

分级	患者整体情况
Ⅰ级	完全康复：仅略有不适感，能完全自理生活，恢复原工作和照常参加社会活动
Ⅱ级	部分康复：有轻微功能障碍，生活基本自理，但不能恢复原工作，需改换工种
Ⅲ级	完全自理：生活能完全自理，但不能参加正常工作
Ⅳ级	部分自理：生活仅能部分自理，相当部分需依赖他人
Ⅴ级	仅外观、美容改善，功能无好转

三、康复护理问题及目标

（一）康复护理问题

1. 肢体功能障碍　由于肢体的缺失，与肢体相应的功能出现丧失，如上肢截肢后日常活动能力下降，下肢截肢后站立、行走能力也随之减弱。

2. 潜在的并发症

（1）残端肿胀：截肢患者常出现残肢肿胀，局部血液、淋巴循环障碍，如不进行及时有效的治疗，可造成局部组织坏死。

（2）幻肢痛：其发生率约为5%～10%，除正常的外科手术切口疼痛外，患者还存在残端疼痛及幻肢痛，对患者造成较大的心理困扰和精神压力。

（3）残肢关节挛缩与畸形：术后关节长期处于不合理的体位，或截肢术后残肢关节没有合理固定，以及瘢痕挛缩等原因，都可能导致患者残肢关节出现挛缩，再加上术后患者运动减少或很少进行抗阻运动，残肢部位的肌肉可出现失用性萎缩，残肢肌力不平衡，有导致残肢畸形以及残端外形不良的可能。如上臂截肢后肩关节内收，前臂截肢后肘关节屈曲，大腿截肢后髋关节屈曲外展，小腿截肢后膝关节屈曲，前足截肢后马蹄内翻挛缩畸形等，将直接影响到假肢的选配与安装。

3. 缺乏假肢安装的相关知识　由于患者缺乏相关的知识，因此在残肢的功能锻炼、假肢的穿脱以及自我护理等方面方法不得当。

4. 日常生活活动受限　截肢后，患者的进食、穿脱衣物、个人卫生、如厕、行走等日常生活活动能力明显下降，因此在日常生活中对他人的依赖性增强。

5. 心理障碍　截肢后，由于肢体的缺损和功能丧失，对患者心理打击巨大，其心理变化一般会经过震惊、回避、承认以及适应等4个阶段，在震惊以及回避阶段患者往往表现出悲观、沮丧、自我孤立于社会的态度，对家庭、婚姻、工作、生活等问题表现出过多的担忧。

6. 职业问题　由于患者截肢后肢体缺损、功能丧失，患者从事原工作的能力可能明显减弱甚至已完全不能胜任，因此患者面临康复后又要重新择业的一系列问题。

（二）康复护理目标

预防术后并发症的发生，尽量减轻因截肢给患者带来的不良心理影响，帮助患者重新树立信心，积极投入功能恢复的康复训练中，将残肢的代偿功能发挥到最佳状态，顺利完成假肢的安装并正常使用、护理假肢，使患者尽快建立新的应对模式，增加有关健康知识的灌输，以保证其采取正确的方式处理残肢，恢复日常生活活动能力及工作能力。

四、康复护理措施

（一）心理护理

截肢术对患者的心理打击巨大，给患者以后的生活、家庭、婚姻以及工作均造成极大影响，患者往往会出现悲观、沮丧、焦虑、恐惧等消极心理反应，因此，应加强对患者进行心理疏导，帮助患者迅速度过心理危机期，对现实采取承认、适应的态度，认识自我的价值，自信、自强、自立，积极投入康复治疗与训练中。

（二）功能训练

1. 术前训练　重视非患肢的功能训练以及患肢近端关节和肌肉的功能练习。如上肢截肢侧为利手，则需进行利手交换训练，以便术后健手能完成利手的功能。

2. 术后训练　为保持和增强截肢侧残端的功能，术后需进行穿戴假肢前的训练。

（1）残端包扎：术后患者床头常规准备止血带，严密观察残肢渗血量，使用弹性绷带加压包扎残肢，并用石膏绷带作为主要材料缠在已包扎的残肢上，以防止残端肿胀，并促使残肢定型，为尽早安装正式假肢创造条件。包扎时，从远端向近端进行“8”字形对角线缠绕，由紧至松逐渐减压，以不妨碍上位关节活动并能轻轻取下弹力绷带为度，一般膝上截肢者可包扎至腹股沟处，膝下截肢者包扎至膝盖下缘处。

（2）残端训练：包括促进残端皮肤形成角质层及残肢负重训练。利用治疗用泥对残端皮肤进行挤压，或用细沙土在残端皮肤处进行揉搓，每日数次，促使残端皮肤角质层形成，以提高残端皮肤的耐磨性。另外截肢后的患者应尽早开始残肢的负重练习。

（3）保持合理的残肢体位：截肢后，患者极易因不良体位而导致关节屈曲位挛缩，如大腿截肢后髋关节呈屈曲、外展趋势，小腿截肢后膝关节呈屈曲趋势等。因此，应指导患者在卧床、坐起和站立等体位下正确摆放残肢，如膝下截肢的患者膝关节要保持伸直，避免将残肢悬于床缘；膝上截肢者要避免外展体位，以免发生关节的挛缩与畸形。

（4）残肢训练：早期残肢功能训练是防止关节挛缩畸形的重要环节。上肢残肢的关节活动度训练包括肩胛与胸廓关节、肩关节；下肢残肢的关节活动度训练包含髋关节和膝关节，小腿截肢者应增加膝关节的屈伸肌，尤其是股四头肌训练。大腿截肢者在术后第 6 天就应开始进行主动伸髋训练，如残肢愈合良好，则开始髋关节的主动内收训练。

（5）躯干肌的训练：以腹肌、腰背肌的训练为主，并辅以躯干的回旋、侧向移动及骨盆提举等动作进行练习。

（6）健侧腿的训练：下肢截肢后，由于残侧的骨盆大多向下倾斜，致使脊柱出现侧弯，患者可站立于镜前进行姿势调整训练，并练习在无支撑的情况下站立持续 10 分钟或 10 分钟以上时间，以矫正躯干姿势，锻炼健侧肢体的承重能力。同时，进行站立位健侧膝关节的屈伸运动及连续单腿跳，加大健侧腿的肌肉功能练习。

（7）助行器的训练：对于下肢截肢水平较高的或者佩戴双侧下肢假肢的患者，可使用助行器帮助站立以及行走。在使用助行器时应注意纠正不良的行走姿势，尽量使残肢关节保持伸直位。

3. 穿戴假肢的训练　在穿戴正式假肢前，都必须先穿戴临时假肢，使患者残端逐渐适应假体接受腔，进行穿戴动作练习、适应性训练，以使患者学会穿戴永久假肢后的动作。

（1）穿戴临时假肢的训练：首先确定安装临时假肢的合适时间。一般在术后患者全身情况良好，残肢条件许可，就尽早穿戴临时假肢。训练内容包括穿戴临时假肢方法的训练、站位平衡训练、迈步训练和步行训练。

（2）穿戴永久假肢的训练：在经过临时假肢穿戴后的各种康复训练后，残肢已成熟定型，即残端呈圆柱状，残肢软组织无肿胀，皮下脂肪少，皮肤角质层形成且已较耐磨，肌肉不再萎缩，残肢与接受腔适应匹配良好，达到穿戴上永久假肢的基本目的和要求。这时穿戴永久假肢后就可以很好地使用假肢。

1）上肢假肢的训练：在进行训练前，截肢者应首先熟悉假肢以及假肢的控制系统，练习假手的手部开闭动作、抓握物体动作，然后进行日常生活中各种复杂动作的练习，如进食、梳洗、化妆、更衣等动作的训练。

2）下肢假肢的训练：截肢者下肢训练时应首先练习站立平衡，稳定的站立平衡是保证顺利行走的基础，应指导患者正确使用臀中肌，掌握只用假脚外侧站立的方法，这会使站立平衡练习收到较好的效果。让患者面对镜子观察自己使用假肢行走的步态，从而对各种异常步态予以纠正，如侧倾步态、划弧步态、外展步态等。

五、预期结果与评价

截肢给患者带来的不良心理影响得到减轻或缓解；术后无并发症发生；截肢者能发挥最佳的残肢代偿功能，顺利安装并正常使用假肢；患者能对周围环境改变建立新的应对模式；有关截肢、假肢的健康知识增加，能采取正确的方式处理残肢，护理假肢，恢复日常生活活动能力及工作能力。

六、康复教育

（一）控制体重

由于现代假肢的接受腔形状、容量都非常精确，保持适当的体重非常重要，当体重增减超过 3 kg，就会出现接受腔过松或过紧，从而不适合残肢的穿戴。

（二）防止残肢肌肉萎缩

小腿截肢者要锻炼小腿残肢的肌肉，进行患足的伸、屈训练；大腿截肢者要坚持进行患膝关节的伸、屈锻炼。

（三）防止残肢肿胀及脂肪沉积

截肢者佩戴假肢后，在没有穿戴假肢的时候，一定要用弹力绷带缠绕残端，特别是夜间或因故一段时间不能穿戴假肢时更应坚持。弹力绷带的包扎，对预防和减少残肢肿胀、过多皮下脂肪沉积、促进残肢成熟定型起关键作用。

（四）保持残肢皮肤和接受腔的清洁

要经常清洗残端袜套，清理干净接受腔，防止残肢皮肤红肿、增生角化、毛囊炎、溃疡、过敏等。

（五）避免并发症

注意加强安全防护，避免跌倒等意外发生；早期不宜长时间乘坐轮椅，以免导致髋关节屈曲、外展畸形；注意密切观察残肢变化，定期随访，防止残肢并发症。

病例分析

患者，男性，15 岁，左膝下方肿胀，疼痛 4 个月，查体：左小腿上端内侧隆起，皮温高，可见曲张静脉，触及肿物，质硬，不活动，压痛明显；X 线显示：左胫骨上端骨破坏，病灶内不规则成骨，可见放射状阴影，此患者的治疗措施是截肢。请分析：

1. 截肢后的护理诊断是什么？
2. 患者截肢后的康复护理目标与护理措施有哪些？
3 如何对患者进行康复教育？

（李卫平　胥方元）

思考题

1. 截肢的定义、病因有哪些？
2. 截肢患者的康复评估包括哪些？
3. 其康复护理的问题与措施有哪些？

第十一节　冠状动脉粥样硬化性心脏病

学习目标

掌握　冠心病的分期及康复护理措施

熟悉　冠心病的评定

了解　冠心病的概念

一、概述

冠状动脉粥样硬化性心脏病简称冠心病，又称缺血性心脏病，是冠状动脉粥样硬化引起管腔狭窄、阻塞，从而导致心肌缺血、缺氧的心脏病。随着社会经济发展、人口老年化以及人们生活水平的提高、生活方式的改变，冠心病的发病率及死亡率呈逐年上升趋势。正因为其高发病率、高致死率，目前冠心病已经成为威胁人类生命与健康的主要疾病之一，我国平均每年 10 万人中就有 120 人发病，其中年平均死亡率女性为 53.9/10 万，男性为 90.1/10 万。根据冠状动脉病变的范围、部位、血管阻塞程度和相应的心肌供血不足发展速度、程度等的不同，将本病分为无症状型、缺血性心肌病型、心绞痛型、心肌梗死型、猝死型五种类型。冠心病的康复不仅是为了提高患者的生活质量，还包括更早期通过控制危险因素以降低发病率和死亡率。冠心病康复包括心肌梗死、心绞痛、慢性缺血性心脏病、冠状动脉旁路移植术和经皮冠状动脉成形术后的康复。

二、康复护理评定

冠心病的康复评定内容包括病史、体格检查、危险因素的评估，心肺功能的专项检查及心理社会评定。运动试验是其中最重要的内容。运动试验能定量了解患者心肌的需氧代谢能力，然后在血压、心率增加时再次评估其耐受能力，由此为依据制订患者适宜的运动处方(运动项目、运动时间、运动量等)，指导患者逐渐恢复日常生活活动，为判定预后以及确定是否可以恢复工作和其他病前活动提供了准确可靠的客观依据，对冠心病康复治疗具有非常重要的指导意义。

在运动试验中，一些重要的参数变化直接反映了心脏和整个身体的情况，包括患者的症状、体征、血流动力学指标、心脏电生理指标、以耗氧量和二氧化碳排出量为基础的代谢指标，以及患者的运动量评分。

三、康复护理措施

冠心病的康复护理措施主要是因人而异制订的医疗性运动方案，联合行为治疗、心理治疗、危险因素纠正、作业治疗等。制订康复治疗计划时应依据患者的心脏功能情况，选择风险最小的合理运动方案，力求取得最大疗效的恢复。冠心病康复护理措施按时期分为住院期康复（Ⅰ期)、出院后康复（Ⅱ期)、慢性冠心病或慢性期康复（Ⅲ期)。

（一）运动康复护理的适应证和禁忌证

1. 适应证　①无症状性冠心病；②稳定型心绞痛；③急性心肌梗死；④装有心脏起搏器者；⑤冠状动脉旁路移植术后；⑥经皮冠状动脉腔内成形术后；⑦心脏移植术后。

2. 禁忌证　①安静状态下的血压≥200/100 mmHg，或不能用药物解释的血压低于正常的 20 mmHg；②血栓性静脉炎；③新近全身或肺部栓塞；④急性全身性疾病，或发热超过38℃以上；⑤不稳定型心绞痛；⑥严重的心律失常；⑦严重的主动脉狭窄；⑧急性心包炎或心肌炎；⑨失代偿性心力衰竭和心源性休克；⑩患者不理解或不合作不宜进行康复治疗。

（二）康复护理分期及实施

1. 冠心病Ⅰ期康复护理

Ⅰ期康复目标是早日实现生活自理，尽早出院，并且从监视下的活动逐步过渡到家中无监视且安全的活动。进行Ⅰ期康复的患者主要是因急性心肌梗死或急性冠状动脉综合征住院，在住院期间需要进行康复治疗的患者。当患者生命体征相对稳定，无明显胸痛、胸闷等心绞痛表现，无心律失常、心力衰竭、心源性休克等，血压维持正常，安静状态下心率<110 次/分时即可早期开展康复护理训练。首先进行渐进的关节活动范围训练，再从被动活动过渡到低强度的主动抗阻运动，鼓励患者尽早离床，以减少、消除卧床所带来的不利影响。康复护理的重点在于积极控制危险因素，加强患者的疾病健康宣教，发病后指导患者建立适宜的运动治疗方案，并配合心理治疗。

2. 冠心病Ⅱ期康复护理

Ⅱ期康复护理目标主要是出院后进一步改善心功能水平，实现生活完全自理，并逐步恢复正常的社会生活，全面提高患者的生活质量。

冠心病Ⅱ期是指患者自出院开始至病情稳定性完全建立为止。最有效的锻炼方法是行走，可进行室内行走或户外行走。行走时间从 15～30 分钟开始，活动强度为最大心率的

40%～50%，逐渐延长行走时间，增快行走速度，延长行走距离，行走应该因人而异制订合理运动量和运动方案，每日进行。因患者仍然具有运动风险性，此阶段仍需在康复科门诊医师指导、监护下进行。在进行较大运动强度的有氧训练时，可采用远程心电图监护系统进行监测，或由有经验的康复人员连续观察康复治疗程序，以确保患者安全性。对于没有异常表现的患者，可由自我监护或家属帮助下活动逐步过渡到无监护活动，应稳步安全地提高运动负荷。

这一期约需要5～6周。对于进展顺利且无明显异常表现的患者，约6～8个月后即可达到6METs的运动负荷，并进入心脏康复的Ⅲ期。在恢复后期仍应重复进行功能性运动试验，以评估心血管功能和身体负荷能力。试验中心电图一旦出现ST段显著下移，此时的运动量即为患者所能承受的最大身体负荷能力。功能性试验的结果可用于最终决定患者是否能够恢复工作、日常锻炼及性生活等，还可用于评价治疗效果。进行运动试验的早晚主要取决于患者年龄、心脏损伤的范围、重返工作的迫切性等。

3. 冠心病Ⅲ期康复护理

Ⅲ期康复护理目标是进一步巩固Ⅱ期康复成果，积极控制危险因素，全面改善心血管功能，提高身体活动能力，最大限度地恢复其生活与工作能力。

冠心病Ⅲ期是指病情处于长期稳定状态，或Ⅱ期治疗结束的冠心病患者，包括稳定型心绞痛、陈旧性心肌梗死及隐匿性心绞痛。运动试验研究证实此期的冠心病患者可安全完成7～8 METs的运动强度，但为保持现已改善的身体状况，且进一步改善心血管功能，提高身体耐力，患者均需继续体能锻炼。可按照最后一次运动处方的相同负荷水平继续进行锻炼，运动治疗原则与前期一致，运动强度、时间等依据具体个人情况逐渐增加。此期康复训练的基本原则：①康复方案个体化：根据患者不同年龄、性别、疾病分期、临床表现、治疗目标、心理状态、患者需求等，因人而异制订康复方案。②训练遵循生理学规律，即遵循运动技能和学习适应性过程的规律循序渐进地进行。③从量变到质变，训练效果的维持需要坚持长期、规律的锻炼，并制订合理的练习计划。④选择患者感兴趣的训练项目，兴趣可以提高患者的主动参与性和坚持康复治疗的积极性。⑤全面整体的原则。

慢性冠心病最基本的治疗方法是等张、节律性的有氧运动，主要是应用大肌群的活动。常用的运动有慢跑、骑自行车、行走、游泳等，选择任一种运动的前提都是要注意安全，尤其对于那些有中度或明显骨质疏松的患者，要防止在运动过程中发生跌倒导致骨折等。近年来出现了一些新的有氧训练方法，如肌力练习（等长和抗阻练习）和循环力量训练，尤其是对左心室功能良好的患者，应用肌力训练、循环力量训练的危险性很低。但是如果患者左心室的功能损害，此时进行抗阻训练就极有可能出现失代偿，因而此类患者以及未控制的心律失常或不稳定型心绞痛的患者是不应进行这些训练的。对于需进行高强度运动、重体力劳动以及年老需增强肌力以降低骨折风险的患者，在增强心血管功能的同时，同时加强肌力及耐力的训练也十分重要。当然，无论选择哪种类型的运动练习，对患者开具运动处方时都应明确写出应进行的准备活动（热身运动）、训练活动和整理活动。

强化的和高水平的Ⅲ期冠心病康复护理，大约需要6～12个月，后期进入自我锻炼阶段并持续终生。冠心病患者的康复训练是一个漫长而艰苦的过程，在整个治疗过程中，应充分调动患者的参与积极性，重树患者信心，鼓励患者坚持按运动处方的要求进行训练，维持良好的康复效果，从而提高患者的生存率及生存质量。

思考题

1. 冠心病运动康复护理的适应证和禁忌证分别是什么?
2. 简述冠心病患者的康复分期及康复护理措施。

第十二节　慢性阻塞性肺疾病

学习目标

掌握　慢性阻塞性肺气肿的康复护理

熟悉　慢性阻塞性肺气肿的评定

了解　慢性阻塞性肺气肿的病因

一、概述

慢性阻塞性肺疾病（chronic obstructive pulmonary disease，COPD）是一种具有气流受限特征的疾病，气流受限是不完全可逆的，呈进行性发展，与肺部的异常炎症反应有关。COPD好发于中老年人，随着吸烟人数、大气污染的增加，COPD病例呈逐年增多的趋势。COPD的病变主要表现为气道阻塞和实质性肺疾病，临床表现为慢性咳嗽、咳痰及进行性加重的呼吸困难，患者因长期缺氧和呼吸不畅而严重影响日常生活和工作，甚至出现焦虑、抑郁等心理问题。COPD是一种不可逆性改变，病情进行性发展最终将导致慢性肺源性心脏病、呼吸衰竭、心力衰竭等严重并发症，给患者及家庭带来极大的痛苦和经济负担。因此，作为COPD治疗的一部分，COPD的康复治疗和护理已得到目前国内外学者越来越多的重视，如何稳定、逆转慢性阻塞性肺疾病患者的病理生理和心理改变，争取在现有的肺的病理、生理功能损害状况下，通过调节来发挥其最大的呼吸功能潜力，从根本上提高患者的生存率和生存质量。

二、康复护理评定

包括病史采集、体格检查等。体格检查项目中最基本的是呼吸功能检查和运动功能试验。

（一）呼吸功能检查

COPD的严重程度通过测定呼吸通气功能来确定。早期常无异常，当发展到有小气道阻塞时，开始逐渐表现为最大呼气流量-容积曲线（MEFV）降低，此项指标比第一秒用力呼气量（FEV_1）更加敏感。当病情发展到合并肺气肿时，此时表现为通气功能障碍，如用力呼气量（FEV）、最大通气量（MVV）、最大呼气中期流速（MMEF）等降低；肺活量（VC）正常或轻度下降；残气量（RV）、肺总量（TLC）、功能残气量（FRC）均增大。COPD患者的FEV，一般小于正常预计值的80%，而严重COPD患者的FEV，可低于正常预计值的35%。肺顺应性降低，弥散力正常或轻度减小。根据FEV1下降的程度，可将

COPD分为3级：Ⅰ级FEV1≥70%；Ⅱ级70%>FEV1≥50%；Ⅲ级<50%。

（二）动脉血气分析

早期并无变化，随着病情的发展，动脉血氧分压（PaO_2）开始下降，进一步出现二氧化碳分压（$PaCO_2$）的升高，甚至出现代偿性呼吸性酸中毒，pH值降低。

（三）运动功能试验

呼吸运动功能试验的目的在于掌握此类患者运动能力的大小，评估其在运动时是否需要氧疗，并指导制订适宜、安全、个体化的运动治疗方案。通过运动功能试验可获得定量运动耗氧量、最大耗氧量（VO_2max）、无氧阈等资料。主要的测定方法有：

1. 渐进运动试验　在功率自行车或步行器上，有规律、有间隔地逐渐增加活动等级至患者的耐受极限（即最大负荷），或达到预测最大心率的85%，常规监测血压、心率、呼吸率、SaO_2、PaO_2、$PaCO_2$、心电图、呼吸商、死腔量与潮气量比值等。还可用呼吸困难分级表评定患者是否出现呼吸困难或评定下肢疲劳度。

2. 为使康复治疗取得最好效果，耐力运动试验应分别于训练计划开始前和完成时进行，用一些运动耐力的标准测量来进行评估，如在固定自行车或步行器上用次最大负荷（由开始的渐进练习试验测得）测定耐力，通常选用最大负荷的75%～85%来作为固定负荷，并记录其时间和速度。

3. 计时步行距离　测定6分钟或12分钟的计时步行距离是目前呼吸康复治疗中最常用的评定运动功能的方法。这种方法不需要特殊仪器且容易掌握，所需练习也与日常生活活动密切相关，在步行测验中，应嘱患者在身体情况允许范围内逐渐增加步行速度和时间。

（四）呼吸困难程度评定

呼吸困难是COPD患者最主要的症状，也是影响患者生存质量的最重要因素。呼吸康复的主要目标之一就在于帮助患者有效地减轻这一症状。目前采取两种方法来评定患者是否出现呼吸困难：在运动试验或训练过程中用力性呼吸困难的评定以及在日常生活活动中的总体呼吸困难的测定。根据美国医学会《永久损伤评定指南》（GEPI）1990年修订第三版的资料，将呼吸困难分为三级，见表5-11。

表5-11　呼吸困难分级

分级	特点
轻度	在平地行走时，步行速度可与同年龄、同体格的健康人相同，但在上缓坡或上楼梯时则落后。
中度	与同年龄、同体格的健康人一起在平地行走时或爬一段楼梯时有呼吸困难。
重度	在平地上按自己的速度行走超过4～5分钟后出现呼吸困难，患者稍用力即出现气短，甚至在休息时也有气短。

（五）日常生活活动能力评定

COPD患者常常有日常生活活动和社区活动方面的障碍。评定内容主要包括日常活动、自我照顾、购物和做饭、家务劳动、交通活动等。

COPD患者由于时常出现的呼吸困难和对窒息的恐惧，长期处于持续紧张不安的焦虑状态，因而导致胸壁肌紧张程度增加，使呼吸困难症状进一步加重。另外，COPD患者由于机体长期慢性缺氧，可引起脑组织长期慢性缺氧，导致器质性脑损害，表现出认知、情绪等障碍。

三、康复护理措施

（一）康复护理目标

1. 改善和支持心肺功能，可采取物理医学手段治疗和预防并发症。

2. 消除疾病造成的功能障碍，加强呼吸和运动训练，进一步发掘呼吸功能潜力。

3. 增加机体能量储备，改善或维持体力，提高运动和活动的耐力。

4. 增强机体免疫力，改善全身营养状况，增强日常生活自理能力，降低住院率。

5. 改善患者出现的心理状况，缓解紧张、焦虑、暴躁、抑郁等心理障碍。

（二）康复方案

1. 患者在开始康复治疗前应先给予适当的药物治疗，包括抗生素、皮质类固醇、支气管扩张剂、祛痰剂和抗过敏药等。同时根据需要湿化空气，摄入充足的液体，正确摆放体位以及促进气道分泌物的清除。如 COPD 患者发生急性呼吸道感染，应尽早给予抗感染等药物治疗。

2. 清除气道分泌物

（1）体位引流的体位摆放：使患者受累肺段内的支气管尽可能地垂直于地面，并利用重力作用促使肺叶，尤其是肺段气道内的分泌物引流，配合有效的自主咳嗽将分泌物排出。参见第四章第二节相关内容。

（2）胸部叩打、震颤：临床上体位引流的同时充分配合应用胸部叩拍技术，可使黏附于支气管里的分泌物脱落并移至较大气管而易于排出。叩打或震颤宜轻而有节奏，操作时嘱患者缓慢采用腹式呼吸，呼气同时进行叩打和震颤，反复数次。

（3）咳嗽控制与调节：咳嗽是机体的一种防御性反应，可为气道受到刺激时产生的反射性咳嗽，也可以在主观控制下产生自主性咳嗽。患者必须控制浅而频繁以及爆发性的无效咳嗽，配合用力呼气技术来进行有效咳嗽，方法是在深吸气之后采取“哈咳”，这样的有效咳嗽不仅可减轻疲劳，减少支气管痉挛的诱发因素，同时还能提高咳嗽、咳痰的有效性。同时压迫下胸和上腹部，以助痰液排出。

3. 呼吸训练　包括腹式呼吸和缩唇呼吸等。

4. 有氧训练　患者的康复运动训练主要是有氧训练。训练方案应结合患者个体情况、兴趣和生活环境等，并且简单易行且不昂贵。户外步行就是一种较好且有效的锻炼方法，此外还可以进行爬山、呼吸操、踏车、游泳、上下楼梯、气功等锻炼。运动强度以临床运动测验参数为指导来确定。初始阶段运动每天 4～5 次，每次 5～10 分钟，逐步适应后可延长至每天 3～4 次，每次 20～30 分钟。

5. 作业治疗　①通过使用辅助器具以及活动简化，减少活动中能量的无用消耗；②结合患者自身情况制订日常生活活动训练内容（如家务劳动等），提高患者的自理能力和作业活动能力。

6. 氧疗　COPD 患者如血氧分压（PaO_2）持续低于 50 mmHg（6.6 kPa）或氧饱和度（SaO_2）$<$90%，持续低流量吸氧具有重要意义。可通过鼻导管、面罩或机械通气给氧，使 SaO_2 上升至$>$90%和（或）$PaO_2>$60 mmHg（8.0 kPa）而不使 $PaCO_2$ 上升超过 10 mmHg（1.3 kPa）。如家庭条件允许，COPD 患者应坚持每天进行 10～15 小时的低流量持续家庭氧疗，能有效改善患者症状，降低住院率，提高患者生存率和生存质量。

7. 心理康复护理　心理社会支持作为 COPD 康复治疗方案中的一个重要组成部分已经越来越多地得到重视。很多患者往往因为较难忍受的症状和长期就医的经济、心理负担，而产生紧张、无助、焦虑、否认、发怒和孤立自己等心理行为障碍。心理治疗可改善异常的心理状态，帮助患者以积极主动的心态参与康复治疗，有效提高疗效。

8. 营养支持　对 COPD 患者进行合理的膳食安排、食品搭配，可改善代谢功能，增强机体抵抗力，促进疾病的恢复，积极影响病情转归。

（王洁萍）

思考题

1. 试述呼吸困难如何分级。
2. 慢性阻塞性肺气肿的康复方案。

实训五　日常生活活动能力训练

【目的】

1. 掌握穿脱衣服的训练步骤。

2. 体验患者日常生活的困难，以培养学生对患者的理解和爱心。

【用物】

开衫上衣、套头上衣、裤子、鞋子、袜子。

【步骤】

1. 穿脱开衫上衣　穿衣时，患者取坐位，将上衣衣领向前平铺在双膝上，患侧袖子垂直于双腿之间→用健手将患肢伸进衣袖并拉至肩峰→健侧上肢转到身后，将上衣拉到健侧斜上方→穿入健侧衣袖→整理并系好扣子。

脱衣过程与穿衣相反，健手解开扣子→健手脱出衣袖→脱患侧衣袖→整理衣物。

2. 穿脱套头上衣　穿衣时，患者取坐位，将衣服平铺在健侧大腿上，衣领放于远端，患侧袖子垂直于双腿之间→健手将患肢伸进患侧袖子并拉到肘以上→穿健侧袖子→健手将套头衫背面拉过头顶，套进头部，整好衣服。

脱衣时，将衣服上推至胸部以上→用健手拉住衣服背部→从头顶拉到前面，脱出头部→脱出健手→脱出患手。

3. 穿脱裤子　穿裤子时，患者取坐位，健手置于患腿腘窝处将患腿抬起放在健腿上→穿患侧裤腿，拉至膝以上→放下患腿，全脚掌着地→穿健侧裤腿，拉至膝以上→抬臀或站起将裤子向上拉至腰部→整理裤子，系腰带。

脱裤子时，患者站立位，健手松开腰带，裤子自然下落→抽出健腿→抽出患腿→健腿从地上挑起裤子→整理备用。

4. 穿脱鞋袜　穿鞋或穿袜子时，患者取坐位，健手置于患腿腘窝处将患腿抬起放在健腿上→健手为患足穿鞋袜→放下患腿，全脚掌着地，身体重心移向患侧→将健腿放在患腿上→穿好健足鞋袜。

脱鞋或脱袜子过程与穿相反。

【注意事项】

1. 注意遮挡患者，尽量避免暴露患者，尊重患者隐私。

2. 帮助患者选择大小、松紧、厚薄适宜的衣物，以利于穿脱，更衣困难者可借助拉钩、穿袜器、纽扣器等自助具。

3. 偏瘫患者穿衣服时应先穿患肢，后穿健肢，脱衣服时先脱健肢，后脱患肢。

（郭声敏）

中英文专业词汇对照索引